*CORRELAÇÃO **IN VITRO** – **IN** VIVO*
NO DESENVOLVIMENTO DE MEDICAMENTOS

Editora Appris Ltda.
1.ª Edição - Copyright© 2023 dos autores
Direitos de Edição Reservados à Editora Appris Ltda.

Nenhuma parte desta obra poderá ser utilizada indevidamente, sem estar de acordo com a Lei nº 9.610/98. Se incorreções forem encontradas, serão de exclusiva responsabilidade de seus organizadores. Foi realizado o Depósito Legal na Fundação Biblioteca Nacional, de acordo com as Leis nos 10.994, de 14/12/2004, e 12.192, de 14/01/2010.

Catalogação na Fonte
Elaborado por: Josefina A. S. Guedes
Bibliotecária CRB 9/870

C824c Correlação in vitro – in vivo no desenvolvimento de medicamentos
2023   / Marcelo Gomes Davanço, Daniel Rossi de Campos, Leonardo de
       Souza Teixeira (orgs.). – 1. ed. – Curitiba : Appris, 2023.
       316 p. ; 27 cm.

       Inclui referências.
       ISBN 978-65-250-4931-1

       1. Medicamentos - Desenvolvimento. 2. Farmacocinética.
       I. Davanço, Marcelo Gomes. II. Campos, Daniel Rossi de. III. Teixeira,
       Leonardo de Souza. IV. Título.

                                                              CDD – 615.1

Livro de acordo com a normalização técnica da ABNT

Appris editora

Editora e Livraria Appris Ltda.
Av. Manoel Ribas, 2265 – Mercês
Curitiba/PR – CEP: 80810-002
Tel. (41) 3156 - 4731
www.editoraappris.com.br

Printed in Brazil
Impresso no Brasil

Marcelo Gomes Davanço
Daniel Rossi de Campos
Leonardo de Souza Teixeira
(org.)

CORRELAÇÃO IN VITRO – IN VIVO
NO DESENVOLVIMENTO DE MEDICAMENTOS

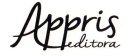

FICHA TÉCNICA

EDITORIAL	Augusto V. de A. Coelho
	Sara C. de Andrade Coelho
COMITÊ EDITORIAL	Marli Caetano
	Andréa Barbosa Gouveia (UFPR)
	Jacques de Lima Ferreira (UP)
	Marilda Aparecida Behrens (PUCPR)
	Ana El Achkar (UNIVERSO/RJ)
	Conrado Moreira Mendes (PUC-MG)
	Eliete Correia dos Santos (UEPB)
	Fabiano Santos (UERJ/IESP)
	Francinete Fernandes de Sousa (UEPB)
	Francisco Carlos Duarte (PUCPR)
	Francisco de Assis (Fiam-Faam, SP, Brasil)
	Juliana Reichert Assunção Tonelli (UEL)
	Maria Aparecida Barbosa (USP)
	Maria Helena Zamora (PUC-Rio)
	Maria Margarida de Andrade (Umack)
	Roque Ismael da Costa Güllich (UFFS)
	Toni Reis (UFPR)
	Valdomiro de Oliveira (UFPR)
	Valério Brusamolin (IFPR)
ASSESSORIA EDITORIAL	Jibril Keddeh
REVISÃO	Bruna Fernanda Martins
PRODUÇÃO EDITORIAL	Jibril Keddeh
DIAGRAMAÇÃO	Luciano Popadiuk
CAPA	João Victor Oliveira dos Anjos
COMUNICAÇÃO	Carlos Eduardo Pereira
	Débora Nazário
	Karla Pipolo Olegário
LIVRARIAS E EVENTOS	Estevão Misael
GERÊNCIA DE FINANÇAS	Selma Maria Fernandes do Valle

SOBRE OS AUTORES

Alejandro Ruiz-Picazo

Doutor em Biologia Molecular e Celular (Área de Farmácia) pela Universidad Miguel Hernández (Espanha). Mestre em Investigação e Uso Racional de Medicamentos pela Universitat de València (Espanha). Tem experiência em BCS, experimentação animal, CIVIV, bioisenção e teste de dissolução biorrelevante. Atualmente é professor do Departamento de Engenharia e Tecnologia Farmacêutica da Universidad Miguel Hernández. Orcid: 0000-0003-1281-8208

Alice Simon

Doutora e mestre em Ciências Farmacêuticas pelo Programa de Pós-Graduação em Ciências Farmacêuticas da Faculdade de Farmácia da Universidade Federal do Rio de Janeiro (UFRJ). Estágio de doutorado sanduíche na Trinity College Dublin (Irlanda) com ênfase no desenvolvimento e avaliação in vitro de dry powder inhalers. Farmacêutica com habilitação em Indústria pela URI/Erechim. Atualmente é professora na Faculdade de Farmácia da UFRJ. Atua em ensino e pesquisa nas seguintes áreas: desenvolvimento farmacotécnico, estudos de dissolução/liberação e permeação, correlação in vitro – in vivo, desenvolvimento e validação de métodos analíticos, e em estudos de citotoxicidade in vitro. Orcid: 0000-0002-4673-6182

Andréa Diniz

Doutora em Ciências Farmacêuticas pela Faculdade de Ciências Farmacêuticas de Ribeirão Preto/USP, mestre em Ciências Farmacêuticas pela Faculdade de Farmácia da Universidade Federal do Rio Grande do Sul e farmacêutica-bioquímica pela Unesp/Araraquara. Realizou estágio de pós-doutorado na University of Florida (Gainesville-USA) na área de Farmacometria. Tem experiência em estudos e modelagem farmacocinética. Atualmente é professora do Departamento de Farmácia da Universidade Estadual de Maringá, onde é orientadora de mestrado e doutorado em programa de pós-graduação em Ciências Farmacêuticas. Nessa Universidade, coordena o Laboratório de Farmacocinética e Biofarmácia (PKBIO), onde lidera grupo de pesquisa na área de modelagem e simulação farmacocinética com abordagens populacional e fisiológica. Orcid: 0000-0002-9638-9246

Bárbara Sánchez-Dengra

Doutora em Biologia Molecular e Celular ("Métodos in vitro de avaliação biofarmacêutica na barreira hematoencefálica"), mestre em Biotecnologia e Bioengenharia e Farmacêutica pela Universidad Miguel Hernández (Espanha). Tem trabalhado em testes de dissolução e permeabilidade in vitro, CIVIV e no desenvolvimento de novas formulações para liberação controlada de fármacos. Atualmente é professora associada de Tecnologia Farmacêutica na Universidad Miguel Hernandez (Espanha). Orcid: 0000-0003-2159-4314

Daniela Amaral Silva

Duplo doutorado em Ciências Farmacêuticas (Área de Fármacos e Medicamentos) pela University of Alberta e Universidade de São Paulo (USP). Farmacêutica-bioquímica pela USP/São Paulo. Tem experiência em desenvolvimento de formulações, estudos de dissolução in vitro com meios biorrelevantes, correlação in vitro – in vivo, domínio na utilização de software usado no desenvolvimento farmacêutico para predições de propriedades de absorção, distribuição, metabolismo e excreção. Atualmente é cientista em companhia americana que desenvolve software usado em indústrias farmacêuticas. Orcid: 0000-0003-1073-5548

Edilainy Rizzieri Caleffi-Marquesini

Doutora em Ciências Farmacêuticas (área de farmacocinética e biofarmácia), mestre em Ciências Farmacêuticas (área de produtos naturais) e farmacêutica pela Universidade Estadual de Maringá. Tem experiência em desenvolvimento e validação de métodos analíticos, estudos de equivalência farmacêutica, modelagem e simulação farmacocinética fisiológica (PBPK), modelagem biofarmacêutica fisiológica (PBBM), relação in vitro – in vivo (IVIVR) e em análises biofarmacêuticas de solubilidade e dissolução, incluindo a aplicação de meios biorrelevantes e a avaliação de condições biopreditivas. Atualmente é professora na União de Faculdades Metropolitanas de Maringá (Unifamma) e também sócia, analista e consultora na empresa Pharmetrica Consultoria e Treinamento. Orcid: 0000-0002-8806-3158

Gilberto Carlos Ruggiero Bernasconi

Possui graduação em bacharelado em Estatística pela Universidade Federal de São Carlos (1988) e mestrado em Ciências da Computação e Matemática Computacional pela Universidade de São Paulo (1993). Fez especialização em: Gestão da Produção na Universidade Federal de São Carlos (1999), Gestão de Negócios na Universidade São Francisco (2007) e Ciência de Dados na Universidade de São Paulo (2022). Tem experiência na área de Probabilidade e Estatística, com ênfase nas áreas de Biodisponibilidade/Bioequivalência e Pesquisa Clínica. Orcid: 0009-0007-1577-0410

Gustavo Finatti Sakamoto

Mestre em Ciências Farmacêuticas (área de Farmacocinética) e farmacêutico pela Universidade Estadual de Maringá (UEM). Tem experiência em desenvolvimento/validação de métodos analíticos e bioanalíticos, estudos farmacocinéticos pré-clínicos, e modelagem e simulação farmacocinética populacional (PopPK) e fisiológica (PBPK). Atualmente é aluno de doutorado no Programa de Pós-Graduação em Ciências Farmacêuticas da UEM, onde desenvolve pesquisa na área de Farmacometria. Orcid: 0000-0003-4853-0660

Irene Cámara-Martinez

Doutoranda em Biomedicina e Farmácia (Área de Engenharia e Tecnologia Farmacêutica). Mestre em Investigação e Uso Racional de Medicamentos pela Universitat de València. Farmacêutica pela Universidad Miguel Hernandez. Tem experiência em estudos farmacocinéticos e bioequivalência. Atualmente é pesquisadora farmacêutica do Alicante Health and Biomedical Research Institute (Isabial). Orcid: 0009-0004-8194-8326

Isabel González-Alvarez

Doutora e farmacêutica pela Universitat de València, sob supervisão da Prof.ª Marival Bermejo. Pós-doutora na University of Michigan, sob supervisão do Prof. Gordon Amidon. Atua na pesquisa focada em absorção intestinal, validação de modelos in situ e in vitro para predições de permeabilidade oral e aplicação no desenvolvimento biofarmacêutico de novos medicamentos, dissolução biopreditiva de formulações e uso de modelagem e simulação. É coautora de mais de 100 artigos e 15 capítulos de livros, e orientou nove alunos de doutorado e mais de 20 alunos de mestrado. Atualmente é professora associada da Universidade Miguel Hernández de Elche (Alicante, Espanha). Orcid: 0000-0003-2159-4314

Jean-Michel Cardot

Doutor em Ciências Farmacêuticas (Área de Farmacologia) e farmacêutico pela Clermont Ferrand University. Mestre em Farmacologia e Farmacocinética pela Marseille University. Mestre em Ciências Biofarmacêuticas pela Clermont Ferrand University. Mestre em Estatística pela Paris University. Tem experiência em estudos farmacocinéticos, bioequivalência, dissolução e CIVIV. É professor emérito da Auvergne University (França) e atualmente consultor. Orcid: 0000-0001-8095-1575

Marcelo Dutra Duque

Doutor e mestre pelo Programa de Pós-Graduação em Fármacos e Medicamentos (Área de Produção e Controle Farmacêuticos) da Faculdade de Ciências Farmacêuticas da Universidade de São Paulo (FCF-USP). Farmacêutico e Bioquímico pela Faculdade de Farmácia da Universidade Federal de Juiz de Fora (UFJF). Possui experiência na área de desenvolvimento farmacotécnico, particularmente em formas farmacêuticas sólidas de uso oral, em delineamento estatístico (DoE), desenvolvimento de ensaios de dissolução e em modelagem biofarmacêutica baseada em fisiologia (PBBM). Tem como principal linha de pesquisa a aplicação de PBBM no desenvolvimento farmacotécnico e de ensaios de dissolução. Atualmente é professor do curso de Farmácia da Universidade Federal de São Paulo (Unifesp). Orcid: 0000-0002-4080-9862

Marival Bermejo

Professora titular da Universidad Miguel Hernández de Elche (Alicante, Espanha). Experiência em absorção intestinal de medicamentos, transporte de membrana e dissolução preditiva de medicamentos. Coordenou a "BIOSIM Network of Excellence" e o projeto Alpha III "Red Biofarma", ambos financiados pela Comissão Europeia. Coautora de mais de 150 artigos e 13 capítulos de livros. Coautora com o Prof. Gordon Amidon das versões em inglês e espanhol da Modern Biopharmaceutics, uma ferramenta de ensino em CD-Rom. É membro do Conselho de Administração da Drug Delivery Foundation (www.ddfint.org) e assessora externa da Agência Espanhola de Medicamentos (Aemps) e EMA (Agência Europeia de Medicamentos). Foi recentemente nomeada membro estrangeiro da Academia Chilena de Ciências e membro correspondente da Academia de Farmácia de Valência. Orcid: 0000-0001-5022-0544

Marta González-Álvarez

Professora associada da Universidade Miguel Hernández. Possui mais de 100 artigos publicados, capítulos de livros e mais de 100 contribuições para jornais nacionais e conferências internacionais. Participou em 15 projetos de investigação (3 internacionais), com obtenção de 2 patentes e uma licença de software. Suas atividades docentes incluem 15 anos do ensino no curso de Farmácia, orientação e coorientação de teses de doutorado, mestrado e conclusão de curso. Experiência em pesquisa com formulações de liberação controlada, dissolução, meios biorrelevantes, bioequivalência, desenvolvimento e validação de novas metodologias biopreditivas. Orcid: 0000-0002-8122-1504

Michel Leandro de Campos

Doutor em Ciências Farmacêuticas (Área de Toxicologia) e mestre em Ciências Farmacêuticas (Área de Farmacocinética) pela Unesp/Araraquara. Farmacêutico-bioquímico pelas Faculdades Integradas de Fernandópolis. Tem experiência em estudos farmacocinéticos clínicos e pré-clínicos, ensaios de metabolismo in vitro, desenvolvimento e validação de métodos bioanalíticos por CLAE e CLAE-EM e investigação de metabólitos por espectrometria de massas de alta resolução. Atualmente é professor adjunto do curso de Medicina da Universidade Federal de Mato Grosso – Campus Sinop. Orcid: 0000-0002-7147-7637

Paula Muñiz Piniella

Doutora em Farmacologia Cardiovascular e farmacêutica pela Universidad de Navarra (Espanha). Mestre em Pesquisa Clínica pela Cardiff University (Reino Unido). MBA pela Barcelona School of Management da Universitat Pompeu Fabra. Tem experiência em estudos farmacocinéticos, bioequivalência, dissolução, CIVIV, model informed drug development e aplicações regulatórias. Atualmente é consultora da CTI Clinical Trial and Consulting Services. Orcid: 0009-0001-4265-637X

Raimar Löbenberg

Doutor em Ciências Farmacêuticas pela Johann Wolfgang Goethe-University (Alemanha) e farmacêutico pela Gutenberg-University (Alemanha). É professor na University of Alberta (Canadá) desde 2000. Sua pesquisa é focada em biofarmácia, predição da performance de medicamentos e produtos botânicos administrados pela via oral bem como inaláveis. Fundador e diretor do Drug Development and Innovation Centre na University of Alberta. Foi presidente da Canadian Society for Pharmaceutical Sciences em 2014 e 2015. Atualmente é membro do comitê expert da Farmacopeia Americana (Dietary Supplement), vice-chair do comitê de Medicina Tradicional Chinesa em fármacos da Fundação Mundial de Ciência Médica Chinesa e membro do comitê científico em ciências farmacêuticas e farmacologia clínica da agência sanitária do Canadá (Health Canada). Orcid: 0000-0002-0919-0213

Valeria Pereira de Sousa

Pós-doutorado pela Trinity College Dublin, School of Pharmacy and Pharmaceutical Sciences (Irlanda). Doutorado e mestrado em Química Biológica pela Universidade Federal do Rio de Janeiro (UFRJ). Graduação em Farmácia Industrial pela UFRJ. Tem experiência na área de Ciências Farmacêuticas, com ênfase em Análise e Controle de Qualidade de Medicamentos, atuando principalmente nos seguintes temas: desenvolvimento de sistemas de avaliação in vitro da performance de formas farmacêuticas, estudo da estabilidade de fármacos e medicamentos, validação de metodologia analítica e nanotecnologia. Atualmente é professora titular da UFRJ. Orcid: 0000-0003-1589-0846

AGRADECIMENTOS

Expressamos nosso sincero agradecimento ao Instituto de Ciências Farmacêuticas (ICF) pelo patrocínio editorial desta obra. A colaboração e o apoio fornecidos foram essenciais para a concretização deste projeto.

Aos colaboradores nacionais e estrangeiros que contribuíram na construção dos capítulos e abrilhantaram esta obra.

A nossos familiares e amigos pelo apoio e incentivo no desenvolvimento deste projeto.

Da terra, o Senhor criou os remédios, e o homem de bom senso não os despreza. Não foi para manifestar o poder do Senhor que as águas foram adoçadas com um pedaço de madeira? O Senhor deu aos homens a ciência para que pudessem glorificá-lo por causa das maravilhas dele. Com elas, o médico cura e elimina a dor, e o farmacêutico prepara as fórmulas. Dessa maneira, as obras de Deus não têm fim, e dele vem o bem-estar para a terra.

(Eclesiástico 38, 4-8)

PREFÁCIO

É de 2002 o primeiro guia brasileiro para estudos de CIVIV. A Resolução-RE n.º 482, de 19 de março de 2002, regulamentou a conceituação, os procedimentos para a construção de uma CIVIV e regras para o estabelecimento dos limites de especificação de dissolução. Junto a uma série de novas resoluções que buscavam estabelecer os requisitos técnicos para o registro de medicamentos, esse novo marco regulatório iniciou uma mudança profunda no cenário científico e tecnológico do país. Os autores deste livro tiveram como propósito contar um pouco dessa história e discutir os conceitos e ferramentas mais atuais para a otimização do desenvolvimento de medicamentos.

Antes da promulgação das leis que instituíram a Anvisa e criaram os medicamentos genéricos, em 1999, o desenvolvimento de medicamentos era essencialmente empírico, com foco maior na estabilidade das formulações e os ensaios para o controle de qualidade. Nessa época, não eram requeridas provas de comparabilidade ou qualquer ensaio biofarmacêutico para a concessão de registros dos medicamentos chamados similares. A criação da Política de Genéricos, com o consequente aprimoramento dos requerimentos dos estudos, impulsionou duas grandes necessidades na indústria farmacêutica no Brasil: 1) a adequação dos produtos já existes aos novos requisitos impostos por Lei; e 2) o investimento na criação de um portifólio que pudessem competir com a nova realidade que se impunha. Empresas detentoras de medicamentos similares tiveram até 10 anos para apresentar provas de comparabilidade *in vitro* e *in vivo* frente ao medicamento de referência. Já os medicamentos genéricos deveriam ser desenvolvidos sob um novo racional: a equivalência farmacêutica e a bioequivalência passaram a ser evidências fundamentais para que um produto pudesse ser disponibilizado para a população.

Uma grande revolução no cenário farmacêutico brasileiro se fez presente, dada a necessidade de se criar um corpo de cientistas capazes de interpretar e executar os ensaios obrigatórios. Além disso, foi preciso fomentar a construção de laboratórios e centros de pesquisa, com os equipamentos adequados para a geração dos dados regulatórios. Uma série de investimentos públicos e privados foi empenhada para modernização das instalações e capacitação das equipes, que resultou no avanço técnico não só do parque industrial farmacêutico, mas também das universidades e da Anvisa. Desde então, várias inovações já ocorreram na ciência que envolve a biofarmácia.

Os autores do livro buscaram reunir os principais especialistas nos temas relacionados para compor uma obra que auxiliará pesquisadores, reguladores e acadêmicos a entender e utilizar as ferramentas hoje disponíveis, não só para cumprir requisitos regulatórios para fins de registro e pós-registro, mas também para aprimorar o desenvolvimento de formulações, reduzindo custos e facilitando o acesso a opções terapêuticas de qualidade.

O livro começa descrevendo os *Princípios da Biofarmácia*, fundamental para entender os conceitos e os fatores que influenciam a disponibilidade de um fármaco e um medicamento no organismo. Após, são discutidos de forma aprofundada os fundamentos de dissolução, farmacocinética e biodisponibilidade/bioequivalência. Esses são conceitos e técnicas essenciais para qualquer um que busca entender os requisitos ou desenvolver medicamentos em conformidade com os requisitos regulatórios atuais. Os autores descrevem a teoria e detalham passo a passo como tais estudos devem ser executados e quais os pontos críticos de atenção.

A CIVIV é apresentada de forma maestral, iniciando com a introdução didática dos conceitos e definições, ensinando a construção e validação dos modelos e descrevendo uma série de potenciais usos na prática do desenvolvimento de medicamentos. No livro, são também contemplados os modelos computacionais avançados e a aplicação da técnica para formas farmacêuticas complexas. Por fim, o livro traz uma das principais tendências na área atualmente: a farmacometria e a sua relação com o desenvolvimento de medicamentos. Ferramentas como a Modelagem Farmacocinética Baseada em Fisiologia (PBPK) e outros modelos *in silico* têm sido cada vez mais utilizados e aceitos pela Anvisa para prever o comportamento de fármacos em populações especiais, incluir/restringir indicações em bula, contribuir na escolha de excipientes a serem utilizados ou até isentar estudos *in vivo*.

O livro surge num momento propício, já que é essencial descrever de forma didática os grandes avanços científicos na área da modelagem que foram observados na última década. Além disso, a pandemia da Covid-19 obrigou reguladores e cientistas a repensarem seus procedimentos e buscarem formas de se desenvolver novas opções terapêuticas de forma ágil e mantendo os critérios de qualidade, segurança e eficácia. Sem dúvida alguma, a CIVIV e a farmacometria podem contribuir muito para isso.

Gustavo Mendes Lima Santos
Diretor de Assuntos Regulatórios, Qualidade e Ensaios Clínicos da Fundação Butantan
Ex-gerente geral da GGMED/Anvisa

SUMÁRIO

INTRODUÇÃO..21

CAPÍTULO 1
PRINCÍPIOS DA BIOFARMÁCIA
Daniela Amaral Silva & Raimar Löbenberg

1.1 Introdução.. 23
1.2 Sistema de Classificação Biofarmacêutica (SCB) 23
1.3 Ciências Regulatórias.. 26
1.4 Processos biofarmacêuticos que influenciam na absorção de fármacos administrados por meio de formas farmacêuticas orais sólidas (desintegração, dissolução e solubilidade)............. 27
    1.4.1 Desintegração como teste de desempenho.. 29
1.5 Vias e sistemas de administração de fármacos 30
    1.5.1 Sistemas de liberação imediata.. 30
    1.5.2 Sistemas de liberação modificada.. 31
1.6 Características fisiológicas relevantes do trato gastrointestinal para abordagens de CIVIV 34
1.7 Considerações Finais 35
Referências 36

CAPÍTULO 2
FUNDAMENTOS DA DISSOLUÇÃO
Alice Simon & Valéria Pereira de Sousa

2.1 Introdução e Conceitos 39
2.2 Teoria da Dissolução... 41
2.3 Testes de Dissolução 42
    2.3.1 Fatores que afetam a taxa de dissolução... 44
2.4 Aparatos de Dissolução 45
    2.4.1 Aparato 1: Cesta 46
    2.4.2 Aparato 2: Pá 47
    2.4.3 Aparato 3: Cilindro alternante.. 49
    2.4.4 Aparato 4: Célula de fluxo contínuo 51
    2.4.5 Aparato 5: Pá sobre disco 52
    2.4.6 Aparato 6: Cilindro rotativo 53
    2.4.7 Aparato 7: Suporte alternante... 53
    2.4.8 Célula de difusão vertical 53
    2.4.9 Célula de imersão.. 54
    2.4.10 Aparato para dissolução intrínseca 55
2.5 Desenvolvimento do Método de Dissolução 57
    2.5.1 Escolha do Aparato e Velocidade de Agitação... 57
    2.5.2 Meio de Dissolução: Composição e Volume 59
    2.5.3 Desaeração, Amostragem, Sistema de Filtração e Detecção 60
    2.5.4 Validação do Método de Dissolução 61

2.6 Condições Discriminativas, Biopreditivas e Biorrelevantes 62
2.7 Perfil de Dissolução Comparativo 64
   2.7.1 Modelos Matemáticos 65
      2.7.1.1 *Métodos Independentes de Modelo* 65
      2.7.1.2 *Métodos Dependentes de Modelo* 67
      2.7.1.3 *Métodos Estatísticos* 70
Referências 71

CAPÍTULO 3
FUNDAMENTOS DA FARMACOCINÉTICA
Michel Leandro de Campos & Marcelo Gomes Davanço

3.1 Introdução 75
3.2 Absorção 75
   3.2.1 Parâmetros Farmacocinéticos Relacionados 76
      3.2.1.1 *Biodisponibilidade* 76
      3.2.1.2 *Concentração Máxima (Cmáx) e Tempo de Ocorrência da Concentração Máxima (tmáx)* ... 77
      3.2.1.3 *Constante e meia-vida de absorção* 78
      3.2.1.4 *Tempo Médio de Absorção* 78
3.3 Distribuição 79
   3.3.1 Volume de distribuição 80
   3.3.2 Constante e meia-vida de distribuição 82
3.4 Eliminação 82
   3.4.1 Biotransformação (Metabolismo) 83
   3.4.2 Excreção 85
      3.4.2.1 *Parâmetro relacionado à Eliminação: Clearance* 85
      3.4.2.2 *Parâmetro relacionado à Eliminação: Meia-vida de eliminação* 87
3.5 Considerações Finais 90
Agradecimentos 90
Referências 90

CAPÍTULO 4
PRINCÍPIOS DA MODELIZAÇÃO FARMACOCINÉTICA
Michel Leandro de Campos & Marcelo Gomes Davanço

4.1 Introdução 93
4.2 Análise Não Compartimental 93
4.3 Modelos Compartimentais 108
   4.3.1 Modelo Monocompartimental em Administração IV bolus 114
   4.3.2 Modelo Bicompartimental em Administração IV bolus 116
   4.3.3 Modelo Monocompartimental com Cinética de Absorção 122
   4.3.4 Modelo Bicompartimental com Cinética de Absorção 126
4.4 Cálculo dos Principais Parâmetros Farmacocinéticos 129
4.5 Considerações Finais 140
Agradecimentos 141
Referências 141

CAPÍTULO 5
ESTUDOS DE BIOEQUIVALÊNCIA E BIODISPONIBILIDADE RELATIVA
Marcelo Gomes Davanço, Daniel Rossi de Campos, Gilberto Bernasconi & Leonardo de Souza Teixeira

- 5.1 Introdução ... 143
- 5.2 Planejamento de Estudos de Bioequivalência e Biodisponibilidade Relativa ... 144
  - 5.2.1 Desenho e Planejamento ... 145
    - 5.2.1.1 *Cálculo do Tamanho Amostral em Estudos de Bioequivalência* ... 147
    - 5.2.1.2 *Obtenção do CV intra-individual por meio de dados da literatura* ... 150
  - 5.2.2 Seleção e contratação de centros de pesquisa ... 152
- 5.3 Elaboração de Protocolo Clínico e Aprovação Ético-Regulatória ... 153
- 5.4 Equivalência Farmacêutica e Perfil de Dissolução Comparativo ... 154
- 5.5 Etapa Clínica ... 154
  - 5.5.1 Recrutamento e seleção dos participantes de pesquisa ... 154
  - 5.5.2 Internação e Administração dos Medicamentos ... 155
  - 5.5.3 Condição de Administração ... 157
    - 5.5.3.1 *Formulações de liberação imediata* ... 157
    - 5.5.3.2 *Formulações de liberação modificada (prolongada e retardada)* ... 159
    - 5.5.3.3 *Condição de administração vs. CIVIV* ... 160
  - 5.5.4 Período de Jejum e Padronização da Dieta ... 161
  - 5.5.5 Coletas de Amostras Biológicas ... 161
    - 5.5.5.1 *Armazenamento de amostras biológicas* ... 163
  - 5.5.6 Registro de Eventos Adversos ... 164
- 5.6 Etapa Bioanalítica ... 164
  - 5.6.1 Desenvolvimento e Validação do Método Bioanalítico ... 165
  - 5.6.2 Processamento e Quantificação das Amostras Biológicas ... 167
  - 5.6.3 Coleta e Organização dos dados analíticos ... 168
- 5.7 Etapa Estatística ... 170
  - 5.7.1 Estudos de Dose Única ... 170
    - 5.7.1.1 *Área sob a curva parcial* ... 172
  - 5.7.2 Estudos de Dose Múltipla ... 173
  - 5.7.3 Estudos com Desenhos Cruzados ... 174
    - 5.7.3.1 *Limites e Intervalos de Confiança em Estudos de Bioequivalência* ... 174
- 5.8 Integridade de Dados e Rastreabilidade ... 178
- 5.9 Elaboração de Relatórios e Submissão Regulatória ... 178
- 5.10 Dados Farmacocinéticos de Estudos Piloto e Pivotal para abordagens de CIVIV ... 179
- 5.11 Considerações Finais ... 181
- Referências ... 181

CAPÍTULO 6
CORRELAÇÃO *IN VITRO – IN VIVO*: CONCEITOS GERAIS, DESENVOLVIMENTO E ABORDAGENS AVANÇADAS
Marival Bermejo, Irene Cámara-Martinez, Marta Gonzalez-Alvarez, Alejandro Ruiz-Picazo, Bárbara Sanchez-Dengra & Isabel Gonzalez-Alvarez

- 6.1 Introdução ... 185
- 6.2 Conceitos e Definições ... 186

6.2.1 Níveis de CIVIV 188
6.2.2 Dados *in vivo* para o desenvolvimento da CIVIV 189
6.2.3 Dados *in vitro* para desenvolvimento da CIVIV 190
6.3 Desenvolvimento da CIVIV: Deconvolução e Convolução de Dados 192
    6.3.1 Métodos de Dois Estágios 192
        6.3.1.1 Métodos de deconvolução modelo dependentes 194
        6.3.1.2 Deconvolução aplicando o método de Wagner-Nelson (modelos monocompartimentais) 194
        6.3.1.3 Deconvolução aplicando o método de Loo-Riegelman (modelos bicompartimentais) 194
        6.3.1.4 Métodos de convolução modelo independentes 195
        6.3.1.5 Deconvolução por Transformada de Laplace 195
        6.3.1.6 Deconvolução por ajuste de curva 196
        6.3.1.7 Deconvolução pelo método de point-area 196
    6.3.2 Métodos de Um Estágio 198
6.4 Capacidade preditiva e validação da CIVIV 200
    6.4.1 Validação interna 200
    6.4.2 Validação externa 200
6.5 "Armadilhas" comuns no desenvolvimento da CIVIV 200
6.6 Aplicação da CIVIV: exemplos no desenvolvimento de medicamentos genéricos 205
6.7 Sugestões sobre CIVIV das agências regulatórias 207
6.8 Considerações finais 207
Referências 208

CAPÍTULO 7
CIVIV NA PRÁTICA: APLICAÇÃO DE MÉTODOS CONVENCIONAIS DE DECONVOLUÇÃO
Daniel Rossi de Campos & Marcelo Gomes Davanço

7.1 Introdução 217
7.2 Pré-requisitos para Uso dos Dados *in vivo* 218
7.3 Aplicação do Método de Wagner-Nelson para Deconvolução dos Dados *in vivo* 218
7.4 Aplicação do Método de Loo-Riegelman para Deconvolução dos Dados *in vivo* 240
7.5 Considerações Finais 244
Referências 244

CAPÍTULO 8
FARMACOMETRIA APLICADA AO DESENVOLVIMENTO DE MEDICAMENTOS
Andréa Diniz, Edilainy Rizzieri Caleffi-Marchesini & Gustavo Finatti Sakamoto

8.1 Introdução 247
8.2 Conceitos e Definições 247
8.3 Aplicações Gerais da Farmacometria no Desenvolvimento de Medicamentos 249
8.4 Introdução à Modelagem Farmacocinética Baseada em Fisiologia (PBPK) 250
8.5 Estratégias na Construção de Modelo PBPK 257
    8.5.1 Desenvolvimento de Modelo PBPK para um Indivíduo Virtual 258
    8.5.2 Checagem da Performance do Modelo PBPK para um Indivíduo Virtual 260
    8.5.3 Validação do Modelo PBPK 261
    8.5.4 Desenvolvimento de Modelo PBPK para um População 262

8.6 Aplicação de Modelo PBPK a Estudos Biofarmacêuticos.. 265
8.7 Considerações Finais 269
Referências 270

CAPÍTULO 9
MODELOS COMPUTACIONAIS UTILIZADOS PARA CORRELAÇÃO *IN VITRO – IN VIVO*
Marcelo Dutra Duque

    9.1 Introdução... 275
    9.2 Programas de Computador utilizados para Predição da Absorção de Fármacos 275
        9.2.1 Modelo Compartimental Avançado de Absorção e Trânsito (ACAT)........................... 276
        9.2.2 Modelo Avançado de Dissolução, Absorção e Metabolismo (ADAM) 278
        9.2.3 Modelo de Absorção do PK-SIM 279
    9.3 Parâmetros considerados no Desenvolvimento do Modelo 280
    9.4 A Construção da CIVIV por meio de Programas Computacionais 281
    9.5 Deconvolução Mecanística: Conceitos e Aplicação 282
    9.6 Validação do Modelo.. 284
    9.7 Bioequivalence Safe Space: Como Estabelecer? 284
    9.8 Aplicação Regulatória... 285
    9.9 Considerações Finais 286
    Referências 286

CAPÍTULO 10
CORRELAÇÃO *IN VITRO – IN VIVO* APLICADA A FORMULAÇÕES COMPLEXAS
Paula Muñiz Piniella & Jean Michel Cardot

    10.1 Introdução.. 289
    10.2 CIVIV e formulações orais complexas 289
        10.2.1 Formulações com Revestimento Entérico 289
        10.2.2 Janelas de absorção e formulações gastrorretentivas.. 292
        10.2.3 Sistemas de Liberação baseados em Difusão e Erosão 293
        10.2.4 Formulações lipídicas 295
    10.3 CIVIV e vias de administração não oral.. 297
        10.3.1 Anel vaginal 298
        10.3.2 Injetáveis de ação prolongada 298
            10.3.2.1 *Exemplos de administração subcutânea* 300
            10.3.2.2 *Administração intramuscular*..301
            10.3.2.3 *Time scaling para injetáveis de ação prolongada* 302
        10.3.3 Inalatórios 308
    10.4 Considerações finais... 311
    Agradecimentos 311
    Referências 311

INTRODUÇÃO

Por possibilitar o *link* entre uma propriedade *in vitro* (geralmente, porcentagem de dissolução do fármaco) e outra *in vivo* (geralmente, fração absorvida do fármaco), a correlação *in vitro – in vivo* (CIVIV) pode tornar o desenvolvimento de medicamentos mais assertivo e célere, especialmente no ambiente de P&D de genéricos e similares. Quando devidamente validado, o modelo matemático estabelecido para a CIVIV possibilitará que alterações na fórmula e/ou no processo produtivo, que tenham impacto na biodisponibilidade do fármaco, sejam detectadas por meio de ensaios *in vitro* sob condições biopreditivas. Consequentemente, o modelo construído para a CIVIV torna-se uma poderosa ferramenta para subsidiar implementações de pós-registro.

Esta obra tem como objetivo fornecer material didático e atualizado aos profissionais de indústrias farmacêuticas e pesquisadores acadêmicos sobre a aplicação da CIVIV no desenvolvimento de medicamentos. Por ser uma ferramenta de alta relevância para o ambiente de P&D farmacêutico, o leitor encontrará na obra desde os conceitos de biofarmácia, dissolução, modelagem farmacocinética e bioequivalência até abordagens mais recentes e avançadas envolvendo ferramentas de farmacometria (PBPK, PBBM e VBE), que o suportarão no aprendizado e implementação da CIVIV na rotina de trabalho.

Escrita por pesquisadores nacionais e estrangeiros, a obra foi organizada para fomentar cientistas atuantes no ambiente industrial e acadêmico com uma literatura dedicada ao tema, em que o leitor poderá acessar os múltiplos ramos da ciência envolvidos na construção de um modelo matemático de CIVIV. Além disso, os capítulos contam com conteúdo alinhado às recentes atualizações regulatórias, tendo em vista as iniciativas das principais agências reguladoras mundiais em aceitar esses modelos nos processos de registro e pós-registro de medicamentos.

CAPÍTULO 1

PRINCÍPIOS DA BIOFARMÁCIA[1]

Daniela Amaral Silva & Raimar Löbenberg

1.1 Introdução

Neste capítulo, os princípios da biofarmácia serão discutidos em detalhes. Serão cobertos tópicos importantes, como o sistema de classificação biofarmacêutica e sua aplicação regulatória. O entendimento do sistema *in vivo* e dos processos pelos quais a forma farmacêutica é submetida são de suma importância para projetar um ensaio biopreditivo de dissolução *in vitro*, que também será descrito neste capítulo.

1.2 Sistema de Classificação Biofarmacêutica (SCB)

A biofarmácia pode ser definida como a ciência que investiga o desempenho de uma forma farmacêutica *in vitro* e *in vivo*. O objetivo é estabelecer uma relação entre a forma farmacêutica e seu desempenho em um sistema biológico. Em 1995, Amidon e colaboradores (AMIDON *et al.*, 1995) introduziram o Sistema de Classificação de Biofarmacêutica (SCB). Dois parâmetros importantes, solubilidade e permeabilidade, são responsáveis pela fração da dose absorvida pelos enterócitos. Apenas a fração dissolvida de uma dose do fármaco é absorvida e distribuída por todo o corpo. O metabolismo intestinal e hepático pode reduzir a biodisponibilidade. O SCB é a base mecanística da biofarmácia moderna e foi introduzido no desenvolvimento de medicamentos e nas ciências regulatórias. O insumo farmacêutico ativo (IFA) é classificado pelo SCB e não a forma farmacêutica contendo um IFA. Existem quatro classes às quais um IFA pode pertencer, conforme mostrado na Tabela 1.1.

Tabela 1.1 – Sistema de Classificação Biofarmacêutica baseado na permeabilidade e solubilidade

Classe	Permeabilidade	Solubilidade
I	Alta	Alta
II	Alta	Baixa
III	Baixa	Alta
IV	Baixa	Baixa

Fonte: adaptado de Amidon *et al.* (1995)

A primeira orientação do *Food and Drug Administration* (FDA) dos EUA ("*Guidance for Industry: SUPAC-MR: Modified Release Solid Oral Dosage Forms, US Department of Health and Human Services, Food and Drug Administration, Center for Drug Evaluation and Research (CDER), Rockville, Md, USA*",

---

[1] Este capítulo foi originalmente escrito na língua inglesa e traduzido com consentimento dos autores.

1997) definia alta solubilidade como a mais alta concentração de dose solúvel em 250 mL de um meio aquoso com um intervalo de pH de 1 a 7,5 a 37 ± 1°C. Hoje, o intervalo de pH é ligeiramente diferente (pH 1,2 a 6,8) e pode variar de acordo com o documento de orientação (*guideline*). Altamente permeável foi definido como: "quando a extensão da absorção em humanos for determinada como maior ou igual a 90% de uma dose administrada, com base em uma determinação do balanço de massa ou em comparação com uma dose de referência intravenosa" (SUPAC, 1997). Esse valor foi reduzido e harmonizado para biodisponibilidade de 85% em 2017. O FDA aceita dados *in vitro* e *in vivo* para classificar a permeabilidade baixa ou alta, enquanto outras agências regulatórias consideram os dados *in vitro* apenas como apoio e requerem dados humanos.

A Tabela 1.1 mostra todas as possíveis classes do SCB, com base nos parâmetros solubilidade e permeabilidade (LÖBENBERG; AMIDON, 2000). Podem ser definidas três subclasses com base na propriedade química de um fármaco: ácido (A), base (B) e neutro (C). As subclasses levam em consideração a expectativa de solubilidade de uma molécula dentro do intervalo de pH fisiológico. Em um pH 5,0 – 8,0 no intestino, um ácido pode ser bem solúvel, enquanto uma base é provavelmente bem solúvel no estômago no pH 1,2 – 3,0. Os fármacos SCB II-A e IV-A podem ter alta solubilidade no intestino. Um estudo de Yazdanian e colaboradores (YAZDANIAN *et al.*, 2004) aplicou os critérios de solubilidade do FDA a 18 fármacos anti-inflamatórios não esteroidais de caráter ácido. Quinze dos 18 IFAs testados poderiam ter sido classificados como fármacos SCB II, devido à solubilidade insuficiente em pH estomacal. No entanto, a classificação mudaria se apenas o intervalo de pH do intestino delgado fosse considerado, o qual é a parte relevante da absorção. Nesse caso, 15 dos 18 IFAs seriam considerados altamente solúveis, baseado na bioisenção para fármacos ácidos fracos pertencentes ao SCB II. Em 2006, a diretriz de bioisenção da Organização Mundial da Saúde (OMS) ("WHO, *Proposal to waive in vivo bioequivalence requirements for WHO Model List of Essential Medicines immediate-release, solid oral dosage forms, in 40th Report, Annex 8 of WHO Expert Committee on Specifications for Pharmaceutical Preparations, WHO"*, 2006) permitiu bioisenções para ácidos fracos pertencentes ao SCB II; no entanto, isso foi removido na atualização seguinte, em 2015 (*"Multisource (generic) pharmaceutical products: guidelines on registration requirements to establish interchangeability WHO Technical Report Series, No. 992, Annex 7"*, 2015). Outra alteração importante foi que o conceito de concentração de dose mais alta foi substituído por dose terapêutica mais alta.

O motivo pelo qual essas alterações são importantes pode ser exemplificado no caso da amoxicilina. Os critérios originais da FDA exigiam uma extensão de absorção igual ou maior que 90% e a mais alta concentração de dose solúvel em 250 mL. A dose de 500 mg de amoxicilina (incluído na lista de medicamentos essenciais da OMS) é solúvel em 250 mL de tampões, mas doses de 1000 mg ou doses terapêuticas mais altas não são solúveis. Isso colocaria amoxicilina na classe IV do SCB. Quando a fração absorvida da dose foi alterada para 85%, a amoxicilina passou para classe II do SCB, uma vez que sua absorção é de 89%. A classificação da OMS de 2020 alterou a amoxicilina para SCB II/IV. Esse exemplo mostra como pequenas diferenças nos documentos de orientação (*guidelines*) podem mover um IFA de uma classe do SCB para outra sem que sua natureza seja alterada. Consequentemente, sua elegibilidade para uma solicitação de bioisenção pode mudar.

Número de Dose, Dissolução e Absorção

Uma classificação inicial do SCB é muito valiosa no processo de desenvolvimento farmacêutico moderno. Se diferentes moléculas candidatas a fármacos tiverem diferentes propriedades físico-químicas, a candidata biofarmaceuticamente "melhor" poderá ser escolhida. No desenvolvimento de medicamentos, as bioisenções para os IFAs aplicáveis podem ser usadas para mostrar que as alterações na formulação não resultarão em diferenças na biodisponibilidade e evitarão estudos clínicos dispendiosos.

O SCB desenvolveu três números sem dimensões que ajudam a entender os desafios ou oportunidades no desenvolvimento de um medicamento contendo um IFA específico (LÖBENBERG; AMIDON, 2000): Número de dissolução (Dn), Número de dose (Do) e Número de absorção (An).

O número de dissolução (Dn) é o tempo de trânsito do intestino delgado (T_{GI}) em relação ao tempo de dissolução (T_{DISS}). Para Dn <1,0, a dose total pode não se dissolver durante o trânsito pelo intestino e valores acima de 1 são necessários para a dissolução completa.

$$Dn = \left(\frac{3D}{r^2}\right)\left(\frac{C_s}{\rho}\right)(T_{GI}) = \left(\frac{T_{GI}}{T_{DISS}}\right) \quad \text{Equação 1.1}$$

T_{DISS} é uma função de solubilidade (C_s), difusividade (D), densidade (ρ), e o raio inicial da partícula (r) é fornecido na Equação 1.1. Na formulação, o raio da partícula e a adição de solubilizantes podem ser usados para aumentar o Dn.

O número de dose (Do) é a dose dividida por 250 mL de água, que por sua vez é dividido pela solubilidade do fármaco, conforme Equação 1.2. Se Do >1,0, a dose não se dissolverá completamente em um volume de 250 mL de água, o que significa que o fármaco pode ter problemas de solubilidade.

$$Do = \left(\frac{D/V_{água}}{Cs}\right) \quad \text{Equação 1.2}$$

O volume de água ($V_{água}$) é geralmente 250 mL, o que equivale a um copo cheio de água. É importante ressaltar que a solubilidade de um IFA no intervalo de pH fisiológico do trato gastrointestinal pode variar significativamente. A solubilidade mais baixa nesse intervalo pode ser usada para estimar o Do; no entanto, para ácidos fracos isso deve ser avaliado com cuidado, pois apresentam baixa solubilidade em pH baixo e maior solubilidade em pH mais alto, como do intestino delgado, que por sua vez é o principal local de absorção de fármacos administrados em formas farmacêuticas orais.

O número de absorção (An) é a razão do tempo de trânsito do intestino delgado (T_{GI}) em relação ao tempo de absorção no intestino delgado (T_{ABS}), conforme mostrado na Equação 1.3. Um A_n <1,0 significa que nem toda a dose do fármaco é absorvida durante o trânsito pelo intestino delgado. Valores maiores que 1,0 são necessários para a absorção completa do fármaco no trato gastrointestinal. O tempo exigido de absorção do fármaco (T_{ABS}) é definido como a razão entre a permeabilidade (P_{eff}) e o raio do intestino (R). Consequentemente, a permeabilidade intestinal de um fármaco determina seu número de absorção.

$$An = \left(\frac{P_{eff}}{R}\right)(T_{GI}) = \left(\frac{T_{GI}}{T_{ABS}}\right) \quad \text{Equação 1.3}$$

O conhecimento do Dn, Do e An é importante porque um fármaco pode ser limitado em um deles ou uma combinação entre eles. Se a limitação for no Dn, haverá dois casos possíveis: primeiro, o fármaco será limitado pela dissolução e alterações no raio da partícula ou solubilizantes poderão melhorar o Dn.

No entanto, se o fármaco for muito fracamente solúvel, então o Dn poderá indicar que a solubilidade é muito baixa e os métodos convencionais de aumento da solubilidade poderão não funcionar.

Se a limitação for no Do, a dose ou a solubilidade precisarão ser ajustadas. No caso da dose, na maioria das situações isso não é possível porque é um requisito terapêutico. Já se um fármaco for limitado no An, abordagem como pró-fármaco poderia ser considerada para aumentar a sua absorção usando transportadores, por exemplo. Limitação no An é geralmente problemático, com opções limitadas para melhorar seu desempenho *in vivo*. No entanto, outros fatores como estabilidade, polimorfismo, toxicologia e potência farmacológica devem ser considerados juntamente às características do SCB ao selecionar um candidato final.

1.3 Ciências Regulatórias

O guia Supac (*Scale Up and Post Approval Changes [Aumento de Escala e Alterações Pós-aprovação]*) do FDA mencionou o SCB pela primeira vez em 1995 (*"Immediate Release Solid Oral Dosage Forms Scale-Up and Postapproval Changes: Chemistry, Manufacturing, and Controls, In Vitro Dissolution Testing, and In Vivo Bioequivalence Documentation, Center for Drug Evaluation and Research (CDER), FDA"*, 1995). As alterações na formulação não exigiam estudos de bioequivalência se certas condições fossem atendidas. Estudos de similaridade *in vitro*, comparando um produto farmacêutico antes e depois de uma alteração na formulação, foram introduzidos e isso foi definido como bioisenção. O grau permitido de alterações na formulação dependia da função dos excipientes. Os diluentes poderiam ser alterados em maior grau em comparação com desintegrantes, por exemplo. O seguinte conceito de bioisenção foi introduzido em 1997 para produtos de liberação prolongada: "Se uma correlação *in vitro-in vivo* (CIVIV) puder ser estabelecida por meio do teste de dissolução, os estudos de bioequivalência não serão necessários" (*"Guidance for Industry: SUPAC-MR: Modified Release Solid Oral Dosage Forms, US Department of Health and Human Services, Food and Drug Administration, Center for Drug Evaluation and Research (CDER), Rockville, Md, USA"*, 1997) (FDA, 1997). O guia definiu uma CIVIV como.

> Um modelo matemático preditivo que descreve a relação entre uma propriedade *in vitro* de uma forma de farmacêutica (geralmente a taxa e a extensão da dissolução ou liberação do fármaco) e uma resposta *in vivo* relevante, por exemplo, concentração plasmática ou quantidade de fármaco absorvida (FDA, 1997).

Para produtos de liberação prolongada, a dissolução controla a absorção. Isso significa que é possível estabelecer uma correlação entre a fração da dose absorvida e a fração da dose dissolvida. Em 2000, o FDA publicou uma orientação de bioisenção baseada no SCB para IFAs de classe I do SCB. Mais tarde, tanto a Agência Europeia de Medicamentos (EMA) quanto o FDA (2017) permitiram bioisenções para fármacos I e III. Para classe III do SCB, a composição da formulação deve ser qualitativamente idêntica e quantitativamente muito semelhante, a fim de evitar excipientes que possam impactar o processo de absorção e/ou alterações na motilidade do trato gastrointestinal (LOEBENBERG, 2020). Em 2015, a OMS adicionou à sua orientação comprimidos de liberação modificada, produtos tópicos e suspensões. Por fim, o guia ICH M9 (2019) harmonizou algumas das discrepâncias entre os diferentes *guidelines* em relação aos critérios de solubilidade. Se a dose terapêutica mais alta não for solúvel, mas a maior dosagem for solúvel, poderá ser fornecida uma justificativa para aplicar bioisenções para esse produto farmacêutico. O diagrama da Figura 1.1 mostra como a bioequivalência pode ser estabelecida por meio de estudos *in vitro* ou *in vivo*.

Figura 1.1 – Diferentes vias para estabelecer a bioequivalência (equivalência terapêutica) de produtos farmaceuticamente equivalentes

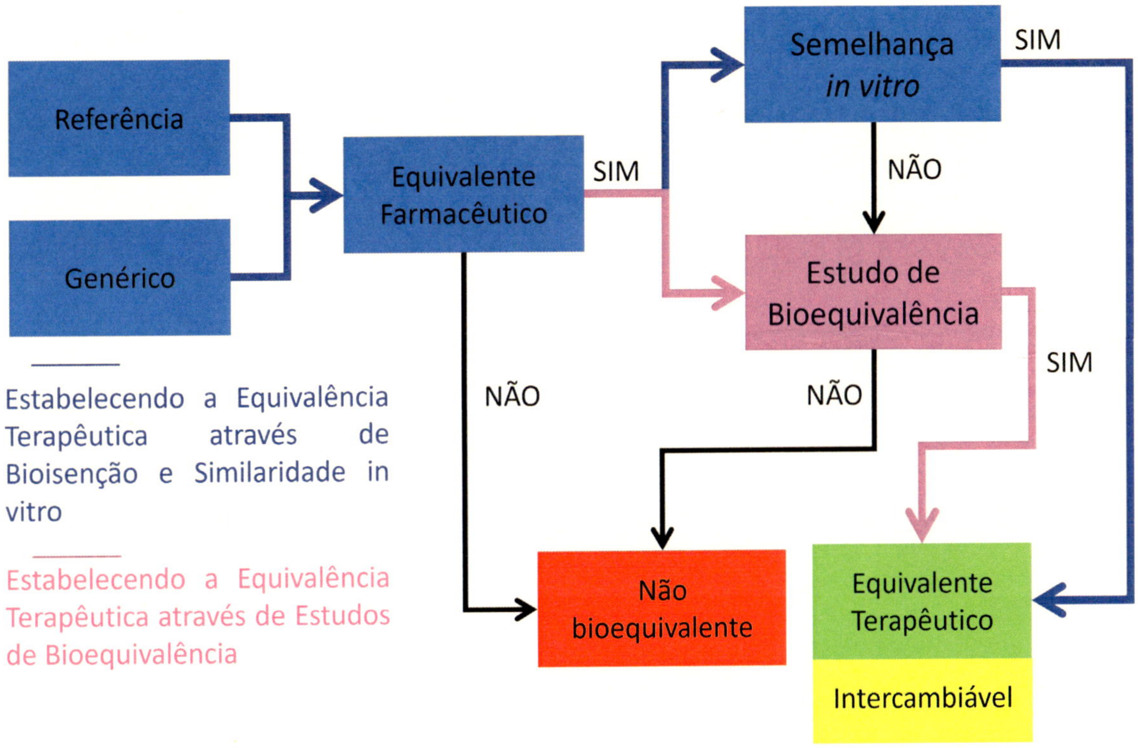

Fonte: adaptado e reimpresso com permissão de Loebenberg *et al.* (2020)

Uma aplicação importante da bioisenção ocorre na aprovação de medicamentos genéricos, na qual as formulações teste e referência são comparadas *in vitro*. Nos EUA, a escolha do medicamento referência é feita com base no *"Orange Book"*. Outros países podem ter aprovado diferentes medicamentos referência, mas essa informação pode não estar listada em bancos de dados públicos. Portanto, a escolha do comparador adequado pode ser um desafio. Um estudo de 2012 (LÖBENBERG *et al.*, 2012) mostrou que em diferentes países foram usados diferentes medicamentos referência. Além disso, o estudo mostrou que produtos com o mesmo nome comercial podem ser fabricados e comercializados por diferentes empresas e em diferentes partes do mundo. Assim, o desempenho *in vitro* desses produtos não pode ser considerado semelhante.

1.4 Processos biofarmacêuticos que influenciam na absorção de fármacos administrados por meio de formas farmacêuticas orais sólidas (desintegração, dissolução e solubilidade)

Para que um fármaco exerça sua ação farmacológica após a ingestão oral, primeiro ele precisa ser liberado da forma farmacêutica, dissolver (entrar em solução), ser absorvido e alcançar a circulação sistêmica. Uma vez que apenas fármacos solubilizados podem ser absorvidos e, portanto, exercer sua ação terapêutica, é de suma importância entender os processos que influenciam sua absorção, como, por exemplo, a liberação da forma farmacêutica e a dissolução.

Quando uma forma farmacêutica oral sólida, como um comprimido, entra em contato com água e/ou fluidos gastrointestinais, o fármaco começa a passar da fase sólida intacta para a de solução.

À medida que o líquido umedece a superfície e penetra nos poros, a matriz sólida do comprimido também começa a se desintegrar. Em termos simples, a desintegração é o processo físico de quebra mecânica de um comprimido em grânulos menores, a qual representa a quebra das interações interpartículas geradas durante o processo de compressão do comprimido (compactação ou granulação) (AMARAL SILVA et al., 2018). A menos que o comprimido seja um sistema não desintegrante (por exemplo, dispositivo polimérico contíguo), a matriz sólida se desintegra em grânulos, que, por sua vez, desagregam-se em partículas finas. A primeira etapa (desintegração) é essencial para aumentar a área de superfície em comparação ao comprimido intacto, resultando em uma taxa de dissolução mais alta. Se a forma farmacêutica não se desintegrasse, apenas o IFA na superfície se dissolveria. Uma taxa de dissolução ainda mais rápida é alcançada com a desagregação, devido ao aumento adicional na área de superfície, conforme representado na Figura 1.2. É importante mencionar que os processos de desintegração, desagregação e dissolução podem ocorrer simultaneamente.

Figura 1.2 – Processos de desintegração e desagregação de um comprimido de liberação imediata

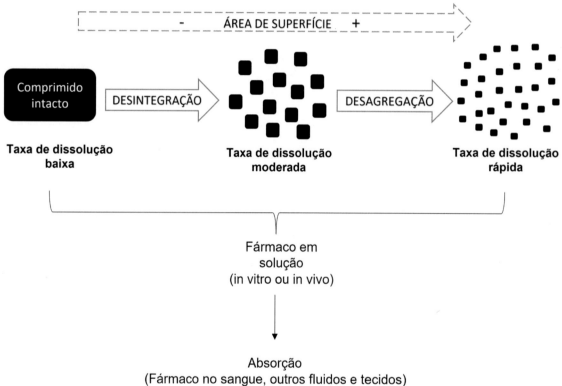

Fonte: adaptado e reimpresso com permissão de Amaral Silva et al. (2018)

A liberação bem-sucedida do IFA de um comprimido de liberação imediata para dissolução e posterior absorção depende, em parte, da taxa de desintegração e desagregação. Excipientes como desintegrantes podem ser adicionados à formulação para promover a desintegração da forma farmacêutica quando em contato com um fluido (QUODBACH; KLEINEBUDDE, 2016). Esses excipientes promovem a desintegração por "amolecimento" da matriz da forma farmacêutica por meio de vários mecanismos (AMARAL SILVA et al., 2018; DESAI; LIEW; HENG, 2016), por exemplo, ação capilar, inchaço, recuperação de tensão, interrupção de ligações partícula-partícula, liberação de materiais gasosos, entre outros. Embora não possa medir a quantidade de fármaco liberado, a desintegração é, para comprimidos de liberação imediata, o primeiro processo antes que a dissolução possa ocorrer. Se a desintegração ocorrer muito rapidamente, a dissolução do fármaco será muitas vezes a etapa limitante da absorção de fármacos pouco solúveis (a desintegração completa não implica necessariamente na dissolução completa do IFA). Por outro lado, se a desintegração for mais lenta que a dissolução, então a desintegração será o passo limitante.

Em termos simples, a dissolução é o processo pelo qual uma fase sólida passa para a fase de solução, isto é, as partículas sólidas se misturam molécula a molécula com o líquido, tornando-se parte dele. No contexto da dissolução, a solubilidade do IFA cumpre uma função crucial. A maioria dos fármacos são ácidos ou bases fracas; consequentemente, a solubilidade do IFA será fortemente influenciada pela composição do meio e pelo pH. Por exemplo, um ácido fraco, como o ácido acetilsalicílico, não é muito solúvel no estômago no qual o pH é baixo, embora solubilize à medida que se move ao longo do trato gastrointestinal devido ao aumento do pH na transição do estômago (~2-3) para os intestinos (~5-6,8). As bases fracas se comportam de maneira oposta, no sentido de que o fármaco pode ser completamente dissolvido no estômago devido à sua solubilidade mais alta em pH ácido e pode precipitar ao transitar para o intestino devido à diminuição da solubilidade com o aumento do pH. Conforme discutido previamente no tópico do SCB, a classificação de um fármaco como altamente ou pouco solúvel dependerá de sua solubilidade em um intervalo de pH. A dose administrada também é um aspecto importante a ser considerado, uma vez que a supersaturação pode ocorrer seguido de precipitação.

1.4.1 Desintegração como teste de desempenho

A árvore de decisão n.º 7.1 contida no documento Q6A da *International Council for Harmonization* (ICH) (*"International Conference on Harmonisation. ICH Q6A guideline: Specifications: Test procedures and acceptance criteria for new drug substances and new drug products: Chemical substances."*, 1999) permite o uso do teste de desintegração como um teste de controle de qualidade em vez da dissolução, desde que os seguintes critérios sejam atendidos:

1. Ser uma forma farmacêutica de liberação imediata;
2. O medicamento conter um fármaco que é altamente solúvel em todo o intervalo de pH fisiológico;
3. Formulação de dissolução rápida (dissolução >80% em 15 minutos em pH 1,2, 4,0 e 6,8);
4. Estabelecimento de uma relação entre desintegração e dissolução, ou quando a desintegração se mostra mais discriminativa do que a dissolução.

No entanto, pode ser um desafio estabelecer uma relação entre desintegração e dissolução, uma vez que a configuração experimental (como as especificações do aparelho, composição do meio, pH e viscosidade) pode ter impacto significativo no tempo de desintegração. Além disso, para fármacos das classes I e III do SCB, o documento do FDA sobre testes de dissolução também permite a substituição da dissolução por testes de desintegração se a dissolução do fármaco for rápida (Q = 80% em 15 minutos) e se desintegrar completamente em 5 min em HCl 0,01 M (via aparato farmacopeico).

Na maioria das vezes, no estágio inicial de desenvolvimento, há pouco ou nenhum dado de farmacocinética sobre a formulação de liberação imediata em desenvolvimento e os dados de solubilidade em diferentes meios também podem ser escassos. Consequentemente, o teste de dissolução de controle de qualidade nesse estágio pode ser inviável. Se uma formulação de comprimido de desintegração rápida for usada e o tamanho de partícula do IFA for pequeno o suficiente para dissolver completamente, o teste de desintegração poderá ser considerado um substituto adequado para a análise do desempenho do comprimido, e poderá ser um teste adequado para o estágio inicial do desenvolvimento farmacêutico (KLUTE, 2009).

1.5 Vias e sistemas de administração de fármacos

A via de administração é o trajeto, a porta de entrada pela qual um fármaco entra no organismo. De acordo com o capítulo <1151> da farmacopeia americana (*USP – United States Pharmacopeia*), as vias primárias de administração para as formas farmacêuticas podem ser definidas como parenteral (por exemplo, intravenosa, intramuscular e subcutânea), gastrointestinal (oral, sublingual, bucal e retal), tópica e por inalação. Dentre essas, a administração oral é a via mais simples, fácil e comum e será o foco desta sessão.

As formas farmacêuticas mais comumente usadas para administração oral são sólidas (por exemplo, comprimidos, cápsulas, multiparticulados, pós, cápsulas), sistemas dispersos (suspensões e emulsões) e líquidos (soluções). Fármacos administrados como soluções são absorvidos mais rapidamente, em comparação com outras formas farmacêuticas, uma vez que já estão dissolvidos e disponíveis para absorção. Nesse caso, o início da absorção dependerá, em grande parte, do tempo de esvaziamento gástrico. Uma vez que as suspensões e emulsões não precisam se desintegrar, o fármaco pode ser absorvido mais rapidamente, em comparação com os comprimidos.

A liberação do fármaco é geralmente descrita com referência à taxa na qual ele está disponível a partir de uma forma farmacêutica específica. Duas categorias principais de liberação são reconhecidas: liberação imediata e liberação modificada, que inclui liberação retardada e prolongada. Essas categorias são detalhadas a seguir.

1.5.1 Sistemas de liberação imediata

As formas farmacêuticas de liberação imediata são formuladas para liberar o IFA imediatamente após a administração oral. A USP define liberação imediata como formas de administração nas quais "nenhum esforço deliberado foi feito para modificar o perfil de liberação do fármaco". Todavia, essa definição não tem informações mecanicistas.

Uebbing e colaboradores (2017) adotaram uma abordagem mecanística para definir as formas farmacêuticas de liberação imediata (UEBBING *et al.*, 2017). Nesse estudo, os autores destacaram dois possíveis processos de dissolução de um fármaco a partir de uma forma farmacêutica de liberação imediata: dissolução controlada pela formulação ou pelas características físico-químicas do IFA. No último caso, os processos de desintegração e desagregação são rápidos, tornando o fármaco disponível para dissolução e absorção. A dissolução é, portanto, governada pelas propriedades físico-químicas das partículas do fármaco (como tamanho de partícula e solubilidade) e os excipientes não exercem nenhum efeito (exceto talvez pela formação de cone na cuba de dissolução, que é um fenômeno *in vitro* e não ocorre *in vivo*). No caso em que a dissolução é governada pela formulação, as propriedades das partículas do IFA não podem ser vinculadas ao comportamento de dissolução devido a uma interação excipiente-IFA. Um exemplo é o uso de excipientes básicos durante um processo de granulação úmida para fabricar um comprimido de liberação imediata contendo um IFA ácido. Isso pode criar um microambiente que causa um pH favorável para aumentar a dissolução ou a área de superfície devido ao processo de granulação. Essa interação não deve ser confundida com interações de estabilidade química, mas sim está relacionada a interações que impactariam a dissolução das partículas do fármaco.

A desintegração e as propriedades do IFA são atributos de qualidade críticos quando a dissolução é controlada pelas propriedades do IFA e os fatores de formulação são insignificantes para descrever o comportamento de dissolução. Nesse cenário, a desintegração poderia ser usada como um teste de desempenho substituto para testes de dissolução de comprimidos de desintegração rápida, conforme destacado nos tópicos anteriores (UEBBING et al., 2017).

1.5.2 Sistemas de liberação modificada

A farmacopeia americana define liberação modificada como "quando a taxa e/ou tempo de liberação do IFA são alterados, em comparação com o que seria observado ou previsto para um produto de liberação imediata". Dois perfis de liberação modificada são reconhecidos: liberação retardada e liberação prolongada. Liberação retardada é definida como "uma forma farmacêutica deliberadamente formulada para atrasar/retardar a liberação do IFA por um certo período de tempo após a administração". Para formulações orais, expressões como "revestimento entérico" ou "gastrorresistente" têm sido usadas quando a liberação do fármaco é impedida no ambiente gástrico, mas promovida no ambiente intestinal. Por fim, a liberação prolongada é "uma forma farmacêutica deliberadamente formulada para prolongar a liberação do fármaco, em comparação com a observada para uma forma farmacêutica de liberação imediata".

As formulações com revestimento entérico são conhecidas por terem um comportamento *in vivo* imprevisível. Existem muitos relatos de casos de falha terapêutica e outros inconvenientes envolvendo essas formulações descritos na literatura ao longo dos anos (AMARAL SILVA et al., 2020). Isso aponta para uma desconexão entre o desempenho *in vitro* e *in vivo* de tais formulações. O teste farmacopeico de dissolução *in vitro* recomendado para formulações de liberação retardada é um teste de dois estágios. No primeiro estágio, o estágio ácido, a formulação é exposta a HCl 0,1 N (pH ~ 1) por duas horas. O estágio seguinte (estágio de tampão) é composto por tampão fosfato compendial (50 mM e pH 6,8) (exceto quando especificado na monografia individual do produto). O primeiro estágio mimetiza a passagem da forma farmacêutica pelo estômago, e o segundo pelo intestino. No entanto, o tampão fosfato não tem relevância fisiológica em muitos aspectos, como as espécies tamponantes e molaridade (AMARAL SILVA et al., 2020).

Existem diferentes componentes anatômicos que constituem o trato gastrointestinal com diferentes funções, como produção de muco e secreção de enzimas digestivas. Glândulas e órgãos complexos, como glândulas salivares, pâncreas e fígado, auxiliam na digestão e na emulsificação dos alimentos. As secreções provenientes do pâncreas e do fígado são lançadas na parte superior do intestino delgado. As secreções pancreáticas são compostas por várias enzimas digestivas e um grande volume de solução de bicarbonato de sódio, importante para neutralizar a acidez do conteúdo proveniente do estômago. A secreção hepática é composta, principalmente, de bile, que cumpre uma função importante na digestão e na absorção de gordura. Semelhante à secreção pancreática, solução de bicarbonato de sódio é adicionada à bile que suplementa os íons de bicarbonato da secreção pancreática. Os fluidos intestinais também são compostos por secreções das células epiteliais do duodeno, isto é, um muco alcalino para proteger a parede duodenal dos sucos gástricos altamente ácidos. Esse muco contém um grande excesso de íons de bicarbonato, que se somam aos íons de bicarbonato da secreção pancreática e hepática para neutralizar o ácido clorídrico que entra no duodeno, proveniente do estômago. Isso resulta em um efeito geral em que os fluidos luminais do intestino delgado são predominantemente tamponados por bicarbonato. Foi reportado que a concentração de bicarbonato no intestino humano varia de 2 a 15 mM no duodeno, 2 a 30 mM no jejuno e 30 a 75 mM no íleo. Consequentemente, avaliar formas farmacêuticas entéricas em tampão bicarbonato pode ser muito mais informativo do ponto de vista fisiológico para entender as discrepâncias entre o desempenho *in vitro* e *in vivo* de tais formas farmacêuticas (AMARAL SILVA *et al.*, 2019). A irrelevância fisiológica do tampão fosfato está principalmente relacionada à diferença entre sua cinética de equilíbrio com o tampão bicarbonato (Figura 1.3). Fosfato de di-hidrogênio ($H_2PO_4^-$) é geralmente a espécie de escolha em tampões fosfato, devido ao seu pKa de 6,8 (sob força iônica fisiológica). Em meio aquoso, $H_2PO_4^-$ se dissocia para formar íon de fosfato de mono-hidrogênio (HPO_4^{2-}) e um próton (Figura 1.3 – Equação A) (AMARAL SILVA *et al.*, 2020). Por outro lado, o valor de pKa do sistema de tampão bicarbonato é 6,04 quando medido potenciometricamente em temperatura fisiológica e força iônica. No método potenciométrico, o procedimento de titulação é relativamente lento, permitindo que o ácido carbônico e o dióxido de carbono estejam em equilíbrio, o que também ocorre na cuba de dissolução, em que o pKa do tampão bicarbonato é 6,04 (Figura 1.3 – Equação B) (AMARAL SILVA *et al.*, 2020).

Figura 1.3 – Dissociação do tampão fosfato e bicarbonato e reações de equilíbrio na solução e na camada de difusão

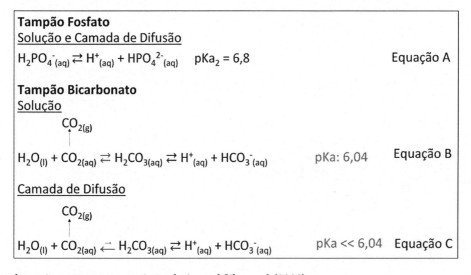

Fonte: adaptado e reimpresso com permissão de Amaral Silva *et al.* (2020)

No entanto, na interface sólido-líquido em torno de solutos em dissolução (em que ocorre efetivamente a dissolução), a cinética de equilíbrio do tampão bicarbonato é diferente daquela na solução (AL-GOUSOUS *et al.*, 2017; 2018). Na camada de difusão, o sistema de bicarbonato não está em equilíbrio como na solução porque a ionização ($H_2CO_3(aq) \leftrightarrows H+(aq) + HCO_3-(aq)$) ocorre muito mais rapidamente do que os processos de hidratação de CO_2 e desidratação de H_2CO_3. Isso faz com que o pKa efetivo do tampão bicarbonato na camada de difusão seja menor do que o valor da solução de 6,04, o que significa que o tampão bicarbonato tem uma capacidade limitada de tamponar o pH da superfície do polímero entérico em dissolução e não pode promover a dissolução imediata, isto é, a neutralização do revestimento entérico ocorre mais lentamente. Isso representa uma grande diferença entre os tampões bicarbonato e fosfato. Conforme mostrado na Figura 1.4, o início da liberação do fármaco no tampão fosfato é muito rápido, o que reflete a rápida dissolução do revestimento quando exposto a esse meio. No entanto, esse não é o caso quando as formulações com revestimento entérico são avaliadas em tampão bicarbonato (fisiologicamente relevante). O uso de sistemas de tampão que não refletem o ambiente *in vivo* durante a fase de desenvolvimento farmacêutico pode ser enganoso e causar uma seleção equivocada de um protótipo para o estudo de bioequivalência.

Figura 1.4 – Perfis de dissolução de uma formulação de aspirina com revestimento entérico em tampão fosfato compendial (linha laranja) e tampão bicarbonato 5 mM (linha azul)

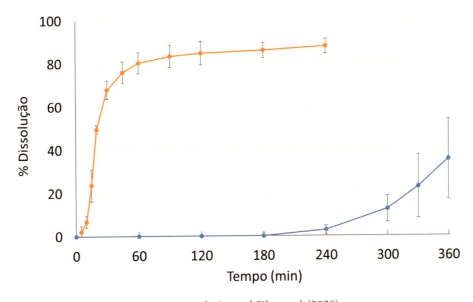

Fonte: adaptado e reimpresso com permissão de Amaral Silva *et al.* (2020)

Amaral Silva *et al.* (2021) mostraram a importância de usar um sistema de tampão fisiologicamente relevante durante o desenvolvimento de um produto farmacêutico, a fim de estabelecer correlação/relação *in vitro-in vivo* (C/RIVIV). Nesse estudo, os autores testaram formulações com revestimento entérico (formulação teste e referência) de um estudo de bioequivalência com resultado negativo (formulações bio-inequivalentes), tanto em tampão fosfato compendial quanto em tampão bicarbonato. Os resultados mostraram que o tampão bicarbonato foi capaz de detectar diferenças de desempenho entre as formulações, enquanto no tampão fosfato ambas passaram pelos critérios de aceitação de dissolução farmacopeicos. Assim, concluiu-se que o tampão bicarbonato, como um teste adicional para avaliar formulações gastrorresistentes em combinação com abordagens C/RIVIV, pode ser uma poderosa ferramenta para dar suporte ao desenvolvimento de tais formulações (AMARAL SILVA *et al.*, 2021).

1.6 Características fisiológicas relevantes do trato gastrointestinal para abordagens de CIVIV

Entender a fisiologia intestinal é de suma importância para uma avaliação mecanística adequada do desempenho *in vivo* de um produto farmacêutico que, por sua vez, é uma informação valiosa para estabelecer C/RIVIVs. Composição do meio (conforme destacado anteriormente), pH do meio, vias de absorção, padrão de motilidade, entre outros, podem ter impacto significativo no perfil farmacocinético; consequentemente, a capacidade de prever o impacto dessas variáveis na absorção do fármaco é desejável. Nesse contexto, a modelagem e a simulação são ótimas maneiras de elucidar os mecanismos subjacentes aos dados observados *in vivo*.

A absorção oral de um fármaco é um processo complexo. Ela consiste em múltiplas etapas, inclui aspectos característicos do medicamento (como desintegração, liberação do fármaco, dissolução e degradação), esvaziamento gástrico, trânsito intestinal, permeação e transporte intestinal, metabolismo intestinal e metabolismo hepático. Muitos fatores podem influenciar a taxa e a extensão da absorção do fármaco, como a forma farmacêutica, as propriedades físico-químicas e biofarmacêuticas do IFA e a fisiologia do trato gastrointestinal. A elucidação dessas etapas e dos fatores que influenciam a absorção tem promovido o desenvolvimento de modelos preditivos da absorção oral de medicamentos. Atualmente, a modelagem e a simulação têm sido usadas na descoberta, desenvolvimento e regulamentação de produtos farmacêuticos. A taxa e a extensão da absorção oral do fármaco podem ser determinadas por esses modelos preditivos de absorção, que podem facilitar a seleção da molécula *lead*, o estabelecimento da estratégia de desenvolvimento da formulação e o apoio ao desenvolvimento de políticas regulatórias.

Um exemplo desses modelos dinâmicos mecanicistas é o modelo avançado de absorção e trânsito compartimental (ACAT) (AGORAM; WOLTOSZ; BOLGER, 2001), discutido no capítulo 9 deste livro, que foi desenvolvido com base no modelo de absorção e trânsito compartimental (CAT) (YU *et al.*, 1996). Além dos aspectos considerados no modelo CAT, o modelo ACAT inclui o metabolismo de primeira passagem (metabolismo pré-sistêmico) e a absorção no cólon. Esse modelo é atualizado regularmente à medida que mais dados se tornam disponíveis, elucidando a organização estrutural do trato gastrointestinal, bem como as características intrínsecas como os níveis de expressão enzimática. O ACAT inclui cinética de transferência linear e cinética de metabolismo/transporte não linear, aspectos do medicamento (que pode ser encontrado como não liberado, não dissolvido, dissolvido, degradado, metabolizado e absorvido), nove compartimentos gastrointestinais (estômago, seis segmentos do intestino delgado, ceco e cólon ascendente) e estados de material excretado (por exemplo, não liberado, não dissolvido e dissolvido). Fatores físico-químicos (pKa, solubilidade, tamanho de partícula, densidade de partícula e permeabilidade), fatores fisiológicos (esvaziamento gástrico, taxa de trânsito intestinal, metabolismo de primeira passagem e transporte luminal) e fatores de administração (forma farmacêutica e dose) são levados em consideração e integrados para prever a absorção oral do fármaco.

Outro importante aspecto de absorção é o sistema linfático. Conforme destacado previamente, após a administração oral de um medicamento, o IFA é liberado da forma farmacêutica, dissolvido no lúmen intestinal e absorvido através da parede intestinal pelos enterócitos. Depois disso, pode seguir para a veia porta, passando pelo fígado (onde pode ocorrer o metabolismo pré-sistêmico) para, por fim, chegar à circulação sistêmica. Quando ocorre o metabolismo pré-sistêmico, a quantidade de fármaco que alcança a circulação sistêmica é diminuída e, consequentemente, o fármaco terá biodisponibilidade mais baixa. Moléculas altamente lipofílicas são mais propensas a sofrer metabolismo pré-sistêmico (PORTER; CHARMAN, 1997). No atual *pipeline* de desenvolvimento de medicamentos, muitos dos compostos *lead* são moléculas altamente lipofílicas, que apresentam um grande desafio de desenvolvimento para a indústria farmacêutica. Selecionar um composto *lead* que possa sofrer extenso metabolismo pré-sistêmico não é atrativo para a indústria, mesmo que apresente alta potência farmacológica, pois a baixa biodisponibilidade exigirá altas doses – que podem ser tóxicas. Além disso, podem ocorrer muitas interações medicamentosas no nível das enzimas metabolizantes. Essas moléculas também apresentam baixa solubilidade aquosa, o que é um desafio para o processo de desenvolvimento de formulações. Portanto, a grande necessidade de solucionar esse tipo de problema oferece uma oportunidade para explorar vias de absorção alternativas, como sistemas inovadores de administração.

Nos intestinos, o sistema linfático cumpre uma função essencial na absorção de ácidos graxos de cadeia longa, triglicerídeos, ésteres de colesterol, vitaminas lipossolúveis e xenobióticos altamente lipofílicos (KHAN *et al.*, 2013). Consequentemente, direcionar a administração de fármaco ao sistema linfático é vantajoso em termos de aumento da biodisponibilidade (desvio do metabolismo de primeira passagem no fígado), reduzindo assim a dose, diminuindo potenciais interações medicamentosas e a capacidade de atuar em doenças que se disseminam por esse sistema, como certos tipos de câncer e o vírus da imunodeficiência humana (MAKWANA *et al.*, 2015; ZGAIR *et al.*, 2017). É muito provável que a absorção de compostos altamente lipofílicos por meio dos vasos linfáticos ocorra de modo semelhante ao sistema de transporte lipídico intestinal. Resumidamente, os lipídios são hidrolisados no estômago e no intestino delgado para o monoglicerídeo e o ácido graxo correspondentes, que são absorvidos no enterócito e re-esterificados em triglicerídeos. Em seguida, são "acondicionados" em lipoproteínas intestinais, conhecidas como quilomícrons, que por fim são secretadas na linfa e depois no sangue (O'DRISCOLL, 2002) (tópico explorado em detalhes no Capítulo 10). Devido à possibilidade de vias de absorção paralelas e potencialmente alternativas, tanto os capilares sanguíneos mesentéricos quanto a absorção linfática são vias potenciais de disponibilidade sistêmica de fármacos. Além disso, a absorção linfática poderia potencialmente contribuir para fenômenos de múltiplos picos. Nesses casos, a vinculação entre a dissolução *in vitro* e a biodisponibilidade sistêmica pode não ser direta e os resultados da CIVIV devem ser interpretados com cautela.

1.7 Considerações Finais

A biofarmácia, como a ciência que investiga o desempenho de um medicamento *in vitro* e *in vivo*, estabelece uma relação entre a forma farmacêutica e seu desempenho em um sistema biológico. O SCB identifica dois parâmetros importantes, solubilidade e permeabilidade, como responsáveis pela fração da dose absorvida pelos enterócitos. A biodisponibilidade de uma molécula também pode ser impactada por outros processos biológicos, como o metabolismo pré-sistêmico no intestino e fígado. Estabelecer uma classificação inicial do SCB é muito valioso no desenvolvimento racional de novos fármacos, uma vez que visa selecionar as moléculas mais favoráveis de ponto de vista biofarmacêutico. Além disso, a classificação inicial do SCB pode identificar IFAs com potencial para bioisenção, o que poderia auxiliar nas justificativas de possíveis alterações futuras na formulação (sem impacto na biodisponibilidade), sem a necessidade de novos estudos clínicos.

É de suma importância entender a absorção do fármaco, as propriedades da forma farmacêutica, o mecanismo de liberação do fármaco e sua dissolução, para estabelecer especificações de liberação *in vitro* que garantam o sucesso no desenvolvimento de um medicamento. Além disso, entender a fisiologia intestinal é importante para uma avaliação mecanística adequada do desempenho do medicamento *in vivo* que, por sua vez, é uma informação valiosa para o estabelecimento de C/RIVIVs.

Referências

AGORAM, B.; WOLTOSZ, W. S.; BOLGER, M. B. Predicting the impact of physiological and biochemical processes on oral drug bioavailability. **Advanced Drug Delivery Reviews**, [s. l.] v. 50, p. S41-S67, 2001.

AL-GOUSOUS, J. *et al*. Mass Transport Analysis of the Enhanced Buffer Capacity of the Bicarbonate–CO 2 Buffer in a Phase-Heterogenous System: Physiological and Pharmaceutical Significance. **Molecular Pharmaceutics**, [s. l.] v. 15, n. 11, p. 5291-5301, 5 nov. 2018.

AL-GOUSOUS, J. *et al*. Unpredictable Performance of pH-Dependent Coatings Accentuates the Need for Improved Predictive in Vitro Test Systems. **Molecular Pharmaceutics**, [s. l.] v. 14, n. 12, p. 4209-4219, 4 dez. 2017.

AMARAL SILVA, D. *et al*. Simulated, biorelevant, clinically relevant or physiologically relevant dissolution media: The hidden role of bicarbonate buffer. **European Journal of Pharmaceutics and Biopharmaceutics**, [s. l.] v. 142, n. may, p. 8-19, 2019.

AMARAL SILVA, D. *et al*. Mechanistic understanding of underperforming enteric coated products: Opportunities to add clinical relevance to the dissolution test. **Journal of Controlled Release**, v. 325, p. 323-334, 2020.

AMARAL SILVA, D. *et al*. Physiologically relevant dissolution conditions towards improved in vitro - in vivo relationship – A case study with enteric coated pantoprazole tablets. **International Journal of Pharmaceutics**, [s. l.] v. 605, p. 120857, 2021.

AMARAL SILVA, D. *et al*. The Significance of Disintegration Testing in Pharmaceutical Development. **Dissolution Technologies**, [s. l.] n. aug., p. 30-38, 2018.

AMIDON, G. L. *et al*. A Theoretical Basis for a Biopharmaceutic Drug Classification: The Correlation of in Vitro Drug Product Dissolution and in Vivo Bioavailability. **Pharmaceutical Research**, [s. l.] v. 12, n. 3, p. 413-420, 1995.

DESAI, P. M.; LIEW, C. V.; HENG, P. W. S. Review of Disintegrants and the Disintegration Phenomena. **Journal of Pharmaceutical Sciences**, [s. l.] v. 105, n. 9, p. 2545- 2555, 2016.

GUIDANCE FOR INDUSTRY. **SUPAC-MR:** Modified Release Solid Oral Dosage Forms, US Department of Health and Human Services, Food and Drug Administration, Center for Drug Evaluation and Research (CDER), Rockville, USA, 1997.

IMMEDIATE Release Solid Oral Dosage Forms Scale-Up and Postapproval Changes: Chemistry, Manufacturing, and Controls, In Vitro Dissolution Testing, and In Vivo Bioequivalence Documentation, Center for Drug Evaluation and Research (CDER), FDA.Rockville, USA, 1995.

INTERNATIONAL CONFERENCE ON HARMONISATION. **ICH Q6A guideline:** Specifications: Test procedures and acceptance criteria for new drug substances and new drug products: Chemical substances. [s. l.] 1999. Disponível em: https://www.ich.org/fileadmin/Public_Web_Site/ICH_Products/Guidelines/Quality/Q6A/Step4/Q6Astep4.pdf Accessed on April, 16, 2018. Acesso em: 1 jun. 2021.

KHAN, A. A. *et al*. Advanced drug delivery to the lymphatic system: Lipid-based nanoformulations. **International Journal of Nanomedicine**, [s. l.] v. 8, p. 2733-2744, 2013.

KLUTE, A. S. Disintegration Testing: Release Dosage Forms in Exploratory Development. **American Pharmaceutical Review**, [s. l.] n. aug., p. 90-93, 2009.

LÖBENBERG, R.; AMIDON, G. L. Modern bioavailability, bioequivalence and biopharmaceutics classification system. New scientific approaches to international regulatory standards. **European Journal of Pharmaceutics and Biopharmaceutics**, [s. l.] v. 50, n. 1, p. 3-12, 3 jul. 2000.

LÖBENBERG, R. *et al*. Toward Global Standards for Comparator Pharmaceutical Products: Case Studies of Amoxicillin, Metronidazole, and Zidovudine in the Americas. **The AAPS journal**, [s. l.] v. 14, n. 3, p. 462-472, 2012.

LOEBENBERG, R. Biowaiver for Immediate and Modified Release Dosage forms Scientific summary of the CSPS workshop. **Journal of Pharmacy & Pharmaceutical Sciences**, [s. l.] v. 23, n. 1, se-reports, 31 ago. 2020.

MAKWANA, V. *et al*. Solid lipid nanoparticles (SLN) of Efavirenz as lymph targeting drug delivery system: Elucidation of mechanism of uptake using chylomicron flow blocking approach. **International Journal of Pharmaceutics**, [s. l.] v. 495, n. 1, p. 439-446, 2015.

MULTISOURCE (generic) pharmaceutical products: guidelines on registration requirements to establish interchangeability WHO Technical Report Series, n. 992, Annex 7. [s. l.] 2015.

O'DRISCOLL, C. M. Lipid-based formulations for intestinal lymphatic delivery. **European Journal of Pharmaceutical Sciences**, [s. l.] v. 15, n. 5, p. 405-415, 2002.

PORTER, C. J. H.; CHARMAN, W. N. Uptake of drugs into the intestinal lymphatics after oral administration. **Advanced Drug Delivery Reviews**, [s. l.] v. 25, n. 1, p. 71-89, 1997.

QUODBACH, J.; KLEINEBUDDE, P. A critical review on tablet disintegration. **Pharmaceutical Development and Technology**, [s. l.] v. 21, n. 6, p. 763-774, 2016.

UEBBING, L. *et al*. Justification of disintegration testing beyond current FDA criteria using in vitro and in silico models. **Drug Design, Development and Therapy**, [s. l.] v. 11, p. 1163-1174, 2017.

WHO. **Proposal to waive in vivo bioequivalence requirements for WHO Model List of Essential Medicines immediate-release, solid oral dosage forms.** In 40th Report, Annex 8 of WHO Expert Committee on Specifications for Pharmaceutical Preparations, WHO. [s. l.] 2006.

YAZDANIAN, M. *et al*. The "High Solubility" Definition of the Current FDA Guidance on Biopharmaceutical Classification System May Be Too Strict for Acidic Drugs. **Pharmaceutical research**, [s. l.] v. 21, n. 2, p. 293-299, fev. 2004.

YU, L. X. *et al*. Transport approaches to the biopharmaceutical design of oral drug delivery systems: prediction of intestinal absorption. **Advanced Drug Delivery Reviews**, [s. l.] v. 19, n. 3, p. 359-376, 1996.

ZGAIR, A. *et al*. Oral administration of cannabis with lipids leads to high levels of cannabinoids in the intestinal lymphatic system and prominent immunomodulation. **Scientific Reports**, [s. l.] v. 7, n. 1, p. 1-12, 2017.

CAPÍTULO 2

FUNDAMENTOS DA DISSOLUÇÃO

Alice Simon & Valéria Pereira de Sousa

2.1 Introdução e Conceitos

Dissolução é o processo pelo qual uma substância sólida se dissolve, sendo as moléculas da superfície as primeiras a entrarem em solução. Fundamentalmente, ela é controlada pela afinidade entre a substância sólida e o solvente. A velocidade de dissolução é uma etapa crítica para a absorção de fármacos administrados por meio de formas farmacêuticas. As características químicas e físicas do fármaco e da formulação são importantes propriedades que influenciam na velocidade e extensão de absorção (biodisponibilidade) do fármaco no organismo, dessa forma, a segurança e a eficácia clínica dos medicamentos não podem ser atribuídas exclusivamente às propriedades farmacológicas intrínsecas do fármaco.

A administração oral de formulações sólidas tem sido a via de administração mais comumente utilizada. Nesse sentido, um fármaco administrado por via oral em forma de comprimido não é absorvido até que as partículas do fármaco sejam dissolvidas ou solubilizadas pelos fluidos em algum ponto ao longo do trato gastrointestinal (Figura 2.1). A relação com a mucosa intestinal, esvaziamento gástrico e trânsito gastrointestinal também representam impacto significante na velocidade e extensão da absorção do fármaco e, portanto, na eficácia e segurança do medicamento.

Figura 2.1 – Ilustração esquemática de um processo de dissolução de uma forma farmacêutica sólida: comprimido. A dissolução de sólidos em um fluido gástrico ou trato gastrointestinal ou outro solvente (*in vitro*) é um processo pelo qual partículas sólidas se convertem em componentes dissolvidos, formando uma solução no meio

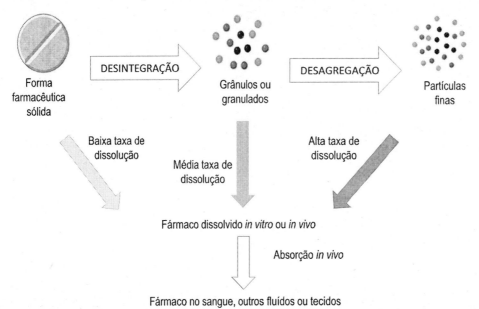

Fonte: adaptado de Kumar (2005)

A necessidade do teste de dissolução pode ser facilmente compreendida considerando a importância da dissolução na absorção oral dos fármacos. Quando um fármaco de ação sistêmica é administrado em formas farmacêuticas sólidas, sua absorção na circulação sistêmica pode ser geralmente descrita por quatro etapas consecutivas. A primeira etapa envolve a entrega do fármaco em seu local de absorção por meio do esvaziamento gástrico e fluxo de trânsito intestinal. Segue-se a segunda etapa, na qual ocorre a dissolução no estômago e/ou no intestino delgado. Deve-se notar que as duas primeiras etapas não precisam ser sequenciais e que a absorção linfática não é considerada. A terceira etapa é caracterizada pela permeação do fármaco dissolvido através da membrana gastrointestinal. Finalmente, o fármaco absorvido passa pelo fígado, onde pode sofrer metabolismo de primeira passagem, e atinge a circulação sistêmica. Embora essa seja uma descrição simplificada do processo de absorção do fármaco, mostra que o trânsito (esvaziamento gástrico), a dissolução, a absorção através da membrana intestinal e o metabolismo constituem os processos fundamentais da absorção oral do fármaco. Se o processo de dissolução for lento em relação aos outros três processos, o que geralmente é o caso da maioria dos fármacos pouco solúveis formulados em uma forma farmacêutica convencional, a dissolução será o passo limitante da taxa de absorção. Portanto, a taxa de dissolução determinará a taxa e a extensão da absorção do fármaco na circulação sistêmica e, portanto, sua biodisponibilidade.

Nesse sentido, a orientação regulatória é que nenhum produto farmacêutico, no qual exista uma fase sólida ou mecanismo de liberação, seja desenvolvido sem a caracterização do processo de liberação e/ou dissolução do fármaco, uma vez que a absorção efetiva de um fármaco depende dos processos de liberação e dissolução das partículas no sítio de absorção. É comum que os ensaios que avaliam a dissolução de fármacos *in vitro* sejam denominados de "testes de dissolução", porém, para formas farmacêuticas administradas por via não oral, os termos "liberação do fármaco" e "teste de liberação *in vitro*" tornam-se mais adequados.

2.2 Teoria da Dissolução

A dissolução de um sólido num líquido pode ser considerada como sendo composta por duas fases consecutivas. A primeira é uma reação interfacial que resulta da liberação de moléculas de soluto da fase sólida para a fase líquida. Isso envolve uma fase de mudança para que as moléculas do sólido se tornem moléculas de soluto no solvente. Após essa etapa, as moléculas do soluto migram, através da camada estagnada em torno da molécula sólida, em grandes quantidades para a fase líquida sob a influência da difusão. Essas duas fases são representadas na Figura 2.2. As camadas estagnadas são estáticas ou se movem lentamente em camadas de líquido que rodeiam as superfícies sólidas. Durante a difusão, a concentração da solução na camada estagnada muda para saturada (Cs) na superfície do sólido para ser igual à da concentração de massa (C) na sua camada estagnada exterior.

Figura 2.2 – Representação de modelo da difusão em camada. Em destaque, o delineamento da camada estagnada e alteração da concentração em torno de uma partícula de dissolução. Cs: concentração do fármaco na camada estagnada na superfície do sólido; C: concentração de massa na camada estagnada exterior h: espessura da camada de difusão estagnada

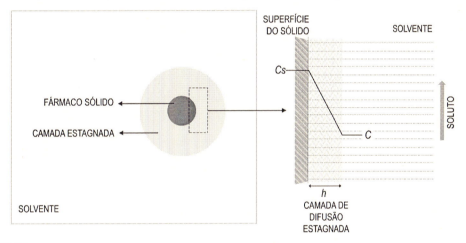

Fonte: as autoras

Os primeiros fundamentos matemáticos da teoria da dissolução são baseados no trabalho de Noyes e Whitney (1897). Eles descreveram a dissolução como um processo difusivo resultante da transferência de massa, proporcional à diferença entre a concentração de saturação na superfície do soluto em contato com o solvente e a concentração de massa do soluto no solvente, expressa na Equação 2.1. Essa abordagem do gradiente de concentração, inspirada na primeira Lei de Fick, continuou a influenciar o modelo de dissolução baseado em difusão.

$$\frac{dC}{dt} = k\left(C_s - C_t\right) \qquad \text{Equação 2.1}$$

Em que dC/dt é a taxa de dissolução do fármaco; k. é a constante de dissolução ou coeficiente de transferência de massa; C_s é a concentração de saturação do fármaco no meio de dissolução; e C_t é a concentração do fármaco no volume da solução ao tempo t.

Na Equação 2.1, a área superficial foi considerada constante, porém nem sempre tal condição é aplicável. Logo em 1900, Bruner e Tolloczko determinaram que a taxa de remoção de massa é proporcional à área da superfície da partícula em dissolução, adicionando um novo parâmetro importante ao modelo de dissolução baseado em difusão, a área superficial (A), estabelecendo a Equação 2.2.

Equação 2.2

Subsequentemente, Nernst (1904) modificou a Equação 2.2, incluindo novos parâmetros influentes no processo de dissolução: o coeficiente de difusão (D), a espessura da camada estagnada ou de difusão (h), e o volume do meio de dissolução (V), originando a Equação 2.3. A aplicação dessa equação deve considerar um volume de meio de dissolução suficientemente grande para não limitar a taxa de dissolução do fármaco. A partir disso, a condição *"sink"* do meio de dissolução é estabelecida e definida como sendo, no mínimo, três vezes o volume da concentração de saturação de um determinado fármaco no meio de dissolução em uso.

$$\frac{dC}{dt} = k\frac{DA}{Vh}\left(C_s - C\right)$$

Equação 2.3

O modelo de camada de difusão, também conhecido como modelo de teoria do filme, é o mais simples e mais comumente aplicado para descrever o processo de dissolução de um fármaco (substância pura). Nesse modelo, a dissolução em função do tempo pode ser vista como um fenômeno de difusão, no qual as moléculas difundem a partir da superfície de um sólido. O processo de difusão produz um gradiente de concentração $\left(C_s - C\right)$ (Equação 2.3), no qual a concentração sobre a superfície é correspondente à concentração de saturação. Após o limite externo da camada de solvatação, que é dependente do sistema soluto—solvente, a concentração torna-se constante. Essa relação permite estimar a velocidade e a cinética de dissolução de um fármaco em um determinado meio.

2.3 Testes de Dissolução

Desde que se sabe que a dissolução tem um efeito significativo na biodisponibilidade e no desempenho clínico, a análise da dissolução de sólidos farmacêuticos tornou-se um dos testes mais importantes durante o desenvolvimento e fabricação de medicamentos, bem como na avaliação regulatória da qualidade do medicamento. O teste de dissolução é um método *in vitro* simples que possibilita determinar a quantidade de fármaco dissolvido no meio de dissolução quando o medicamento é submetido à ação de aparelhagem específica, sob condições experimentais validadas. O resultado é expresso em porcentagem da quantidade declarada no rótulo do medicamento. As Farmacopeias são compêndios oficiais e devem ser a primeira fonte a ser consultada para obter informações sobre os métodos descritos nas monografias individuais e os métodos gerais utilizados para desenvolvimento de novos métodos de dissolução.

Indiretamente, o teste de dissolução fornece informações sobre a taxa e extensão da absorção do fármaco no organismo. Além disso, auxilia na avaliação das propriedades biofarmacêuticas do fármaco e de sua formulação e, consequentemente, das propriedades de liberação e dissolução do medicamento. Embora o teste de dissolução *in vitro* tenha sido primeiramente desenvolvido, e seja reconhecidamente importante para as formas farmacêuticas sólidas orais de liberação imediata, a sua aplicação foi estendida a uma grande variedade de formas farmacêuticas de liberação modificada e especiais.

Décadas de estudos extensivos e testes colaborativos aumentaram a precisão da metodologia do teste de dissolução, levando ao uso de protocolos cada vez mais rigorosos para otimizar a repetibilidade dos resultados experimentais. Também foi reconhecido que o valor do teste de dissolução é significativamente aumentado quando o desempenho do medicamento é avaliado em função do tempo. Assim, com os avanços na tecnologia dos equipamentos, a compreensão dos princípios científicos envolvidos na liberação e dissolução, o aprimoramento dos métodos de comparação para testes de dissolução com múltiplos tempos e o uso de condições biopreditivas/biorrelevantes para suportar a correlação *in vitro – in vivo* (CIVIV), surgiu a indicação de que os testes de dissolução pudessem ser estendidos de teste de controle de qualidade tradicional para teste *in vitro* substituto (bioisenção) ou teste indicativo de bioequivalência. Isso representou uma nova perspectiva regulatória sobre a aplicação dos testes de dissolução.

Três categorias de teste de dissolução *in vitro* com diferentes especificações são descritas para avaliação de medicamentos: (1) especificações de ponto único: aplicado como teste de controle de qualidade de rotina, em especial para medicamentos altamente solúveis e de dissolução rápida; (2) especificações de dois pontos: aplicado para caracterizar a qualidade de medicamentos contendo fármacos pouco solúveis em água, e também em formulações de liberação modificada; (3) especificações de múltiplos pontos: definido como perfil de dissolução, com uma ampla gama de aplicações. A significância de cada especificação é diferente e deve ser cuidadosamente observada.

As diferentes categorias de testes de dissolução proporcionam uma avaliação *in vitro* da razão e extensão de liberação e dissolução do fármaco e são atualmente empregadas na indústria farmacêutica como ferramenta em uma ampla variedade de aplicações: (1) durante o desenvolvimento farmacotécnico para avaliar a influência da formulação e do processo de fabricação na liberação e dissolução do fármaco; (2) nas análises de estabilidade para avaliar a influência do tempo e dos fatores intrínsecos e extrínsecos no(s) fármaco(s) e na formulação durante os estudos de estabilidade; (3) identificar se as alterações realizadas nas formulações ou no seu processo de fabricação após a aprovação de comercialização (mudanças pós-registro) podem afetar o desempenho *in vivo*; (4) no controle de qualidade para verificar a reprodutibilidade lote a lote, detectar desvios na produção e liberar produtos para o mercado; (5) nos estudos de equivalência farmacêutica para determinar se uma versão genérica do medicamento é semelhante ou não ao medicamento de referência; (6) auxiliar na identificação de formulações (referência e teste) que produzirão os melhores resultados farmacocinéticos durante os estudos de bioequivalência, e, portanto, sinalizando possíveis resultados de não bioequivalência entre as formulações. Adicionalmente, os testes de dissolução realizados em meios com pHs do trato gastrointestinal (1,2; 4,5 e 6,8) podem ser utilizados para pleitear uma bioisenção (substituição de dados *in vivo* por estudos *in vitro*) no caso de formulações de liberação imediata contendo fármacos classe I e III do Sistema de Classificação Biofarmacêutica (SCB; é um sistema de classificação dos fármacos segundo características de solubilidade e permeabilidade intestinal); ou para processos de bioisenção de dosagens mais baixas de formulações de liberação imediata e modificada.

Atualmente, as autoridades regulatórias recomendam a realização do teste de dissolução para formas farmacêuticas que apresentem um componente sólido em sua formulação, utilizem mecanismo para a liberação modificada, matriz hidrofóbica, sistemas de depósito, ou, ainda, dependam de processo de mastigação para liberação do fármaco. O teste de dissolução é aplicado a uma ampla gama de formas farmacêuticas, a Tabela 2.1 descreve algumas formas farmacêuticas em que o teste de dissolução é recomendado. No caso de solução ou formas farmacêuticas (pós ou granulados) que, após reconstituição, de acordo com as instruções descritas na embalagem, resultam em uma solução, não é requerido realizar o teste de dissolução, uma vez que o fármaco já se encontra dissolvido.

Tabela 2.1 – Formas farmacêuticas em que o teste de dissolução é recomendado

Forma farmacêutica	Característica
Comprimido	Comprimidos de liberação imediata, de liberação modificada, sublinguais, de desintegração oral, mastigáveis, que não desintegram (bombas osmóticas), entre outros.
Cápsula	Cápsulas com conteúdo sólido, cápsulas com conteúdo líquido.
Suspensão	Suspensões administradas por qualquer via de administração.
Pós e granulados	Pós e granulados para suspensão.
Semissólida	Pomadas, géis, loções, cremes.
Outras	Adesivos transdérmicos, gomas de mascar, supositórios, implantes e microparticulados injetáveis.

Fonte: as autoras

2.3.1 Fatores que afetam a taxa de dissolução

Para que o teste de dissolução seja uma ferramenta útil de caracterização dos fármacos e medicamentos, a metodologia aplicada precisa ser capaz de discriminar graus diferentes de desempenho de uma amostra referência e uma amostra teste. Portanto, alguns fatores devem ser considerados durante o desenvolvimento da metodologia do teste de dissolução.

Os fatores que afetam a taxa de dissolução dos fármacos podem ser classificados em quatro categorias principais (Tabela 2.2). Esses fatores estão relacionados com as propriedades físico-químicas do fármaco, com as características das formulações e seus processos de fabricação, com a escolha do equipamento ou aparato, bem como das condições utilizadas durante o ensaio de dissolução.

Tabela 2.2 – Alguns fatores que afetam a dissolução *in vitro*

Fatores relacionados	Parâmetros
Propriedades físicas e químicas do fármaco	Solubilidade aquosa em pH fisiológico, estabilidade
	Constantes de ionização (pK_a)
	Coeficiente de partição ($\log P$)
	Tamanho e dimensões da partícula
	Polimorfismo
	Formação de sal para ácido ou base fraca
	Grau de hidratação e solvatação
	Molhabilidade
	Processo de síntese

Fatores relacionados	Parâmetros
Formulação	Excipientes (diluentes, aglutinantes, desintegrantes, surfactantes, lubrificantes, corantes)
	Composição do revestimento
	Mecanismos de liberação
	Interações entre fármaco(s) e excipiente(s)
	Processo de intumescimento, desintegração e desagregação
	Molhabilidade
Processo de fabricação	Compactação e força de compressão
	Método de granulação
	Métodos de mistura, ordem de adição
	Método de secagem
	Método de revestimento
	Condições de estocagem
Condições do teste de dissolução	Aparato, velocidade de agitação ou taxa de fluxo
	Hidrodinâmica do sistema
	Composição do meio de dissolução (pH, osmolaridade, capacidade tamponante, surfactante)
	Volume e condição *sink* do meio de dissolução
	Viscosidade, desaeração e temperatura do meio de dissolução
	Uso de âncora
	Filtro e posição da sonda de amostragem
	Duração do teste e estabilidade

Fonte: as autoras

2.4 Aparatos de Dissolução

O capítulo geral das farmacopeias que descreve o *"Teste de Dissolução"* apresenta textos individuais para a descrição do ensaio, entretanto as especificações e dimensões descritas para os aparatos são harmonizadas entre as Farmacopeias Brasileira, Americana, Europeia e Japonesa e reconhecidas pelas autoridades regulatórias.

O primeiro aparato de dissolução adotado oficialmente foi o da cesta (*Apparatus 1 – Basket*) pela Farmacopeia Americana em 1970. E em 1975, dois aparatos se tornaram oficiais, aparato 1 – cesta; e aparato 2 – pá (*Apparatus 2 – Paddle*), que são até hoje os mais utilizados, principalmente na indústria farmacêutica. Para acompanhar as inovações em especialidades farmacêuticas, diferentes configurações de equipamentos e aparatos foram desenvolvidas ao longo dos anos. A Farmacopeia Brasileira em sua 6.ª edição descreve 3 aparatos para avaliar a dissolução de fármacos a partir de uma variedade de formas farmacêuticas contendo componente sólido, enquanto a Farmacopeia Americana descreve o total de 7 aparatos, sendo 4 para avaliar a dissolução (capítulo <711 *Dissolution*>) e 3 aparatos para avaliar a liberação de fármacos (capítulo <724 *Drug Release*>) a partir de uma diversidade de formas farmacêuticas administradas por diferentes vias de administração.

O equipamento usado para o teste de dissolução é denominado *dissolutor*. Há dissolutores acoplados a módulos e automatizados com funções de preenchimento das cubas com o meio de dissolução, coleta de amostras, reposição de meio, e ainda outros em operação conjunta com detectores como o espectrofotômetro UV/visível ou cromatógrafo a líquido. Os métodos manuais são aqueles normatizados pelas farmacopeias. Quando usados os modelos de dissolutores acoplados a outros módulos, é dito método automático e este deve ser validado com referência ao manual. Os componentes de um dissolutor básico são:

1. banho de água com aquecimento, circulação e regulagem de temperatura para manter dentro da temperatura especificada para o ensaio (32 ± 0,5°C ou 37 ± 0,5°C);

2. recipientes abertos de forma cilíndrica e fundo hemisférico (cubas) ou chato, feitos em vidro boro silicato, plástico ou outro material transparente e inerte, aos quais pode ser adaptada tampa de material inerte, com aberturas adequadas para o agitador, introdução da amostra, inserção de termômetro e retirada de alíquotas para análise. Os recipientes variam em dimensões e capacidade conforme descrito nos compêndios oficiais, e podem ser denominados cubas;

3. hastes em material inerte, aço inoxidável ou revestimento de politetrafluoretileno (Teflon®), para prover agitação do meio de dissolução;

4. um motor que possibilita ajustar a velocidade de rotação da haste àquela especificada na monografia individual, mantendo-a nos limites de ± 4%. O equipamento deve ser isento de qualquer fonte de vibração que possa influir na hidrodinâmica do sistema;

5. aparatos que podem ser de configuração única ou variável. A técnica de dissolução nos aparatos 1 (cesta), 2 (pá), 5 (pá sobre disco) e 6 (cilindro) é realizada no mesmo equipamento, porém com a diferença no sistema de agitação e suporte para a amostra. Os aparatos 3 (cilindro alternante), 4 (célula de fluxo) e 7 (suporte alternante) são compostos por configurações e equipamentos diferentes entre si. Cada um dos aparatos possui dimensões específicas e particularidades que são úteis no desenvolvimento de métodos para melhor mimetizar as condições *in vivo*, dependendo da forma farmacêutica, do tipo de liberação e via de administração. A utilização de métodos e aparatos não farmacopeicos é permitida em condições especiais, e desde que o aparato tenha sido qualificado, haja justificativa amparada por resultados experimentais comparativos e seja apresentada a comprovação de sua superioridade frente o aparato compendial.

2.4.1 Aparato 1: Cesta

O aparato cesta, também conhecido como aparato 1 (*Apparatus 1 – Basket*) (Figura 2.3), consiste em recipiente para o meio de dissolução e haste em que é acoplada a cesta cilíndrica de aproximadamente 25 mm de diâmetro por 37 mm de altura, fabricadas em aço inoxidável ou outro material inerte, as quais são mantidas em rotação por um eixo motor. A tela padrão utilizada na confecção da cesta possui diâmetro de fio de 0,25 mm e abertura de malha quadrada de 0,40 ± 0,04 mm (*mesh* 40), salvo especificação em contrário na monografia individual. O uso de abertura de malha quadrada correspondente a 0,86 mm (*mesh* 20) e 1,90 mm (*mesh* 10) também é descrito na literatura. A haste e a cesta compõem um único componente. Um aparato com duas partes e destacável pode ser usado, desde que o conjunto permaneça firmemente conectado durante o teste. Detalhes de especificações, montagem e operação podem ser encontrados nos capítulos gerais das farmacopeias. É importante observar que o meio de dissolução pode ser fonte de corrosão dos fios da malha. As cestas devem ser devidamente higienizadas e armazenadas, e devem ser substituídas quando ocorrer alteração na abertura da malha para que não seja fonte de variabilidade durante o teste de dissolução.

Figura 2.3 – Aparato 1 – Cesta. Na ilustração a cesta e a cuba não estão na mesma proporção de tamanho

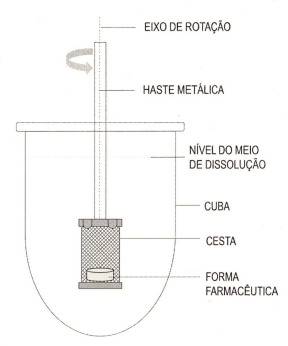

Fonte: as autoras

As cestas são utilizadas principalmente para formas farmacêuticas de liberação imediata, como cápsulas e comprimidos, que tendem a flutuar quando em contato com o meio de dissolução, mantendo-os imersos no fundo da cuba. Para o procedimento, uma unidade da forma farmacêutica deve ser colocada no interior da cesta seca no início de cada teste, e a cesta deve ser inserida na cuba contendo o meio de dissolução regulado na temperatura de 37 ± 0,5°C. A distância entre o fundo interior da cuba e o fundo da cesta é mantida a 25 ± 2 mm durante a execução do ensaio. Durante o ensaio pode ocorrer a obstrução da malha da cesta por componentes da formulação, nesse cenário, é recomendado utilizar o aparato pá (aparato 2) com o uso de âncora.

2.4.2 Aparato 2: Pá

O aparato pá, também conhecido como aparato 2 (*Apparatus 2 – Paddle*) (Figura 2.4), utiliza o mesmo recipiente do aparato 1 e uma haste cuja extremidade apresenta a forma de pá, fabricadas em aço inoxidável, a qual pode ser revestida por Teflon® ou outro material inerte. O aparato é mantido em rotação por um eixo motor durante o tempo e a velocidade especificados na monografia correspondente, sem oscilação significativa que poderia afetar os resultados. A pá e a haste compõem um único componente. Um aparato com duas partes e destacável pode ser usado, desde que o conjunto permaneça firmemente conectado durante o teste. Detalhes de especificações, montagem e operação podem ser encontrados nos capítulos gerais das farmacopeias. Durante o ensaio, uma distância de 25 ± 2 mm deve ser mantida entre o fundo extremo da pá e o fundo interno do recipiente contendo o meio de dissolução.

Figura 2.4 – Aparato 2 – Pá. Na ilustração a pá e a cuba não estão na mesma proporção de tamanho

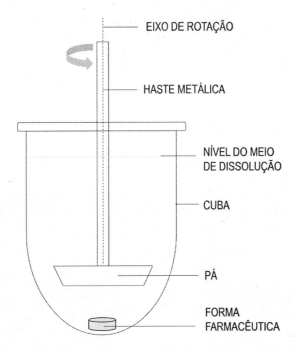

Fonte: as autoras

A amostra deve ser adicionada antes do início do teste e deve afundar até o fundo do recipiente antes que a rotação da pá seja iniciada. É importante que as amostras não flutuem no meio de dissolução ou adiram às paredes do recipiente, gerando resultados não reprodutíveis. Caso flutue, a amostra pode ser envolvida em um dispositivo produzido em fio de aço espiralado com poucas voltas, denominado de âncora ou *sinker* (Figura 2.5), permitindo que a amostra permaneça no fundo do recipiente e proporcione um melhor contato com o meio de dissolução. Existem vários modelos de âncoras disponíveis no mercado. A forma e o tamanho da âncora podem desempenhar um papel importante no perfil de dissolução, portanto, a escolha do tipo da âncora vai depender da forma farmacêutica e seu comportamento durante o ensaio. O diâmetro da âncora deve ser suficiente para aprisionar a amostra sem deformá-la e nem reduzir a área de contato com o meio. O inchaço, que ocorre quando a amostra é colocada em contato com o meio de dissolução, deve ser considerado ao definir o tamanho da âncora a ser usada.

Figura 2.5 – Exemplos de âncoras alternativas. (a) Âncora farmacopeica descrita na Farmacopeia Americana e Japonesa. (b) Âncora de mola helicoidal

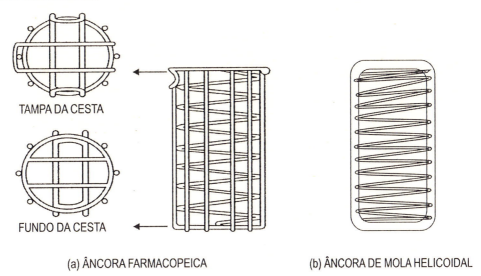

Fonte: as autoras

2.4.3 Aparato 3: Cilindro alternante

O aparato cilindro alternante, conhecido como aparato 3 (*Apparatus 3 – Reciprocating cyclinder*) e comercialmente como "*Bio-Dis®*", teve sua configuração baseada no aparelho de desintegração. Sua incorporação na Farmacopeia Americana ocorreu em 1991 e na Farmacopeia Brasileira em 2010. O aparato 3 (Figura 2.6) consiste em cilíndricos internos, fechados com tampas plásticas em cada extremidade contendo uma tela, que é feita de nylon ou aço inoxidável. Os cilindros internos são acoplados a hastes metálicas que realizam os movimentos de imersão e emersão (ação recíproca) dentro do recipiente, que é chamado de cilindro externo. Esse recipiente é muito diferente daquele utilizado para os métodos de cesto e pá porque, além de seu formato cilíndrico diferenciado e fundo plano, geralmente possui capacidade de 300 mL. Um sistema antievaporação é implantado sobre o recipiente para evitar alterações nos volumes do meio de dissolução durante o ensaio. Detalhes de especificações, montagem e operação podem ser encontrados nos capítulos gerais das farmacopeias.

Figura 2.6 – Aparato cilindro alternante, conhecido comercialmente como *Bio-Dis®*. A ilustração mostra tubos cilíndricos mergulhados sequencialmente em até três recipientes contendo meio de dissolução

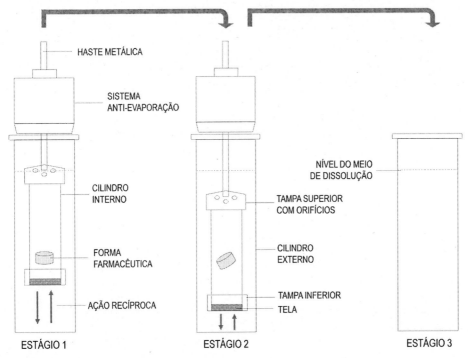

Fonte: as autoras

O equipamento contém seis linhas e cada linha horizontal é composta por sete recipientes, sendo seis para a amostra em análise e o sétimo pode ser utilizado para a solução padrão ou conter meio de reposição. Os cilindros internos permanecem em cada linha de recipientes, em movimento recíproco, por tempos e intensidades (mergulhos por minuto ou *"dpm"*) pré-programados no equipamento. Após o período programado, as hastes sobem, o meio do cilindro interno é drenado, em seguida, as hastes se movem para a linha seguinte, submergindo novamente, e as ações recíprocas recomeçam. O tempo que os cilindros internos permanecem em cada linha de recipientes bem como o pH, a composição, força iônica e velocidade de agitação do meio de dissolução podem ser selecionados de acordo com as condições fisiológicas e, dessa forma, é possível simular a passagem da forma farmacêutica através do trato gastrointestinal, o que é especialmente útil para as formas farmacêuticas de liberação prolongada ou modificada, incluindo as gastrorresistentes.

O mecanismo de agitação distinto do aparato 3 fornece hidrodinâmica muito diferente em comparação com os aparatos 1 e 2. O cilindro interno contém a amostra, na qual flutua livremente e se move verticalmente através do meio de dissolução. Essa característica pode auxiliar na dispersão de gotículas hidrofóbicas, evitar a formação de camadas limítrofes e problemas causados pela flutuabilidade da amostra. Para os casos em que o ingrediente ativo foi disperso, mas não dissolvido, esse aparelho pode não ser uma boa escolha, pois ocorrerá perda significativa de amostra ao mover o cilindro interno para o recipiente da linha sequencial. A hidrodinâmica do sistema de agitação tem a tendência de gerar espuma quando surfactantes são adicionados ao meio. Nessa situação, um agente antiespumante apropriado pode ser adicionado ao meio.

2.4.4 Aparato 4: Célula de fluxo contínuo

Embora o aparato de células de fluxo contínuo, também conhecido como aparato 4 (*Apparatus 4 – Flow through cell*), tenha se tornado oficial na Farmacopeia Americana em 1995, a monografia de comprimidos de rufinamida foi a primeira a descrever um teste de dissolução com o aparato 4 em 2013. A principal vantagem na utilização do aparato célula de fluxo é a possibilidade de fornecer condição de saturação (condição *sink*) infinita para fármacos que apresentam baixa solubilidade quando é utilizado um sistema aberto.

As células descritas na literatura variam, principalmente, quanto à forma farmacêutica a ser analisada, incluindo células para comprimidos, cápsulas, supositórios, pós e grânulos, formas farmacêuticas semissólidas e *stent* (endoprótese expansível). A Figura 2.7 ilustra uma célula de fluxo contínuo para teste de dissolução de comprimidos. O equipamento utilizado no aparato 4 é composto basicamente por um reservatório para o meio de dissolução, uma bomba para impulsionar o meio através da célula, uma célula de fluxo de material transparente e inerte, e um banho termostático que mantém o meio de dissolução em 37 ± 0,5°C. Os diâmetros de uma célula de fluxo padrão são de 12 e 22,6 mm. Detalhes de especificações, montagem e operação podem ser encontrados nos capítulos gerais das farmacopeias.

Figura 2.7 – Célula de fluxo contínuo para comprimidos. Na ilustração, as partes apresentadas não estão na mesma proporção de tamanho

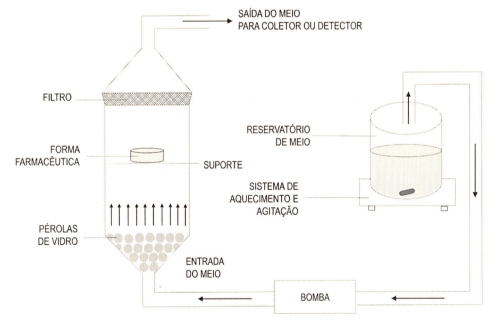

Fonte: as autoras

Durante o ensaio, a bomba impulsiona o meio de dissolução para cima através da célula de fluxo. A bomba deve apresentar faixa de entrega entre 240 e 960 mL/h, com taxas de fluxo padrão de 4, 8 e 16 mL/min. Deve fornecer uma vazão constante (± 5% da vazão nominal); o perfil de fluxo é sinusoidal com uma pulsação de 120 ± 10 pulsos/min. Uma bomba sem pulsação também pode ser usada. Os procedimentos de teste de dissolução usando uma célula de fluxo devem ser caracterizados em relação à taxa e a qualquer pulsação. A célula de fluxo contínuo, de material transparente e inerte, é disposta verticalmente com um sistema de filtro (especificado na monografia individual) que impede que partículas não dissolvidas saiam com o meio pela parte superior da célula; a parte inferior da célula é geralmente preenchida com pequenas pérolas de vidro (cerca de 1 mm de diâmetro); e um suporte para amostras está disponível para posicionamento de formas farmacêuticas especiais. A célula é imersa em banho termostático para manter a temperatura em 37 ± 0,5°C.

2.4.5 Aparato 5: Pá sobre disco

O aparato pá sobre disco, também conhecido como aparato 5 (*Apparatus 5 – Paddle over disc*) (Figura 2.8a), utiliza o conjunto de pá e recipiente do aparato 2, com a adição de um disco de aço inoxidável configurado para manter o sistema transdérmico de liberação de fármaco (adesivo transdérmico) no fundo do recipiente. O disco deve manter o sistema transdérmico plano e deve ser posicionado de forma que a superfície de liberação fique paralela à parte inferior da pá. A distância de 25 ± 2 mm entre a extremidade inferior da pá e a superfície do disco deve ser mantida durante o teste. Outros dispositivos apropriados podem ser usados em substituição ao disco, por exemplo, um vidro de relógio com tela adaptada conforme descrito na Farmacopeias Americana (<724> *Drug Release*), ou uma célula de extração para formas farmacêuticas semissólidas prevista nas Farmacopeias Europeia e Britânica, desde que esses dispositivos não interfiram nos resultados do ensaio. Ao contrário dos outros aparatos anteriormente descritos, cuja temperatura do meio de dissolução deve ser mantida em 37 ± 0,5°C, para avaliação de sistemas tópicos e transdérmicos a recomendação é manter a temperatura em 32 ± 0,5°C.

Figura 2.8 – Aparatos descritos no capítulo <724> *Drug Release* da Farmacopeia Americana para a avaliação da liberação de fármacos a partir de adesivos transdérmicos. (a) Pá sobre o disco – aparato 5; (b) Cilindro rotativo – aparato 6; (c) Suporte alternante para disco – aparato 7

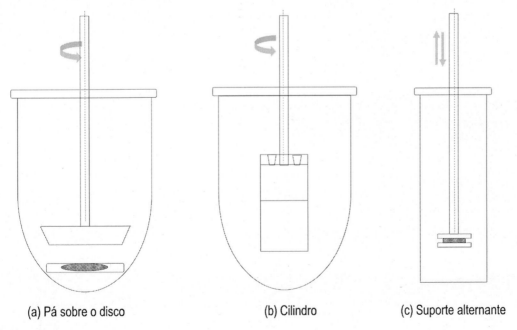

(a) Pá sobre o disco   (b) Cilindro   (c) Suporte alternante

Fonte: as autoras

2.4.6 Aparato 6: Cilindro rotativo

O aparato cilindro rotativo, também conhecido como aparato 6 (*Apparatus 6 – Rotating Cylinder*) (Figura 2.8b), utiliza o recipiente dos aparatos 1 e 2, com a adição de um sistema de agitação cilíndrico de aço inoxidável com especificações descritas no capítulo <724> *Drug Release* da Farmacopeia Americana. O sistema de agitação cilíndrico é composto por duas partes, uma haste com cilindro superior, e a outra sendo o cilindro de extensão, indicado para sistemas transdérmicos com maior área. O encaixe entre os cilindros é realizado por fricção, permitindo um encaixe ajustado. A distância de 25 ± 2 mm entre a extremidade inferior do cilindro e o fundo do recipiente deve ser mantida durante o teste.

O sistema transdérmico deve ser sobreposto no cilindro com o lado de liberação voltado para o meio de dissolução, garantindo que a superfície de liberação seja o mais plana e lisa possível, e que o sistema esteja firmemente preso ao cilindro. O sistema transdérmico pode ser fixado ao cilindro por um procedimento apropriado e validado, como o uso de um adesivo, fita adesiva dupla face, membrana ou rede de nylon. Deve-se ter cuidado para evitar a presença de bolhas de ar entre a membrana, se utilizada, e o sistema transdérmico, ou a presença de rugas na superfície da amostra. A temperatura do meio de dissolução recomendada é de 32 ± 0,5°C.

2.4.7 Aparato 7: Suporte alternante

O aparato 7, também conhecido como suporte alternante (*Apparatus 7 – Reciprocating Holder*), é previsto pela Farmacopeia Americana, e utiliza um sistema similar ao aparato 3, porém com modificações no sistema de agitação e suporte de amostra. O aparato 7 consiste em recipientes de vidro ou outro material inerte adequado para conter o meio de dissolução, um motor (agitação vertical e movimentação horizontal) e um conjunto de haste de aço inoxidável ou acrílico e suporte para fixar amostras, como sistemas transdérmicos, comprimidos de liberação prolongada e outras formas farmacêuticas especiais como dispositivos de bomba osmótica. Existem algumas variantes desse suporte, e são denominados de disco alternante, disco angulado, cilindro, haste pontiaguda e suporte de mola, os quais se baseiam em movimento recíproco no recipiente contendo o meio de dissolução. A Figura 2.8c ilustra o suporte disco alternante. A temperatura do meio de dissolução recomendada é de 32 ± 0,5°C para sistemas transdérmicos e 37 ± 0,5°C para outras formas farmacêuticas. O uso do aparato 7 é descrito na monografia de comprimidos de liberação prolongada de cloridrato de pseudoefedrina na Farmacopeia Americana. Detalhes de especificações, montagem e operação do aparato 7 podem ser encontrados no capítulo <724> *Drug Release* da Farmacopeia Americana.

2.4.8 Célula de difusão vertical

A célula de difusão vertical, também conhecida como *Célula de Franz*, foi primeiramente desenvolvida pelo Dr. T. J. Franz na década de 1970. Seu sistema é constituído por um compartimento doador, para inserção da forma farmacêutica (por exemplo, semissólido ou adesivo transdérmico), e um compartimento receptor, preenchido com meio receptor apropriado, os quais são separados por uma membrana, que pode ser sintética ou natural (Figura 2.9). O compartimento doador e o receptor são mantidos juntos por um grampo. Normalmente, 6 células são operadas ao mesmo tempo (ou seja, execução única). A amostragem é realizada durante intervalos de tempo pré-estabelecidos e o volume extraído é substituído por meio do receptor mantido na temperatura do ensaio (32 ± 0,5°C ou 37 ± 0,5°C) e em constante agitação. O meio receptor deve ter uma alta capacidade para dissolver o fármaco, e a concentração do fármaco no meio receptor ao final do teste, idealmente, deve ser o mais baixo possível. Uma jaqueta de aquecimento com água circulante, ou um dispositivo adequado, deve ser usada para manter a temperatura dentro da célula durante todo o ensaio. Detalhes de especificações, montagem e operação da célula de difusão vertical podem ser encontrados no capítulo <1724> *Semisolid drug products—performance tests* da Farmacopeia Americana.

Figura 2.9 – Célula de difusão vertical – modelo A. A célula é descrita no capítulo <1724> *Semisolid drug products—performance tests* da Farmacopeia Americana

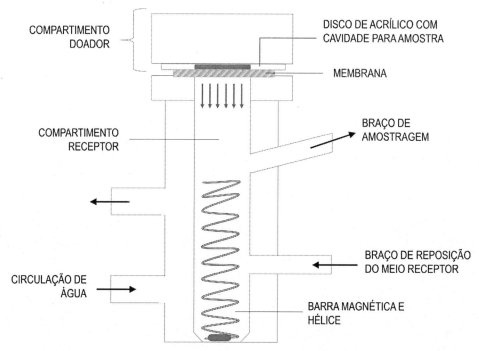

Fonte: as autoras

A célula foi primeiramente utilizada com o objetivo de padronizar um método para estudos de liberação para semissólidos utilizando membranas sintéticas porosas, como a de acetato de celulose (membrana de diálise). Atualmente, a célula de difusão vertical também é recomendada por órgãos regulatórios para determinar a taxa de permeação de fármacos a partir de formas farmacêuticas tópicas e transdérmicas. Exemplos de membranas naturais que podem ser aplicadas nos estudos de permeação *in vitro* são a pele humana fresca excisada do peito ou do abdômen, provenientes de cirurgias plásticas, pele humana não viável (cadáver), e pele de outras espécies, como a pele da orelha de porco, pele de rato, cobaia e cobra.

2.4.9 Célula de imersão

O aparato célula de imersão (Figura 2.10) é previsto pela Farmacopeia Americana no capítulo <1724> *Semisolid drug products — performance tests*. A célula de imersão pode ser usada com o aparato

2 (pá) com volumes de recipientes que variam de 0,1 a 4 L, contudo, recipientes com volumes de 150 ou 200 mL com substituição da pá padrão por uma adequada (mini pá) são os mais utilizados. A célula consiste nos seguintes componentes: um anel de retenção ou trava que prende a membrana ao corpo da célula e garante contato total com a amostra; uma arruela que fornece vedação à prova de vazamentos entre a membrana, o anel de retenção e o corpo da célula; a membrana (geralmente uma membrana sintética) que deve reter a formulação no compartimento para a amostra; e o corpo celular que fornece um reservatório de profundidade variável para a amostra. A célula de imersão é destinada à avaliação de formas farmacêuticas semissólidas.

Figura 2.10 – Célula de imersão. A célula é descrita no capítulo <1724> *Semisolid drug products — performance tests* da Farmacopeia Americana

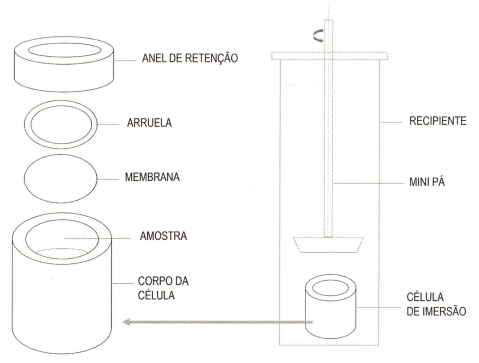

Fonte: as autoras

2.4.10 Aparato para dissolução intrínseca

A Farmacopeia Americana descreve dois aparatos para avaliação da velocidade de dissolução intrínseca, o disco rotatório (Figura 2.11) e o disco estacionário, em que a diferença entre eles é a fonte de fluxo de meio de dissolução sobre a superfície da substância compactada. No caso do disco rotatório, o fluxo de meio é gerado pela rotação da haste contendo a matriz, por sua vez, no disco estacionário o fluxo de meio é gerado por uma pá (aparato 2) sobre a matriz.

Figura 2.11 – Aparato disco rotatório para dissolução intrínseca de ingredientes farmacêuticos

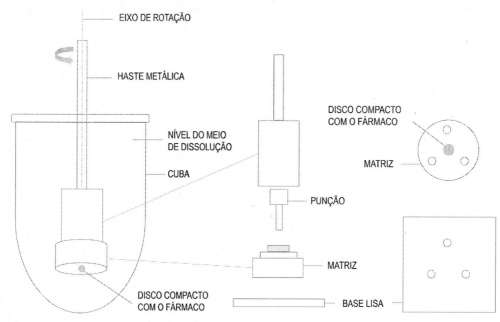

Fonte: as autoras

O disco rotatório é composto por uma matriz e um punção. A base da matriz possui três orifícios rosqueáveis, nos quais se fixa a base de superfície lisa e espelhada para formação do disco compacto. Uma quantidade suficiente de material deve ser pesada, com precisão, e adicionada na cavidade da matriz. O pó deve ser comprimido em uma prensa hidráulica a uma pressão suficiente para formar um disco compacto não desintegrante que permanecerá no conjunto da matriz durante o teste. A compressão por 1 minuto a 15 MPa geralmente é suficiente para muitos compostos orgânicos cristalinos, mas devem ser avaliadas condições alternativas de compressão que evitem a formação de capilares. Mudanças na forma cristalina podem ocorrer durante a compressão, portanto, o estado sólido deve ser caracterizado. Quando retirada a base de superfície lisa, obtém-se um compacto com uma única face exposta. O pó solto deve ser removido da superfície do disco compacto por meio de fluxo de ar comprimido ou nitrogênio. Então, a matriz é encaixada na haste do dissolutor, a qual gira em velocidade constante no meio de dissolução, mantida a temperatura constante. Recomenda-se uma velocidade de rotação do disco de 300 rpm. As velocidades de rotação típicas podem variar de 60 a 500 rpm. Velocidades excessivas de agitação podem criar padrões de cisalhamento na superfície do material em dissolução, resultando em uma taxa de dissolução não linear. Ao menos cinco pontos de amostragem são recomendados. O intervalo de amostragem deve ser determinado pela velocidade do processo de dissolução.

A dissolução intrínseca, ao contrário dos testes de dissolução tradicionais, é um teste de caracterização para ingredientes farmacêuticos e não é referenciada em monografias individuais. A taxa de dissolução intrínseca de uma substância pura é a taxa na qual ela se dissolve a partir de uma área de superfície constante, enquanto temperatura, agitação, pH e força iônica do meio de dissolução são mantidos constantes. Assim, para um fármaco, a taxa de dissolução intrínseca é independente dos fatores da formulação e mede a taxa de dissolução inerente do fármaco no meio de dissolução.

A taxa de dissolução intrínseca pode ser usada para estimar a classe de solubilidade de uma substância de acordo com as diretrizes do SCB. Os ensaios podem fornecer uma visão importante sobre o comportamento de dissolução de um fármaco em condições fisiológicas ou distinguir se as alterações no perfil de dissolução de um medicamento são devidas a interações entre o meio e os excipientes da formulação, ou o meio e o fármaco, ou ambos. Também pode ser valioso avaliar as diferenças entre tamanho de partículas, polimorfos, solvatos, e testar a equivalência química de ingredientes farmacêuticos ativos sintetizados por diferentes processos.

2.5 Desenvolvimento do Método de Dissolução

Nos estágios iniciais do desenvolvimento de um método de dissolução, é importante conhecer as características do(s) fármaco(s) e da formulação para que as condições do teste de dissolução possam ser selecionadas adequadamente a fim de avaliar o desempenho da forma farmacêutica. Para produtos que contêm mais de um fármaco, a dissolução deve ser determinada para cada fármaco. A Farmacopeia Americana estabelece que quando um único conjunto de especificações para o método de dissolução não pode ser estabelecido para produtos de diferentes fabricantes, vários testes de dissolução são descritos na monografia do produto, e na rotulagem é necessário indicar o teste de dissolução apropriado para o produto específico.

2.5.1 Escolha do Aparato e Velocidade de Agitação

A escolha do aparato de dissolução deve ser considerada durante o desenvolvimento dos métodos de dissolução, pois pode afetar os resultados e a duração do teste. O tipo de forma farmacêutica sob investigação é a principal consideração na seleção do aparato. A Tabela 2.3 fornece uma visão geral da aplicação dos aparatos. Dos 7 tipos descritos, os aparatos cesta e pá (1 e 2, respectivamente) são os mais utilizados nas monografias oficiais das principais farmacopeias, principalmente porque são simples, robustos e adequadamente padronizados; e são assegurados por uma experiência de uso experimental mais ampla do que os outros tipos de aparatos. Devido a essas vantagens, eles geralmente são a primeira escolha para testes de dissolução *in vitro* de formas farmacêuticas sólidas de liberação imediata.

Tabela 2.3 – Aplicação dos aparatos de dissolução para diferentes formas farmacêuticas

Aparato de dissolução (n.º)	Formas Farmacêuticas
Cesta (1)	Formas sólidas orais de liberação imediata
	Formas sólidas orais de liberação modificada
	Supositórios
Pá (2)	Formas sólidas orais de liberação imediata
	Formas sólidas orais de liberação modificada
	Suspensões
	Supositórios
Cilindro alternante (3)	Formas sólidas orais de liberação retardada
	Formas sólidas orais de liberação modificada
	Comprimidos mastigáveis*
	Supositórios

Aparato de dissolução (n.º)	Formas Farmacêuticas
Célula de fluxo contínuo (4)	Formas sólidas orais de liberação modificada
	Implantes
	Pós e granulados
	Fármacos pouco solúveis*
Pá sobre disco (5)	Adesivos transdérmicos
Cilindro (6)	Adesivos transdérmicos
Suporte alternante (7)	Adesivos transdérmicos
	Formas sólidas orais que não desintegram*
Célula de difusão vertical	Adesivos transdérmicos
	Formas semissólidas tópicas e transdérmicas
Célula de imersão	Formas semissólidas tópicas e transdérmicas*
Aparato para dissolução intrínseca	Fármacos em pós*

*Recomendação principal.
Fonte: as autoras

As diferentes farmacopeias e diretrizes recomendam velocidades de rotação variadas, contudo, é pertinente demonstrar que a velocidade de rotação e o aparato utilizados são os mais adequados para avaliar o fármaco e a forma farmacêutica em estudo para fins de comprovação do poder discriminativo do método de dissolução. Em geral, para formas sólidas de liberação imediata, os cestos são utilizados a 50 e 100 rpm e as pás a 50 e 75 rpm. Outras velocidades de agitação são aceitáveis, desde que apresentem justificativa apropriada. Velocidades abaixo de 25 e acima de 150 rpm para os aparatos cesta e pá, geralmente, não são apropriadas devido a inconsistências na mistura do meio e ação turbulenta que podem ser geradas pela agitação muito lenta ou muito rápida, respectivamente. Para suspensões, as pás são utilizadas com velocidade de 25 rpm para formulações de baixa viscosidade, já para suspensões de alta viscosidade variam de 50 a 75 rpm.

Durante o desenvolvimento do método, velocidades de agitação não usuais podem ser testadas como uma ferramenta para reduzir efeitos desfavoráveis que possam gerar resultados variáveis, capazes de impossibilitar a aplicação do método desenvolvido. Esses efeitos incluem a capacidade hidrodinâmica insuficiente, a formação de cone (*coning*) no fundo do recipiente (com o uso do aparato pá) e a baixa uniformidade de dose. Uma das abordagens utilizadas para reduzir esses efeitos é o ponto infinito, que consiste no aumento da velocidade de agitação ao final do teste, por um período determinado, geralmente de 15 a 60 minutos, e após é realizada uma coleta final para determinar o percentual de fármaco dissolvido. Essa abordagem é realizada: para comprovar que a dissolução incompleta se deve à capacidade hidrodinâmica insuficiente do aparato e/ou meio de dissolução no recipiente, para promover a eliminação de cone e para forçar a dissolução total do fármaco, afastando qualquer suspeita de problemas relacionados à uniformidade de conteúdo. Adicionalmente, a utilização de aparelhagem não farmacopeica, por exemplo, um recipiente de dissolução contendo pico (*peak vessel*) para eliminação do cone, poderá ser aprovada, desde que a aparelhagem e/ou aparato utilizado tenham sido qualificados, haja justificativa e seja apresentada a comprovação de sua superioridade frente a aparelhagem/aparato compendial.

O cilindro alternante (aparato 3) pode ser usado em taxas de mergulho que variam de 5 a 30 mergulhos/min (dip/min), sendo as taxas de 30 dip/min as mais usuais. A hidrodinâmica é influenciada pelo movimento alternativo do cilindro e o movimento resultante da amostra dentro do tubo cilíndrico no meio. Para a célula de fluxo contínuo (aparato 4) as taxas de fluxo padrão são de 4, 8 e 16 mL/min. Outras vazões de fluxo podem ser usadas se justificadas e se estiverem dentro da capacidade da bomba. A taxa de fluxo pode ser afetada pelo diâmetro da célula, pela adição ou não de esferas de vidro no cone de entrada da célula, e pelas características do suporte da amostra. Esses aspectos devem ser considerados na tentativa de reduzir a variabilidade dos resultados. Já para os aparatos 5 e 6, pá sobre disco e cilindro, respectivamente, as velocidades de 25 e 50 rpm são frequentemente recomendadas.

2.5.2 Meio de Dissolução: Composição e Volume

Os meios de dissolução são soluções aquosas e podem ser divididos em três classes conforme seus objetivos: meio de dissolução para controle de qualidade, meio biorrelevante e meio de dissolução com correlação *in vivo-in vitro* (CIVIV). Para testes de controle de qualidade lote a lote, a seleção do meio de dissolução é baseada, em parte, nos dados de solubilidade e na faixa de dosagem do medicamento para garantir que a condição *sink* seja atendida. O termo "condição *sink*" é definido como o volume de meio pelo menos três vezes maior que o necessário para formar uma solução saturada do fármaco. Durante a definição do volume do meio de dissolução todas as doses de um produto devem ser consideradas para assegurar que a condição *sink* seja atendida. Contudo, um meio que não forneça condições *sink* pode ser aceitável, desde que devidamente justificado e comprovado. Quando o teste de dissolução é para indicar as propriedades biofarmacêuticas da forma farmacêutica, é mais importante que o teste simule o ambiente do trato gastrointestinal do que necessariamente produza condições *sink* para a dissolução. Assim, nem sempre é possível desenvolver um único teste de dissolução ou selecionar um meio de dissolução que garanta tanto o controle de qualidade lote a lote quanto o monitoramento dos aspectos biofarmacêuticos do medicamento.

Normalmente, o volume de meio necessário para o teste de dissolução pode ser determinado de forma a manter as condições *sink*. Na prática, o volume de dissolução é mantido entre 500 e 1000 mL para os aparatos cesta e pá, variando de acordo com as necessidades do ensaio, sendo 900 mL o mais usual. Em alguns casos, o volume pode ser aumentado para entre 2 e 4 L, utilizando recipientes maiores, e com devida justificativa para essa abordagem. O volume de meio utilizado nos recipientes do aparato 3 deve ser de 250 mL.

O volume adequado e a composição do meio de dissolução devem ser guiados por estudos de solubilidade do fármaco. O método recomendado para a determinação da solubilidade dos fármacos é o da agitação orbital em frascos *"shake-flask"*. Nesse método, um excesso de fármaco é adicionado ao meio de dissolução para a obtenção de uma solução saturada, a qual deve ser mantida sob agitação, geralmente de 24 a 48 horas, em velocidade e temperatura controladas (37°C ± 0,5°C), até que a solubilidade de equilíbrio seja atingida. Orientações detalhadas do método estão descritas no capítulo 8.9 da Farmacopeia Brasileira (6.ª ed., 2019), que trata da "Determinação da solubilidade aplicada à bioisenção de acordo com o Sistema de Classificação Biofarmacêutica".

Considerando o trato gastrointestinal, para que o meio se aproxime das condições fisiológicas, a solubilidade do fármaco deve ser avaliada ao longo da faixa de pH fisiológico (pH 1,0 – 8,0), a fim de verificar o quanto a variação do pH influencia na cinética de dissolução. Usualmente, a faixa de pH de

1,0 a 6,8 é aplicada para formas farmacêuticas de liberação imediata, e a faixa de pH de 1,0 a 7,2-7,5 para formas farmacêuticas de liberação modificada. Soluções aquosas tamponadas com pH entre 4,0 e 7,5 ou soluções ácidas diluídas (ácido clorídrico 0,1 N ou 0,01 N) são frequentemente utilizadas como meios de dissolução. Apesar de a água purificada ser repetidamente aplicada como meio de dissolução, esta não constitui um meio ideal, pois apresenta qualidade e pH variáveis, além da ausência da capacidade tamponante. O uso de misturas contendo solventes orgânicos também deve ser evitado.

De acordo com os compêndios, para fármacos muito pouco solúveis, as soluções aquosas podem conter uma porcentagem de um agente surfactante (por exemplo, lauril sulfato de sódio, polisorbatos, cloreto de cetrimônio, lecitina, ciclodextrinas, entre outros), usado para aumentar a solubilidade de fármacos. A concentração de surfactante no meio de dissolução dever ser a menor quantidade possível, pois o uso de tensoativos em altas concentrações, com o intuito de criar condição *sink*, pode levar a condições de ensaio que são incapazes de discriminar adequadamente as variáveis de fabricação que podem afetar o desempenho dos medicamentos. A necessidade de surfactantes e as concentrações utilizadas devem ser experimentalmente justificadas. O uso de enzimas no meio de dissolução deve ser justificado, e é permitido quando falhas de dissolução ocorrem como resultado da reticulação de cápsulas de gelatina ou comprimidos revestidos com gelatina.

É conhecido que diversos fatores podem impactar a dissolução dos fármacos, como, por exemplo: o volume do meio, as alterações de pH, o tipo e a concentração de tampão, o tipo e a concentração de surfactantes e enzimas, a força iônica do meio de dissolução, a tensão superficial, a osmolaridade do meio, a presença ou não de alimento, entre outros fatores. Assim sendo, meios de dissolução mais preditivos da biodisponibilidade são requeridos para estimar a dissolução de fármacos a partir de diferentes formulações. Nesse sentido, os meios biorrelevantes surgem como alternativa para o desenvolvimento de testes de dissolução preditivos.

Meio de dissolução biorrelevante é um termo usado para descrever um meio que apresenta relevância para as condições de dissolução *in vivo* do fármaco considerando as principais características das vias de administração. Esses meios são denominados de fluidos biológicos simulados. Portanto, a escolha de um meio biorrelevante é baseada em uma abordagem mecanicista que considera o local de absorção, se conhecido, e se a etapa limitante da taxa de absorção é a dissolução ou a permeabilidade do composto. Por exemplo, para formas farmacêuticas de administração oral, os meios buscam simular as condições do estômago e/ou intestino, em condição pré-prandial (jejum) ou pós-prandial (alimentado); já para suspensões de administração intramuscular, os meios devem simular as condições do tecido muscular. O trabalho publicado por Marques e colaboradores (2011) descreveu a composição e, na maioria dos casos, as instruções de preparo de diferentes fluidos biológicos simulados que podem ser usados como meios de dissolução biorrelevantes na avaliação da quantidade de fármaco liberado a partir de formas farmacêuticas administradas por diferentes vias de administração.

2.5.3 Desaeração, Amostragem, Sistema de Filtração e Detecção

O processo de desaeração consiste na remoção dos gases presentes no meio de dissolução. A importância da desaeração do meio deve ser determinada durante o desenvolvimento do método de dissolução. As bolhas de ar podem atuar como uma barreira ao processo de dissolução se estiverem presentes na superfície da forma farmacêutica ou das partículas suspensas ou ainda na malha do aparato cesta, podendo afetar adversamente a confiabilidade dos resultados do teste de dissolução. A necessidade ou não de desaeração do meio pode ser comprovada comparando o perfil de dissolução obtido com meio desaerado e com meio sem nenhum tratamento de desaeração. Os procedimentos geralmente utilizados para desaeração utilizam uma combinação de calor e vácuo, na qual o meio é pré-aquecido e, posteriormente, passa por pulverização ou filtração a vácuo.

A técnica de amostragem manual deve seguir os procedimentos descritos nos capítulos gerais da Farmacopeia Americana (capítulos <711>, <724>) considerando o aparato em uso. Alternativamente, sistemas automatizados são utilizados para amostragem, e devem ser validados. Para os aparatos 1, 2, 5 e 6, é recomendado que a cada intervalo de tempo a amostragem seja realizada em uma região intermediária entre a superfície do meio de dissolução e a parte superior do elemento agitador, a no mínimo 1 cm da parede interna do recipiente. Durante a retirada da alíquota, manter a agitação.

A amostragem é feita por seringas acopladas a cânulas de aço inox, contendo na extremidade inferior um filtro com poro de 10 μm, evitando a retirada de partículas do fármaco ainda não dissolvidas. Tamanhos de poros menores podem ser necessários, se o tamanho das partículas do fármaco for muito pequeno (por exemplo, micronizado ou nanoparticulado), variando de 0,10 a 0,45 μm. Se não forem removidas da solução de amostra, as partículas do medicamento continuarão a se dissolver e podem influenciar os resultados. A filtração também remove excipientes insolúveis que podem interferir na etapa de quantificação analítica. A seleção do sistema filtrante adequado é importante e deve ser realizada e justificada experimentalmente no início do desenvolvimento do procedimento de dissolução, isso inclui a escolha do material da membrana, o tamanho do filtro e dos poros. O material do filtro deve ser compatível com o meio e os componentes da formulação. A adsorção do fármaco pelo filtro pode ocorrer e precisa ser verificada. Durante a amostragem, rinsar e depois coletar a amostra pela seringa, evitando a diluição da amostra pela coleta anterior. Se necessário, repor o meio de dissolução coletado na mesma temperatura que está sendo feito o ensaio. Após filtração e diluição (quando necessário) da amostra retirada, a quantificação do fármaco deve ser efetuada por meio de técnica quantitativa adequada indicada na monografia do produto ou previamente desenvolvida e validada. As técnicas mais utilizadas são a espectroscopia na região UV-visível e cromatografia líquida de alta eficiência.

2.5.4 Validação do Método de Dissolução

Uma vez estabelecidas as condições do teste de dissolução, a validação do ensaio de dissolução e do método de quantificação deve ser embasada em critérios estabelecidos por diretrizes, como, por exemplo, a Resolução RDC n.º 166, de 24 de julho de 2017, da Agência Nacional de Vigilância Sanitária (Anvisa), a norma da *International Conference on Harmonization* Q2(R1) *Validation of Analytical Procedures: Text and Methodology* de 2005 e o capítulo geral <1092> *The dissolution procedure: development and validation* da Farmacopeia Americana. Os parâmetros que devem ser validados durante a etapa de desenvolvimento do método de dissolução incluem o procedimento de amostragem (se for automatizado), sistema de filtração, uso de âncoras e procedimento de desaeração. Adicionalmente, os parâmetros relacionados ao método de quantificação incluem a avaliação da seletividade, intervalo/linearidade, precisão, exatidão, robustez e estabilidade das soluções.

2.6 Condições Discriminativas, Biopreditivas e Biorrelevantes

Os testes de dissolução para o controle de qualidade são desenvolvidos para fornecer um poder discriminatório máximo a fim de avaliar quaisquer alterações de formulação e desvios do processo de fabricação. A escolha de condições discriminativas para um teste de dissolução de medicamentos inclui a seleção do aparato e velocidade de agitação e do meio de dissolução ideal que permitam poder discriminatório máximo. Portanto, se a velocidade rotacional for muito baixa, pode ocorrer a formação de cones, o que leva a uma baixa taxa de dissolução. Em contrapartida, se a velocidade de rotação for muito rápida, o teste não será capaz de discriminar as diferenças entre formulações ou lotes aceitáveis e não aceitáveis. Ainda, em meios que a capacidade de solubilização do surfactante é muito alta, o meio de dissolução pode não ser capaz de discriminar adequadamente as diferenças entre as formulações, como alterações na forma polimórfica ou no tamanho da partícula.

Para medicamentos de liberação imediata em que foi demonstrado que as alterações na taxa de dissolução afetam significativamente a biodisponibilidade, é desejável desenvolver condições de teste que possam distinguir lotes com biodisponibilidade inaceitável. Se as alterações na formulação ou nas variáveis do processo afetarem significativamente a dissolução e tais alterações não forem controladas por outro aspecto da especificação (por exemplo, especificação do tamanho de partícula), pode ser apropriado adotar condições de teste de dissolução que possam distinguir essas alterações. Para fármacos pouco solúveis formulados em formas farmacêuticas sólidas ou em suspensão, o tamanho das partículas e alterações polimórficas podem ter um efeito significativo nas taxas de dissolução e biodisponibilidade. Portanto, um teste discriminativo pode ser usado para monitorar o desempenho do produto em termos de controle de qualidade e/ou rejeitar lotes com biodisponibilidade inaceitável, ou seja, na aplicação de testes de dissolução excessivamente discriminatórios, as diferenças detectadas por esses testes podem não ter qualquer relevância clínica e não refletir verdadeiramente o desempenho *in vivo* do medicamento.

Os testes de dissolução usados para controle de qualidade estão sujeitos a limitações na predição do desempenho *in vivo* de medicamentos, assim, evidencia-se a necessidade do desenvolvimento de testes de dissolução biorrelevantes, os quais permitem a previsão do desempenho *in vivo* e, preferencialmente, o estabelecimento de uma CIVIV. Uma característica prática desses testes com base fisiológica é que eles utilizam aparatos compendiais em combinação com o uso de meios de dissolução biorrelevantes. Especificamente, o método de dissolução biorrelevante deve ser capaz de simular o ambiente *in vivo* onde a maior parte do fármaco é liberada da formulação para ser absorvido, sendo particularmente importante para avaliar fármacos pertencentes às classes II e IV do SCB (de baixa solubilidade), bem como na previsão dos efeitos dos alimentos.

Os métodos de dissolução biorrelevantes são projetados para simular as condições fisiológicas do trato gastrointestinal. Os seguintes fatores devem ser considerados para refletir essas condições: variações de pH, volume e composição do fluído gastrointestinal (por exemplo, osmolaridade, força iônica, sais biliares, fosfolipídios e tensão superficial), tempo de trânsito, padrão de motilidade (hidrodinâmica) e condições de administração (por exemplo, administração com alimentos). De forma complementar, as propriedades físico-químicas do fármaco (por exemplo, solubilidade) e sua formulação (por exemplo, formas farmacêuticas de liberação imediata ou prolongada) desempenham um papel fundamental na seleção apropriada do meio de dissolução biorrelevante (por exemplo, meio gástrico ou intestinal), do aparato (por exemplo, um único recipiente ou vários recipientes, ambiente dinâmico) e das condições do teste (por exemplo, velocidade de agitação e duração do teste).

Tem sido demonstrado que o uso de fluidos biológicos simulados pode fornecer uma melhor compreensão dos mecanismos de liberação e possível comportamento *in vivo* de um medicamento e, portanto, aumentar a capacidade preditiva do teste de dissolução. Nesse sentido, Galia e colaboradores (1998) introduziram o conceito de usar fluidos biológicos simulados como meios de dissolução biorrelevantes para formas farmacêuticas de administração oral.

Galia e colaboradores (1998) introduziram o fluido gástrico simulado (SGF, *Simulated Gastric Fluid*), e posteriormente Vertzoni e colaboradores (2005) desenvolveram o fluído gástrico simulado em jejum (FaSSGF, significa *Fasted-State Simulated Gastric Fluid*). O FaSSGF contém pepsina, pequenas quantidades de sais biliares e lecitina, simulando as condições no estômago no estado pré-prandial. A incorporação do leite longa vida integral (3,5% gordura), que simula uma refeição leve, ou o suplemento alimentar Ensure® Plus, foi proposta por Klein e colaboradores (2004) de modo a reproduzir o estado alimentado no estômago humano em meios de dissolução biorrelevantes. O suplemento alimentar apresenta as mesmas propriedades físico-químicas semelhantes às da refeição padrão recomendada pela *Food and Drug Administration* (FDA) para avaliar os efeitos dos alimentos em estudos de biodisponibilidade e bioequivalência. Em seguida, Jantratid e colaboradores (2008) estabeleceram o FeSSGF, que significa *Fed-State Simulated Gastric Fluid*, para refletir as condições pós-prandiais no estômago nas fases "inicial", "média" e "tardia" associadas à ingestão de refeições. A composição desses fluidos é apresentada na Tabela 2.4. O meio FeSSGF no intervalo "média" é usado para avaliar o desempenho pós-prandial e para prever os efeitos dos alimentos.

Tabela 2.4 – Exemplos de meios de dissolução biorrelevantes – fluido gástrico simulado – para formas farmacêuticas orais

Composição	Fluido Gástrico Simulado			
	FaSSGF[a]	FeSSGF[b,c]		
		Inicial	Média	Tardia
Taurocolato de sódio (µM)	80,00	-	-	-
Lecitina (µM)	20,00	-	-	-
Pepsina (mg/mL)	0,10	-	-	-
Cloreto de sódio (mM)	34,20	148,00	237,02	122,60
Ácido acético (mM)	-	-	17,12	-
Acetato de sódio (mM)	-	-	29,75	-
Ácido ortofosfórico (mM)	-	-	-	5,50
Fosfato de sódio monobásico (mM)	-	-	-	32,00
Leite/tampão	-	1:0	1:1	1:3
Ácido clorídrico/Hidróxido de sódio	q.s. pH 1,6	q.s. pH 6,4	q.s. pH 5,0	q.s. pH 3,0
Propriedades				
pH	1,6	6,4	5,0	3,0
Osmolaridade (mOsmol/kg)	120,7 ± 2,5	559	400	300
Capacidade tamponante (mmol/L/ΔpH)	-	21,33	25,00	25,00
Tensão superficial (mN/m)	42,60	-	-	-

[c] Condições pós-prandiais no estômago nas fases "inicial", "média" e "tardia" associados à ingestão de refeições.
Fonte: adaptado de Vertzoni *et al.* (2005)[a] e Jantratid *et al.* (2008)[b]

Galia e colaboradores (1998) também introduziram o conceito de usar fluidos intestinais simulados, estabelecendo os meios FaSSIF e FeSSIF. FaSSIF significa *Fasted State Simulated Intestinal Fluid* (fluido intestinal simulado em jejum) e *FeSSIF* significa *Fed State Simulated Intestinal Fluid* (fluído intestinal simulado em estado alimentado). Esses fluidos consistem em componentes que fornecem propriedades físico-químicas muito próximas ao conteúdo encontrado no intestino delgado humano no estado pré-prandial e pós-prandial, ou seja, antes e após uma refeição. Posteriormente, Jantratid e colaboradores (2008) reformularam a composição dos meios FaSSIF e FeSSIF, e introduziram alterações na composição para refletir as condições pós-prandiais no intestino delgado proximal nas fases "inicial", "média" e "tardia" da digestão. A composição desses fluidos é apresentada na Tabela 2.5.

Tabela 2.5 – Exemplos de meios de dissolução biorrelevantes – fluído intestinal simulado – para formas farmacêuticas orais

Composição	Fluido Intestinal Simulado				
	FaSSIF	FeSSIF	FeSSIF[a]		
			Inicial	Média	Tardia
Taurocolato de sódio (mM)	3,00	10,00	10,00	7,50	4,50
Lecitina (mM)	0,20	2,00	3,00	2,00	0,50
monooleato de glicerila (mM)	-	5,00	6,50	5,00	1,00
oleato de sódio (mM)	-	0,80	40,00	30,00	0,80
Ácido maleico (mM)	19,12	55,02	28,60	44,00	58,09
Hidróxido de sódio (mM)	34,80	81,65	52,50	65,30	72,00
Cloreto de sódio (mM)	68,62	125,50	145,20	122,80	51,00
Propriedades					
pH	6,5	5,8	6,5	5,8	5,4
Osmolaridade (mOsmol/kg)	180 ± 10	390 ± 10	400 ± 10	390 ± 10	240 ± 10
Capacidade tamponante (mmol/L/ΔpH)	10,00	25,00	25,00	25,00	15,00

[a] Condições pós-prandiais no intestino delgado proximal nas fases "inicial", "média" e "tardia" da digestão.
Fonte: adaptado de Jantratid *et al.* (2008)

Na revisão apresentada por Marques e colaboradores (2010), são descritos fluidos biológicos simulados para diferentes vias de administração, incluindo as vias oral, parenteral (fluido corporal simulado e fluído sinovial simulado), bucal e sublingual (saliva simulada), pulmonar (fluido pulmonar simulado), vaginal (fluido vaginal simulado e sêmen simulado) e oftálmica (fluído lagrimal simulado).

2.7 Perfil de Dissolução Comparativo

A Farmacopeia Brasileira descreve que o perfil de dissolução pode ser definido como um ensaio *in vitro* que permite a construção da curva de porcentagem de fármaco dissolvido em função do tempo, sendo proposto a partir das condições estabelecidas no teste de dissolução descrito na monografia do individual do medicamento. A Anvisa recomenda o uso da Farmacopeia Brasileira e, na ausência de monografia descrita, outros compêndios oficiais autorizados reconhecidos pela agência poderão ser consultados. No caso de inexistência de método de dissolução farmacopeico, a empresa fabricante do medicamento e solicitante do registro deve desenvolver método de dissolução conforme as normas ou regulamentos específicos. O relatório de desenvolvimento e validação do método de dissolução deve ser realizado conforme preconizado em guias nacionais e internacionais e conter dados que demonstrem que o método é discriminativo.

A avaliação do perfil de dissolução comparativo é aplicável nos casos de desenvolvimento de formulações, isenção do estudo de bioequivalência para demais dosagens (possível quando o estudo de bioequivalência é realizado com outra dosagem e os perfis de dissolução para as dosagens consideradas são semelhantes ao perfil do biolote), isenção do estudo de bioequivalência pela aplicação do SCB e alterações pós-registro. No caso de medicamentos que serão submetidos ao estudo de bioequivalência, a avaliação do perfil de dissolução comparativo em relação ao medicamento de referência permite o conhecimento do comportamento das formulações em teste. Dependendo das condições avaliadas, perfis de dissolução semelhantes podem ser um indicativo de que o medicamento teste poderá ser bioequivalente ao medicamento de referência.

Os perfis de dissolução podem ser considerados semelhantes em virtude de (1) semelhança geral do perfil e (2) semelhança em cada ponto de tempo da amostra de dissolução. A comparação do perfil de dissolução pode ser realizada usando modelos matemáticos, tais como os métodos independentes do modelo ou dependentes do modelo, e métodos estatísticos.

2.7.1 Modelos Matemáticos

Os métodos quantitativos descrito para realizar a comparação de perfis de dissolução de dois medicamentos diferentes incluem três principais abordagens: métodos independentes de modelo, métodos dependentes de modelo e métodos estatísticos.

2.7.1.1 *Métodos Independentes de Modelo*

Uma abordagem simples de procedimento emparelhado independente de modelo utiliza o fator de semelhança (f_2) para comparar diretamente a diferença entre a porcentagem de fármaco dissolvida e uma unidade de tempo para os medicamentos referência e teste. A equação foi primeiramente aplicada por Moore e Flanner em 1996, e atualmente é o método utilizado globalmente e recomendado pela Anvisa (RDC n.º 31 de 11 de agosto de 2010) e outras diretrizes para a comparação de perfis de dissolução. A equação do fator f_2 (Equação 2.4) é uma transformação logarítmica recíproca de raiz quadrada da soma do erro quadrado e permite determinar a similaridade de cada par de valores de porcentagem dissolvida, entre medicamento referência e teste, em cada tempo da curva de dissolução.

$$f_2 = 50 \times \log\left\{\left[1+\left(\frac{1}{n}\right)\sum_{t=1}^{n}\left(R_t - T_t\right)^2\right]^{-0,5} \times 100\right\} \qquad \text{Equação 2.4}$$

Em que: log é logaritmo para a base 10; n = número de tempos de amostragem considerados para fins de cálculo de f_2; R_t = porcentagem dissolvida no tempo t obtido com o medicamento de referência ou teste; T_t = porcentagem dissolvida no tempo t do medicamento teste ou da formulação alterada.

O fator f_2 somente deve ser calculado quando as condições do teste de dissolução forem exatamente as mesmas empregadas na avaliação dos medicamentos referência e teste. Adicionalmente, a comparação de perfis de dissolução deve seguir procedimentos específicos para garantir a confiabilidade do modelo estatístico, tais como a utilização de 12 unidades de cada medicamento, referência e teste, para a determinação do perfil de dissolução. O número de pontos de coleta deve ser representativo do processo de dissolução do medicamento até que se obtenha platô na curva, sendo obrigatório apresentar, no mínimo, cinco tempos de coleta. Dentro dos tempos de coleta é necessário incluir no cálculo, no mínimo, os três primeiros pontos, excluindo o tempo zero, e apenas um ponto da curva superior a 85% de dissolução de ambos os medicamentos. Para permitir o uso dos valores médios dissolvidos em cada tempo, o coeficiente de variação para os primeiros pontos de coleta não pode ser superior a 20%. Para os demais pontos considera-se o máximo de 10%. São considerados como primeiros pontos de coleta o correspondente a 40% do total de pontos coletados.

Os pontos iniciais da curva de dissolução são caracterizados pelo aumento da cedência do fármaco a partir da formulação, portanto, representam maior poder discriminativo para a avaliação da semelhança entre os perfis de dissolução de medicamentos referência e em teste. Quando o fármaco apresentar alta solubilidade e a formulação for de liberação imediata, apresentando dissolução muito rápida (>85 % do fármaco dissolvido em até 15 minutos) para ambos os medicamentos, a comparação estatística empregando o fator f_2 não é precisa e segura, uma vez que, nessas condições, o fator f_2 perde seu poder discriminativo e, portanto, seu emprego não é necessário. Nesses casos, deve-se comprovar a dissolução muito rápida dos medicamentos apresentando as curvas de dissolução contemplando tempos iniciais de análise, tais como 5, 10, 15, 20 e 30 minutos. O coeficiente de variação no ponto de 15 minutos não pode exceder 10%.

As diretrizes, como do FDA e Anvisa, expressam que um valor de f_2 compreendido entre 50 e 100 sugere que os dois perfis de dissolução são semelhantes. O f_2 é disposto pela média dos quadrados das diferenças entre as amostras referência e teste. Quando os dois perfis são idênticos, $f_2 = 100$. O valor de f_2 próximo a 100, significa forte semelhança entre os perfis de dissolução. Se a média da diferença de cada ponto de coleta é igual a 10 pontos (Figura 2.12), um valor aproximado de 50 é encontrado para f_2. A métrica de comparação $f_2 \geq 50$ é uma base conservadora, mas confiável, para conceder uma bioisenção e para garantir a uniformidade e o desempenho de um medicamento. Entretanto, um valor de f_2 menor que 50 não indica necessariamente a falta de semelhança entre os perfis de dissolução. A principal vantagem da aplicação do fator de semelhança é que o método fornece uma maneira simples de comparar os dados, porém a equação não leva em conta a variabilidade ou estrutura de correlação dos dados, e ainda é sensível ao número de pontos utilizados. Caso o fabricante considere que as diferenças observadas relacionadas ao cálculo de f_2 são típicas para o medicamento, poderá apresentar justificativa adequada, incluindo dados adicionais utilizando outros modelos para apoiar a alegação de semelhança.

Figura 2.12 – Gráfico: (a) Relação gráfica entre valores de fator f_2 vs. a diferença média simulada entre curvas referência e teste. Gráfico: (b) Perfil de dissolução, em que os valores adicionados foram propositalmente inseridos com uma diferença de 10 pontos, compreendendo o valor de f_2 em aproximadamente 50

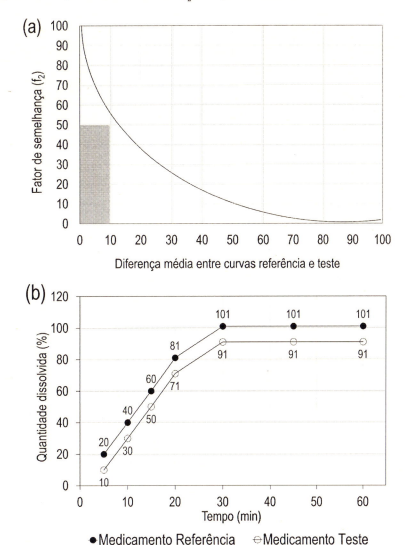

Fonte: as autoras

2.7.1.2 *Métodos Dependentes de Modelo*

O processo de dissolução de um fármaco é uma propriedade importante de um sistema terapêutico, constituindo um pré-requisito para sua absorção, e contribui para a taxa e extensão da disponibilidade do fármaco no organismo. Os processos de dissolução geralmente compreendem uma taxa de zero e primeira ordem. Contudo, existem aqueles que fornecem uma dose inicial rápida do fármaco, seguida da dissolução de zero ou primeira ordem do fármaco formulado para liberação controlada ou sustentada. Nesse sentido, é possível construir uma equação matemática que descreva a dependência da liberação/dissolução do fármaco em função do tempo. As equações matemáticas permitem a interpretação quantitativa dos valores obtidos a partir de um ensaio de dissolução ou liberação do fármaco em função de uma determinada formulação. A equação precisa ter a capacidade de transformar a curva de dissolução em função de algum outro parâmetro relacionado à forma farmacêutica em análise.

A complexidade do processo envolvido justifica a utilização frequente de equações empíricas. Os métodos do modelo dependente são baseados em diferentes funções matemáticas, e são muito úteis para descrever o perfil de dissolução/liberação de um fármaco. Uma vez selecionada uma função adequada, os perfis de dissolução são avaliados dependendo dos parâmetros derivados do modelo. Entre os principais modelos cinéticos de liberação descritos na literatura para a interpretação de perfis de dissolução estão os de ordem zero, primeira ordem, *Higuchi, Hixson-Crowell, Korsmeyer--Pepas, Weibull, Gompertz, Baker-Lonsdale, Hopfenberg*, modelo quadrático e de logística, a partir dos quais é possível construir um intervalo de confiança (Tabela 2.6).

Tabela 2.6 – Modelos matemáticos usados para descrever as cinéticas de dissolução e suas equações

Modelo	Equação
Ordem zero	$Q_t = Q_0 + k_0 t$
Primeira ordem	$In\, Q_t = In\, Q_0 - k_1 t$.
Higuchi	$Q_t = k_H\, t^{\frac{1}{2}}$
Hixson-Crowell	$W_0^{\frac{1}{3}} - W_t^{\frac{1}{3}} = k_s t$
Korsmeyer-Pepas	$\dfrac{Q_t}{Q_\infty} = k_k t^n$
ibull	$log\left[-In(1-m)\right] = {}^2\, log(t - T_i) - \log \pm$
Gompertz	$Q_t = A e^{-e - k(t - y)}$
Baker-Lonsdale	$\left(\dfrac{3}{2}\right)\left[1 - \left(1 - \left(\dfrac{Q_t}{Q_\infty}\right)\right)^{\frac{2}{3}}\right] - \dfrac{Q_t}{Q_\infty} = kt$
Hopfenberg	$\dfrac{Q_t}{Q_\infty} = 1 - \left[1 - \dfrac{k_0 t}{C_0 \alpha_0}\right]^n$
Quadrático	$Q_t = 100\left(k_1 t^2 + k_2 t\right)$

Modelo	Equação
Logístico	$Q_t = \dfrac{A}{\left[1 + e^{-k(t-y)}\right]}$

Q_t : quantidade de fármaco dissolvido/liberado no tempo t;
W_t : quantidade que resta de fármaco no sistema no tempo t;
Q_0, W_0 : quantidade inicial de medicamento no sistema;
Q_∞ : quantidade de fármaco no estado de equilíbrio;
k_0, k_1, k_H, k_S, k_K : constantes da taxa de liberação de acordo com o modelo;
n: expoente de liberação (indicativo do mecanismo de liberação do fármaco);
m: fração acumulada do fármaco;
β : parâmetro de forma;
a : parâmetro de escala;
T_i : parâmetro de localização, tempo de latência até que o processo de dissolução ocorra, na maior parte dos casos, é igual a zero.
Fonte: adaptado de Polli *et al.* (1996)

Uma análise simplificada pode ser utilizada para aplicação das equações matemáticas, em que o modelo com melhor ajuste é selecionado após análise de regressão linear aplicando-se avaliação estatística por análise de variância *One-Way* (ANOVA), estabelecendo-se o índice de correlação (r) e o nível de significância da correlação por meio dos valores de *p* (valores de *p* < 0,05 são considerados estatisticamente significativos) e dos valores de *F* (razão entre o modelo e seu erro).

O Guia de Dissolução Aplicável a Medicamentos da Anvisa (Guia n.º 14/2018) sugere as seguintes etapas para aplicação dos modelos matemáticos: (1) selecionar o modelo mais adequado para os perfis de dissolução para o medicamento referência (lotes sem alteração, aprovados). Um modelo com não mais que três parâmetros (por exemplo: linear, quadrático, logístico ou Weibull) é recomendado; (2) empregar os perfis de dissolução gerados para cada unidade analisada, determinando o modelo mais adequado; (3) uma região de semelhança é determinada baseando-se na variação dos parâmetros para cada unidade testada a partir do lote do medicamento referência aprovado; (4) calcular a distância estatística multivariada (DEM) em relação aos parâmetros do modelo, entre os lotes do medicamento teste e referência; (5) estimar a região de confiança 90% em relação à diferença real entre ambos os lotes; (6) comparar os limites da região de confiança com a região de semelhança. Caso a região de confiança esteja contida na região de semelhança, o perfil de dissolução do lote do medicamento teste pode ser considerado semelhante ao perfil de dissolução do lote do medicamento de referência.

Com a aplicação dos modelos, que se fundamentam em estudos da cinética de dissolução, é possível obter informações a respeito do processo de dissolução de uma determinada formulação, uma vez que permitem conhecer a velocidade do processo, a quantidade máxima dissolvida e os tempos nos quais ocorrem mudanças significativas da dissolução. Nesses estudos, avalia-se a quantidade de fármaco dissolvida em diferentes intervalos de tempo, obtendo-se um perfil definido por tempo *vs.* porcentagem de fármaco dissolvida. Adicionalmente, outros parâmetros cinéticos podem ser definidos, tais como, a constante de velocidade de dissolução (k), que corresponde ao coeficiente angular da inclinação da reta de regressão do modelo cinético; a meia-vida de dissolução ($t_{50\%}$), que corresponde ao tempo no qual se dissolvem 50% do fármaco ($t_{50\%} = 0,693 / k$); e a quantidade dissolvida em determinado tempo (Q_t), que é definida matematicamente conforme a equação da reta de regressão que melhor define o perfil de dissolução.

Os modelos têm sido usados principalmente para prever a liberação da(s) molécula(s) encapsulada(s) em função do tempo. Portanto, a avaliação matemática da cinética de liberação do fármaco agrega valor, garantindo o design ideal da(s) formulação(ões), bem como a compreensão do(s) mecanismo(s) de liberação/dissolução por meio de verificação experimental. Nesse sentido, é muito importante saber usar essas equações para entender os diferentes fatores que afetam a velocidade de dissolução e como os comportamentos de dissolução podem variar e influenciar a eficiência ou o regime terapêutico.

2.7.1.3 Métodos Estatísticos

Testes alternativos para comparação do perfil de dissolução não são tão padronizados quanto o uso do fator f_2, entretanto métodos estatísticos são recomendados quando o objetivo é avaliar as semelhanças entre os comportamentos de dissolução/liberação de fármacos a partir de formas farmacêuticas. Nos casos em que o coeficiente de variação entre os percentuais dissolvidos for superior a 15%, o uso de métodos estatísticos torna-se uma abordagem adequada para a avaliação da semelhança entre os perfis. Os métodos baseados em análise de variância simples (ANOVA) utilizam os dados de dissolução na sua forma original e sua análise é capaz de mostrar diferenças estatísticas de nível (tamanho) e formato (paralelismo). Nesse modelo, as porcentagens dissolvidas de fármaco são as variáveis dependentes e o tempo é o fator repetido. O método *One-way* ANOVA adicionado de pós-teste, tal como o teste de Tukey, para comparações múltiplas entre pares, e o teste-t de Dunnett, para comparações das médias do tratamento apenas com a média do controle, são exemplos de métodos estatísticos frequentemente aplicados para a comparação de perfis.

A análise de variância multivariada (MANOVA) é uma extensão da ANOVA e, da mesma forma, é apropriada quando se pretenda fazer comparações de médias. A principal diferença entre as duas está em que a MANOVA compara médias para diferentes variáveis simultaneamente, enquanto a ANOVA avalia as diferenças de médias apenas em uma variável. O método MANOVA determina se as variáveis dependentes são significativamente afetadas por alterações nas variáveis independentes. Na aplicação do método MANOVA, o FDA (1997) recomenda as seguintes etapas: (1) determinar os limites de semelhança em termos da distância estatística multivariada (DEM) baseada nas diferenças de dissolução interlotes, a partir dos lotes de referência aprovados; (2) estimar DEM entre as médias de dissolução entre o medicamento teste e o referência; (3) estimar um intervalo de confiança de 90% em relação a DEM real entre o teste e o referência; (4) comparar o limite superior do IC 90% com o limite de semelhança. O lote teste é considerado semelhante ao de referência se o limite superior do IC90% é menor ou igual ao limite de semelhança.

Outra forma adequada para a avaliação da dissolução *in vitro* foi sugerida por Khan e Rhodes (1972), que introduziram o conceito de Eficiência de Dissolução (*ED*). A eficiência de dissolução pode ser definida como a área sob a curva de dissolução compreendida entre zero e o tempo total do ensaio (t), expressa como porcentagem da área do retângulo que corresponde a 100% de dissolução no mesmo tempo t, conforme representado na Figura 2.13.

Figura 2.13 – Gráfico representativo da Eficiência de Dissolução (ED). ASC_{0-t} – área sombreada; A_{TR} – área do retângulo ($y_{100} \times t$)

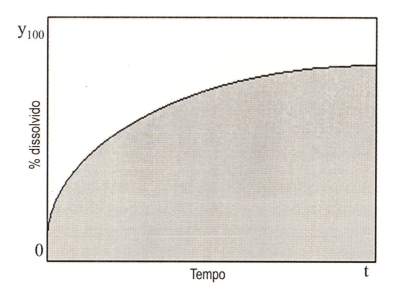

Fonte: adaptado de Khan (1975)

A ED é expressa em porcentagem e pode ser definida pela Equação 2.5. A ED pode apresentar uma faixa de valores dependendo dos intervalos de tempo escolhidos, portanto, para realização das comparações, é necessário estabelecer previamente o intervalo e adotar em todas as análises dos medicamentos. Também, é essencial garantir que o conteúdo total do fármaco na formulação esteja disponível para dissolução, e que nenhuma interação ou adsorção ocorra com o fármaco e os excipientes da formulação que possam afetar a solubilização do fármaco.

$$E.D. = \frac{\int_0^t y \times 100\%}{y_{100} \times t} = \frac{ASC_{0-t}}{A_{TR}} \times 100\% \qquad \text{Equação 2.5}$$

Em que y é a percentagem de fármaco liberado; t é o tempo total do ensaio; ASC_{0-t} é a área sob a curva de dissolução até um tempo t; A_{TR} é a área total do retângulo.

Referências

BRASIL. Ministério da Saúde, Agência Nacional de Vigilância Sanitária. **Guia de Dissolução Aplicável a Medicamentos Genéricos, Novos e Similares**. Brasília, 29 de outubro de 2021. Guia n.º 14/2018 – versão 2, de 29/10/2021.

BRASIL. Ministério da Saúde, Agência Nacional de Vigilância Sanitária. **Resolução-RDC nº 31, de 11 de agosto de 2010** - Dispõe sobre a realização dos Estudos de Equivalência Farmacêutica e de Perfil de Dissolução Comparativo. Diário Oficial da União, Brasília, 12 de agosto de 2010.

BRASIL. Ministério da Saúde, Agência Nacional de Vigilância Sanitária. **Resolução-RDC n.º 749, de 5 de setembro de 2022** - Dispõe sobre isenção de estudos de bioequivalência/biodisponibilidade relativa. Diário Oficial da União, Brasília, 8 de setembro de 2022.

BRASIL. Ministério da Saúde, Agência Nacional de Vigilância Sanitária. **Resolução-RDC nº 166, de 24 de julho de 2017** - Dispõe sobre a validação de métodos analíticos e dá outras providências. Diário Oficial da União, Brasília, 25 de julho de 2017.

BRASIL. Ministério da Saúde, Agência Nacional de Vigilância Sanitária. **Farmacopeia Brasileira**, v. 1, 6. ed. 5.1.5. Teste de dissolução, Brasília, 2019.

BROWN, C. et al. FIP/AAPS joint workshop report: dissolution/in vitro release testing of novel/special dosage forms. **Indian Journal of Pharmaceutical Sciences**, [s. l.] v. 73, n. 3, p. 338-53, 2011.

BRUNER, L.; TOLLOCZKO, S. Über die auflösungsgeschwindigkeit fester körper. **Zeitschrift für Physikalische Chemie**, [s. l.] v. 28, issue 1, p. 314-330, 1901.

BRUSCHI, M. L. Mathematical models of drug release. **Strategies to Modify the Drug Release from Pharmaceutical Systems**. [s. l.] Woodhead Publishing, p. 63-86, 2015.

CARDOT, J. M.; ROUDIER, B.; SCHUTZ, H. Dissolution comparisons using a Multivariate Statistical Distance (MSD) test and a comparison of various approaches for calculating the measurements of dissolution profile comparison. [s. l.] **The AAPS Journal**, v. 19, n. 4, jul. 2017.

FDA – Food and Drug Administration. **Dissolution Testing of Immediate Release Solid Oral Dosage Forms.** Rockville: US Department of Health and Human Services; FDA, Center for Drug Evaluation and Research, ago. 1997.

FDA – Food and Drug Administration. **Guidance for industry.** Extended Release Oral Dosage Forms: Development, Evaluation, and Application of In Vitro/In Vivo Correlations. Rockville: US Department of Health and Human Services; FDA, Center for Drug Evaluation and Research, sep. 1997.

GALIA, E. et al. Evaluation of various dissolution media for predicting in vivo performance of class I and II drugs. **Pharmaceutical Research,** [s. l.] v. 15, p. 698-705, 1998.

HIXSON, A. W.; CROWELL, J. H. Dependence of Reaction Velocity upon surface and Agitation. **Industrial & Engineering Chemistry**, [s. l.] v. 23, n. 8, p. 923-931, 1931.

ICH – International Conference on Harmonization. **Q2(R1) Validation of Analytical Procedures:** Text and Methodology. Guidance for Industry. Silver Spring: MD, nov. 2005.

JANTRATID, E. et al. Dissolution media simulating conditions in the proximal human gastrointestinal tract: an update. **Pharmaceutical Research**, [s. l.] v. 25, p. 1663-1676, 2008.

KHAN, K. A. The concept of dissolution efficiency. **Journal of Pharmacy and Pharmacology**, [s. l.] v. 27, n. 1, p. 48-49, 1975.

KLEIN, S. et al. Media to simulate the postprandial stomach I. Matching the physicochemical characteristics of standard breakfasts. **Journal of Pharmacy and Pharmacology,** [s. l.] v. 56, n. 5, p. 605-610, 2004.

KOSTWICZ, E. S. et al. Forecasting the oral absorption behavior of poorly soluble weak bases using solubility and dissolution studies in biorelevant media. **Pharmaceutical Research**, [s. l.] v. 19, n. 3, p. 345-349, 2002.

KUMAR, V. Chapter 35. Dissolution. **Remington**: The Science and Practice of Pharmacy. 21. ed. Edited by the Philadelphia College of Pharmacy and Science editorial board. Baltimore: Published by Lippincott Williams and Wilkins, 2006. p. 673.

MARQUES, M. R. C. **Dissolution Media Simulating Fasted and Fed States**. [s. l.] Dissolution Technologies, may, 2004.

MARQUES, M. R. C.; LOEBENBERG, R.; ALMUKAINZI, M. Simulated biological fluids with possible application in dissolution testing. **Dissolution Technologies**, [s. l.] v. 18, n. 3, p. 15-28, 2011.

MARQUES, M. R. C. Enzymes in the dissolution testing of gelatin capsules. **AAPS PharmSciTech**, [s. l.] v. 15, n. 6, p. 1410-1416, 2014.

MOORE, J. W.; FLANNER, H. H. Mathematical Comparison of Dissolution Profiles. **Pharmaceutical Technology**, [s. l.] v. 20, n. 6, p. 64-74, 1996.

NELSON, E. Solution Rate of Theophylline Salts and Effects from Oral Administration. **Journal of the American Pharmaceutical Association,** [s. l.] Scientific Ed., v. 46, n. 10, p. 607-614, 1957.

NERNST W. Theorie der reaktionsgeschwindigkeit in heterogenen systemen. **Zeitschrift für Physikalische Chemie,** [s. l.] v. 47, p. 52-55, 1904.

NOYES, A. A.; WHITNEY, W. R. The rate of solution of solid substances in their own solutions. **Journal of the American Chemical Society,** [s. l.] v. 19, p. 930-934, 1897.

POLLI, J. E.; REKHI, G. S.; SHAH, V. P. Methods to Compare Dissolution Profiles. **Drug Information Journal**, [s. l.] v. 30, n. 4, p. 1113-1120, 1996.

POLLI, J. E. et al. Methods to Compare Dissolution Profiles and a Rationale for Wide Dissolution Specifications for Metoprolol Tartrate Tablets. **Journal of Pharmaceutical Sciences**, [s. l.] v. 86, n. 6, jun. 1997.

SEAGER, R. J. et al. Solid dissolution in a fluid solvent is characterized by the interplay of surface area-dependent diffusion and physical fragmentation. **Scientific Reports**, [s. l.] v. 8, n. 1, 2018.

SHAH, V. P. et al. In vitro dissolution profile comparison—statistics and analysis of the similarity factor, f2. **Pharmaceutical Research**, [s. l.] v. 15, p. 889-896, 1998.

SIMON, A. et al. Development and validation of a discriminative dissolution test for betamethasone sodium phosphate and betamethasone dipropionate intramuscular injectable suspension. **AAPS PharmSciTech**, [s. l.] v. 14, n. 1, p. 425-34, mar. 2013.

SIMON, A. et al. Comparative evaluation of rivastigmine permeation from a transdermal system in the Franz cell using synthetic membranes and pig ear skin with in vivo-in vitro correlation. **International Journal of Pharmaceutics**, [s. l.] v. 512, issue 1, p. 234-241, 15 oct. 2016.

SIMON, A. et al. **Development of a Discriminative In Vitro Release Test for Rivastigmine Transdermal Patches Using Pharmacopeial Apparatuses**: USP 5 and USP 6. [s. l.] AAPS PharmSciTech, 2017.

USP – United States Pharmacopeial Convention. **General Chapters**: <711> Dissolution. Rockville: USP, USP45-NF40, 2022.

USP – United States Pharmacopeial Convention. **General Chapters**: <724> Drug Release. Rockville: USP, USP45-NF40, 2022.

USP – United States Pharmacopeial Convention. **General Chapters:** <1092> The dissolution procedure: development and validation. Rockville: USP, USP45-NF40, 2022.

USP – United States Pharmacopeial Convention. **General Chapters**: <1724> Semisolid drug products — performance tests. Rockville: USP, USP45-NF40, 2022.

VERTZONI, M. *et al*. Simulation of fasting gastric conditions and its importance for the in vivo dissolution of lipophilic compounds. **European Journal of Pharmaceutics and Biopharmaceutics**, [*s. l.*] v. 60, p. 413-417, 2005.

WOOD, J. H.; SYARTO, J. E.; LETTERMAN, H. Improved holder for intrinsic dissolution rate studies. **J. Pharm. Sci.**, [*s. l.*] v. 54, p. 1068, 1965.

CAPÍTULO 3

FUNDAMENTOS DA FARMACOCINÉTICA

Michel Leandro de Campos & Marcelo Gomes Davanço

3.1 Introdução

A farmacocinética é a parte da farmacologia que lida com o movimento do fármaco no organismo, fazendo a interface entre o medicamento a ser administrado e a obtenção do efeito farmacoterapêutico desejado. Assim, do ponto de vista disciplinar, a farmacocinética está relacionada a fisiologia, bioquímica, fisiopatologia e biologia molecular, bem como à tecnologia farmacêutica. Isso é importante para reconhecermos que as alterações farmacoterapêuticas buscadas na formulação de um medicamento são alcançadas por meio da modulação de processos farmacocinéticos.

Os processos farmacocinéticos determinam a disposição do fármaco no organismo e essa disposição é que garante a presença de fármaco livre no local de ação, o que resultará no efeito farmacológico. São quatro os processos farmacocinéticos gerais: Absorção, Distribuição, Biotransformação (Metabolismo) e Excreção, sendo que a biotransformação e a excreção juntas representam o processo global de eliminação.

Cada um desses processo pode ser estudado pelo ponto de vista mecanicista, em que se identificam, por exemplo, um carreador responsável pelo transporte de um determinado fármaco ou os tecidos aos quais um fármaco tem acesso durante sua distribuição. Contudo, a abordagem direta e aplicável está na compreensão dos parâmetros farmacocinéticos que estão associados a cada um deles, seu modo de obtenção, interpretação e aplicação.

3.2 Absorção

Uma vez que o fármaco esteja liberado de sua forma farmacêutica e dissolvido no meio do local de administração, ele estará disponível para ser absorvido. O processo de absorção consiste na passagem do fármaco do local de administração para a circulação, o que deverá ocorrer por mecanismos de transporte pré-existentes. Não havendo limitação no mecanismo de transporte, a velocidade de absorção dependerá da velocidade em que o fármaco fica disponível na biofase de absorção. Por outro lado, não havendo limitação na solubilidade do fármaco, a lipofilicidade ou a capacidade dos mecanismos de transporte é que governarão a velocidade de absorção. Assim, as propriedades de solubilidade e permeabilidade de cada fármaco são determinantes para sua absorção.

Características da formulação também podem influenciar na absorção por consequência de alterações na fase biofarmacêutica, por exemplo, um medicamento na forma de um comprimido com maior dureza pode retardar a absorção de um fármaco que tenha alta permeabilidade e alta solubilidade (fármacos classe I do SCB). Em um outro exemplo, um excipiente que aumente a solubilidade pode acelerar e aumentar a absorção de um fármaco com alta permeabilidade, mas de baixa solubilidade (fármacos classe II do SCB).

3.2.1 Parâmetros Farmacocinéticos Relacionados

Os parâmetros farmacocinéticos relacionados ao processo de absorção são a biodisponibilidade, a concentração máxima (Cmáx), o tempo de ocorrência da concentração máxima (tmáx), a constante de absorção (ka) e o tempo médio de absorção (MAT, *mean absorption time*). Outros parâmetros podem ser obtidos dependendo da forma de análise do perfil de concentração plasmática pelo tempo.

3.2.1.1 *Biodisponibilidade*

A biodisponibilidade absoluta (F) é a porcentagem da dose administrada por via extravascular que alcança a circulação sistêmica em comparação com a via intravenosa. A quantidade de fármaco é expressa pela área sob a curva (ASC), portanto a biodisponibilidade é obtida pela seguinte relação (Equação 3.1):

$$F(\%) = \frac{ASC_{EV}}{ASC_{IV}} \cdot 100 \qquad \text{Equação 3.1}$$

Em que F é a biodisponibilidade em porcentagem, ASC_{IV} é a área sob a curva obtida na administração intravenosa e ASC_{EV} é a área sob a curva da via extravascular para qual se deseja obter a biodisponibilidade absoluta.

Em algumas situações pode ser calculada a biodisponibilidade relativa (F_{rel}), quando a via referencial IV não está disponível e se pretende comparar produtos ou vias de administração extravasculares. Por exemplo, para comparar uma formulação teste (candidata a medicamento genérico) com o seu respectivo medicamento de referência, aplica-se a Equação 3.2:

$$F_{rel}(\%) = \frac{ASC_{teste}}{ASC_{ref}} \cdot 100 \qquad \text{Equação 3.2}$$

Em que F_{rel} é a biodisponibilidade relativa em porcentagem, ASC_{ref} é a área sob a curva obtida na administração do medicamento de referência e ASC_{teste} é a área sob curva da formulação para a qual se pretende calcular a biodisponibilidade relativa.

Em caso de serem usadas doses diferentes em cada perfil obtido para determinação da biodisponibilidade absoluta ou relativa, as equações apresentadas podem ser ajustadas para considerar a dose administrada, como a seguir (Equações 3.3 e 3.4):

$$F(\%) = \frac{ASC_{EV} \cdot Dose_{IV}}{ASC_{IV} \cdot Dose_{EV}} \cdot 100 \qquad \text{Equação 3.3}$$

$$F_{rel}(\%) = \frac{ASC_{teste} \cdot Dose_{ref}}{ASC_{ref} \cdot Dose_{teste}} \cdot 100 \qquad \text{Equação 3.4}$$

Em que $Dose_{IV}$ é a dose utilizada na administração intravenosa, $Dose_{EV}$ é a dose utilizada na administração extravascular, $Dose_{ref}$ é a dose utilizada para administração do produto referência e $Dose_{teste}$ é a dose utilizada para administração do produto teste.

3.2.1.2 Concentração Máxima (Cmáx) e Tempo de Ocorrência da Concentração Máxima (tmáx)

Embora possam ser calculados a depender dos dados disponíveis na forma de análise escolhida, os parâmetros farmacocinéticos Cmáx e tmáx são geralmente extraídos diretamente dos dados experimentais para as vias extravasculares. A Cmáx será o maior valor de concentração alcançado em cada perfil de concentração por tempo e o tmáx será o tempo em que a Cmáx ocorreu (Figura 3.1, gráfico da esquerda). Por serem obtidos dos dados experimentais sem a necessidade de utilização de um modelo ou aplicação de cálculos mais complexos, os parâmetros Cmáx e tmáx podem ser os primeiros indicadores de alterações do processo de absorção ou sugerir se o planejamento proposto para um novo produto está no caminho pretendido. Uma redução de Cmáx com um atraso de tmáx indica uma diminuição da velocidade de absorção (Figura 3.1, linha vermelha), enquanto uma redução de Cmáx com um mesmo tmáx pode sugerir uma perda de exposição no fármaco com o Cmáx menor, portanto, uma menor absorção.

Figura 3.1 – À esquerda: Cmáx e tmáx de um perfil farmacocinético simulado. À direita: Perfil da esquerda (A) mais 2 perfis (B e C) com aumento da velocidade de absorção (traçado verde) e redução da velocidade de absorção (traçado vermelho)

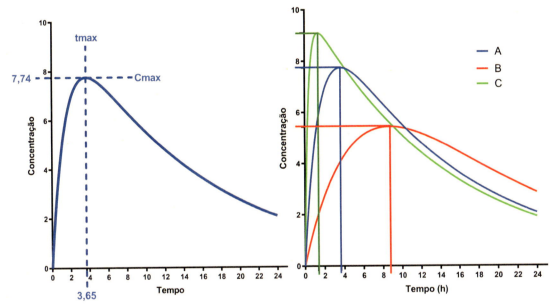

Fonte: os autores

Na administração intravenosa em *bolus* é presumido que o tmáx é o tempo zero, mesmo que experimentalmente seja o primeiro tempo de coleta disponível, enquanto a Cmáx experimental será sempre a primeira concentração obtida, podendo ser calculada a concentração no tempo zero, a qual seria presumivelmente a verdadeira concentração máxima.

A Cmáx e o tmáx estão entre os parâmetros que devem ser reportados nos estudos de biodisponibilidade relativa e bioequivalência, sendo que o primeiro deve ser empregado como desfecho primário para comparação estatística entre as formulações (VIEIRA; CAMPOS, 2011).

3.2.1.3 Constante e meia-vida de absorção

A constante de absorção (ka) governa a taxa de mudança do fármaco na biofase de absorção. Em geral, assume-se que ocorra com uma cinética de primeira ordem. Após uma administração extravascular, há uma grande quantidade de fármaco nessa biofase que será transferida para o compartimento de coleta (corrente sanguínea) em uma velocidade dependente de ka, portanto a velocidade de absorção é produto de ka multiplicado pela quantidade de fármaco disponível na biofase de absorção.

Com o início do processo de absorção, a concentração na corrente sanguínea aumenta rapidamente, alcançando um pico de concentração (Cmáx) que ocorre em tmáx, quando a velocidade de entrada do fármaco na corrente sanguínea se iguala à velocidade de saída. Posteriormente, quando a velocidade de entrada do fármaco é menor que a velocidade de saída, dá-se início ao decaimento da concentração na corrente sanguínea.

A determinação de ka presume que a velocidade de entrada na corrente sanguínea é igual à velocidade de desaparecimento do fármaco na biofase de absorção, o que explica a redução da velocidade de absorção, conforme a quantidade de fármaco diminui na biofase de absorção.

A obtenção de ka permite o cálculo da meia-vida de absorção por meio da Equação 3.5:

$$t_{1/2a} = \frac{Ln2}{ka} \qquad \text{Equação 3.5}$$

Em que $t_{1/2a}$ é a meia-vida de absorção ou o tempo necessário para que a concentração do fármaco na biofase seja reduzida pela metade. A ka ou a $t_{1/2a}$ são úteis em estudos para comparação de testes (produtos, vias, interações) que possam afetar a absorção.

O gráfico da direita na Figura 3.1 apresenta três perfis farmacocinéticos com diferentes valores de Cmáx e tmáx, ocorridos em consequência de uma alteração em ka, em que as linhas A, B e C têm ka igual a 0,7 h^{-1}, 0,175 h^{-1} e 2,8 h^{-1} e $t_{1/2a}$ 1 h, 4 h e 15 min, respectivamente. O método de obtenção de ka será descrito à frente nos modelos com cinética de absorção.

3.2.1.4 Tempo Médio de Absorção

O tempo médio de absorção (TMA), em inglês *mean absorption time (MAT)*, é um parâmetro relacionado ao processo de absorção que indica o tempo médio para remoção do fármaco da biofase. Ou seja, o MAT representa o tempo médio que as moléculas da biofase, prontas para serem absorvidas, levam para serem removidas para a corrente sanguínea. Algumas moléculas levarão pouco tempo para serem absorvidas, enquanto outras levarão muito tempo. É possível compreender e calcular esse parâmetro (MAT) também por meio da diferença entre o tempo de residência médio (MRT, *mean residence time*) obtido pela via intravenosa e, usando a terminologia proposta por Shargel e Yu (2016), o tempo de trânsito médio (MTT, *mean transit time*). O MRT descreve o tempo médio que as moléculas do fármaco ficam no corpo sob ação apenas dos processos de distribuição e eliminação, portanto, após administração intravenosa. Já o MTT é o equivalente ao MRT, mas após administração extravascular (ex.: administração oral), portanto, considera a permanência das moléculas desde o início da absorção até o fim da eliminação.

Assim, o MAT pode ser usado para comparação e interpretação de alterações que tenham reflexos no processo de absorção. Por exemplo, o MTT da administração oral de uma solução (MTT$_{oral(solução)}$) será mais curto que o MTT da administração oral do mesmo fármaco na forma sólida (MTT$_{oral(sólido)}$). De maneira similar, a comparação entre dois comprimidos (C1 e C2) com diferentes forças de compressão resultará em diferentes valores de MTT, sendo que a diferença entre MTT$_{oral, C1}$ e MTT$_{oral, C2}$ refletirá as diferentes forças de compressão utilizadas no processo produtivo dessas formulações. O MTT maior será para o comprimido que levar mais tempo para desintegrar e liberar o fármaco para a biofase de absorção.

3.3 Distribuição

O fármaco absorvido se distribui através da corrente sanguínea e, por consequência, alcança mais rapidamente os órgãos mais perfundidos, como fígado, rins e encéfalo. Contudo, o acesso ao líquido intersticial e intracelular dependerá também de suas propriedades físico-químicas, bem como seu acúmulo dependerá da afinidade do fármaco por locais específicos do tecido. Apesar da alta perfusão, o acesso ao sistema nervoso central estará limitado pela barreira hematoencefálica ou facilitado pela presença de carreadores que reconheçam o fármaco. Em seguida, o fármaco acessará, sob as mesmas regras, tecidos menos perfundidos como gordura, pele e músculo. A velocidade de acesso do fármaco aos diversos tecidos pode variar, sendo que a distribuição para cada tecido será regida pela partição do fármaco entre o sangue e cada tecido.

Na corrente sanguínea, o fármaco pode estar livre ou ligado às proteínas plasmáticas, principalmente a albumina, que é a mais abundante, mas também a glicoproteína ácida α_1, no caso de fármacos básicos. Essa ligação às proteínas plasmáticas é fator importante na distribuição dos fármacos, uma vez que apenas a fração livre (fármaco não ligado) é capaz de sair da corrente sanguínea. De maneira similar, o acúmulo do fármaco nos tecidos será influenciado pela taxa de ligação do fármaco em cada tecido, onde ocorrerá um equilíbrio entre a fração livre e a fração ligada do fármaco.

A homogeneidade cinética estabelece que as mudanças na concentração plasmática terão reflexo direto na concentração do fármaco no local em que promove sua ação (SPRUILL; WADE et al., 2014), bem como nos outros tecidos em que o fármaco se distribui, desde que o pseudo-equilíbrio já tenha sido alcançado (GIBALDI; PERRIER, 2007). A homogeneidade cinética é fundamental para suposição da relação entre as concentrações plasmáticas e a ação farmacológica, pois determina que as concentrações quantificadas no plasma tenham relação direta com as concentrações nos tecidos onde o fármaco promoverá seu efeito, seja tóxico ou terapêutico.

A ligação a proteínas plasmáticas não pode ser obtida a partir de um perfil de concentração plasmática por tempo, sendo necessários experimentos específicos para sua determinação. Os principais métodos são a diálise de equilíbrio, a ultrafiltração e a ultracentrifugação. Todos se baseiam na promoção de um equilíbrio do fármaco no plasma em uma concentração total quantificada, seguida da separação das frações ligada e livre, as quais são quantificadas separadamente, permitindo o cálculo da porcentagem de fármaco da concentração total que estava ligada às proteínas. Esse parâmetro será importante para estimar a concentração de fármaco livre, portanto, capaz de promover seu efeito. A concentração inibitória mínima dos antimicrobianos, por exemplo, é medida com o fármaco na ausência de proteínas plasmáticas, portanto, é natural que a concentração a ser considerada quando se quer eliminar um microrganismo suscetível no corpo seja a concentração livre e não a concentração total.

Avaliar a fração livre ou não ligada do fármaco no plasma também é relevante para pressuposições relacionadas aos tecidos, pois, para a maioria dos fármacos, a concentração do fármaco livre, após atingido o estado de equilíbrio, será a mesma de ambos os lados das diversas biomembranas que separam os compartimentos do organismo, ou seja, a concentração livre do fármaco no plasma será igual à concentração livre do fármaco nas biofases nas quais ele tem alta permeabilidade, a chamada "hipótese do fármaco livre" (SMITH; DI; KERNS, 2010).

É característico da distribuição que o fármaco saia da corrente sanguínea, mas retorne em algum momento até sua eliminação completa do organismo. Se ele se distribuir instantaneamente para todos os locais aos quais terá acesso, sua distribuição não terá reflexo significativo no decaimento das concentrações plasmáticas, uma vez que o retorno após a saturação dos locais de distribuição é lento e dependente da queda das concentrações promovida pela eliminação. Por outro lado, quando há uma fase de distribuição não instantânea e a quantidade de fármaco distribuído é significativa, as concentrações plasmáticas podem cair mais rapidamente até que haja a saturação do local de distribuição. Isso poderá ser observado e mensurado com os dados de concentração plasmática *vs.* tempo se eles forem analisados sob o prisma da modelização compartimental.

Independentemente da velocidade de transferência do fármaco aos diversos tecidos aos quais terá acesso, sua saída da corrente sanguínea, quando ocorrer, terá consequências nas concentrações plasmáticas, isso porque, logicamente, quanto mais o fármaco sair da corrente sanguínea e se distribuir nos tecidos, menores serão as concentrações plasmáticas, mesmo que a exposição total do organismo ao fármaco não seja afetada, já que esse fármaco deverá retornar em algum momento. O valor indicativo dessa evasão do fármaco da corrente sanguínea, a partir de um perfil de concentração plasmática *vs.* tempo, será o volume de distribuição aparente, principal parâmetro relacionado à distribuição. Quando os dados forem adequados, também será possível calcular a constante de distribuição e sua respectiva meia-vida.

3.3.1 Volume de distribuição

O volume de distribuição (V_d) é um parâmetro que expressa uma razão de proporcionalidade entre a quantidade de fármaco no organismo e a concentração plasmática. Imagine, por exemplo, que dois fármacos diferentes são introduzidos em um mesmo organismo, de mesmo tamanho ou volume, mas resultam em diferentes concentrações provenientes da corrente sanguínea. A relação entre a concentração obtida no sangue e a quantidade de fármaco introduzida será diferente, de modo que aquele com a menor concentração terá uma maior razão e aquele com a maior concentração terá uma menor razão. Em farmacocinética, a quantidade do fármaco é expressa por uma unidade de massa (ex.: mg) e o fármaco na corrente sanguínea é expresso por uma concentração com unidade massa/volume (ex.: mg/mL). Ao dividir a massa pela concentração, obtemos um volume como resultado final. Esse é o volume de distribuição. Assim, o volume de distribuição também pode ser definido como o volume de plasma que conteria o fármaco nas concentrações observadas no plasma.

Nesse conceito é importante destacar que a obtenção do volume de distribuição para ser essa constante de proporcionalidade entre concentração plasmática e quantidade de fármaco no corpo parte da quantidade de fármaco introduzida no corpo. Assim, a dose de fármaco precisa ser a que realmente ficou biodisponível, portanto, o volume de distribuição só é corretamente obtido na administração pela via intravenosa, ou quando a biodisponibilidade da administração extravascular é conhecida. Na administração extravascular sem conhecimento da biodisponibilidade, o valor incógnito de "F" deverá ser acrescido ao volume de distribuição (V_d/F), indicando que o valor está contaminado pela biodisponibilidade desconhecida.

Compreendido o papel da dose, é importante compreender que a concentração de fármaco no plasma pode se relacionar com a quantidade de fármaco sendo introduzida no organismo de diferentes formas, o que resulta em diferentes tipos de volume de distribuição.

O volume de distribuição inicial ou central (V_c) é uma relação entre a concentração plasmática, antes de iniciada a eliminação, e a dose administrada intravenosamente, sendo facilmente calculada dividindo-se a dose pela intersecção da curva de decaimento no eixo da concentração (C_0, concentração no tempo 0) ou pela soma das intersecções, no caso de modelos multicompartimentais, sendo obtido pela relação (Equação 3.6):

$$V_c = \frac{Dose}{C_0}$$ Equação 3.6

Em que V_c é o volume de distribuição inicial e C_0 é a concentração do fármaco no tempo zero, obtida pela extrapolação da reta de decaimento até o eixo Y. Para modelos multicompartimentais, C_0 pode ser substituído pela soma das intersecções das equações exponenciais de decaimento do modelo.

O volume de distribuição no pseudo-equilíbrio (V_z) é a razão de proporcionalidade entre a quantidade de fármaco no organismo e a concentração plasmática durante a fase de eliminação, ou seja, no pseudo-equilíbrio. Em decaimentos com apenas uma fase, a distribuição instantânea do fármaco no organismo transforma o V_c no único V_d, não diferindo significativamente de V_z. Isso ocorre no decaimento monofásico, pois não há distribuição ainda ocorrendo e a relação da concentração plasmática com a quantidade de fármaco no organismo será constante até a total eliminação. No caso de decaimento bifásico, a concentração inicial ocorre antes que o fármaco esteja completamente distribuído, portanto, essa concentração é superestimada e o volume de distribuição ainda não alcançou seu valor assintótico, o que ocorrerá quando o pseudo-equilíbrio de distribuição for alcançado, ou seja, na fase de eliminação, quando a concentração cai significativamente apenas devido à eliminação. O Vz pode ser obtido pela Equação 3.7:

$$V_z = \frac{Dose}{ASC_{0-\infty} \cdot \lambda_z}$$ Equação 3.7

Em que $ASC_{0-\infty}$ é a área sob a curva de zero ao infinito e λ_z é a inclinação da fase de eliminação. Apesar de ser geralmente considerado como um parâmetro independente, o volume de distribuição, quando calculado como V_z, reflete alterações do *clearance* (CURRY; WHELPTON, 2017).

Por fim, temos o volume de distribuição no estado de equilíbrio (V_{ss}), que expressa a relação entre a concentração plasmática no estado de equilíbrio e a quantidade de fármaco no organismo. Esse é o volume de distribuição apropriado em regimes de doses múltiplas e infusões, desde que o estado de equilíbrio seja alcançado. Após administração intravenosa, o V_{ss} pode ser obtido pela Equação 3.8:

$$V_{ss} = CL \cdot \frac{ASMC_{0-\infty}}{ASC_{0-\infty}}$$ Equação 3.8

Em que CL é o *clearance*, $ASC_{0-\infty}$ é a área sob a curva de zero ao infinito e $ASMC_{0-\infty}$ é a área sob o primeiro momento da curva.

Em geral, o V_z é um pouco maior que o V_{ss}, mas essa diferença será maior quando a fase de distribuição não instantânea demorar mais para terminar. A aplicação desses Vds tem relação com sua forma de obtenção, em que V_c permite determinar qual será a concentração inicial de uma administração intravenosa, V_z será útil para determinar a quantidade de fármaco ainda no organismo durante a fase de eliminação e o V_{ss} permite o cálculo da dose de ataque, quando multiplicado pela concentração alvo. A dose de ataque (LD, *loading dose*) é uma quantidade de fármaco que ao ser administrada adianta o estado de equilíbrio, pois eleva a concentração plasmática imediatamente para a concentração alvo, dispensando a espera das cinco meias-vidas de eliminação.

3.3.2 Constante e meia-vida de distribuição

A constante de distribuição (α) é obtida em análises com modelização em que o modelo bicompartimental é o que melhor se adapta aos dados farmacocinéticos. Essa constante determina a taxa de transferência do fármaco para o compartimento periférico e é responsável pelo decaimento maior das concentrações até que apenas a fase de eliminação seja a força motriz desse decaimento. É usada para calcular a meia-vida de distribuição ($t_{1/2\alpha}$), podendo se alterar quando o fármaco é administrado em sistemas de liberação (ZARA; BARGONI *et al.*, 2002; DING; HONG *et al.*, 2012; BINGOL; BAKIREL, 2017), em que a diferença no resultado do parâmetro reflete o efeito do sistema de liberação na distribuição do fármaco. A α é obtida pela inclinação da reta exponencial da diferença entre as concentrações observadas e as concentrações calculadas pela equação exponencial da fase de decaimento final nos tempos da fase de distribuição. Já a meia-vida de distribuição é calculada pela Equação 3.9:

$$t_{1/2\alpha} = \frac{Ln2}{\alpha} \qquad \text{Equação 3.9}$$

Em geral, a α é calculada a partir da administração intravenosa, mesmo que seja possível seu cálculo a partir da administração extravascular. Contudo, é comum que um mesmo fármaco, administrado pelas vias intravenosa e oral, tenha perfis de concentração plasmática *vs.* tempo em que não seja possível calcular a α após a administração oral, mesmo que possa ser obtida na administração intravenosa (YUK; NIGHTINGALE *et al.*, 1991). Isso ocorre quando ka é menor ou igual à constante de retorno do fármaco do compartimento de distribuição para o compartimento central, resultando em um perfil de concentração insuficientemente resolvido para determinar a constante de distribuição (CURRY; WHELPTON, 2017). É importante destacar que, nessa situação, ka poderá ser calculado, mas estará contaminado por α, o que não é um problema significativo em estudos comparativos.

3.4 Eliminação

Do ponto de vista farmacocinético, o processo de eliminação consiste nos mecanismos que levem à redução das concentrações plasmáticas do fármaco e que tenham reflexo na exposição. Assim, tanto a biotransformação (metabolismo) quanto a excreção são partes do processo de eliminação, tanto que os parâmetros de eliminação são calculados para o processo total de eliminação e, quando há relevância clínica, calculados separadamente para órgãos específicos.

3.4.1 Biotransformação (Metabolismo)

A biotransformação ocorre quando as reações bioquímicas anabólicas e catabólicas do organismo alteram estruturalmente o fármaco. Essas reações não levam necessariamente ao fim do efeito farmacológico, uma vez que metabólitos formados ainda podem ser ativos, contudo a molécula do fármaco não é mais a mesma que foi administrada, sendo que a depender da relevância do metabólito ativo pode ser necessário avaliar também a sua farmacocinética. Por exemplo, o *N*-desmetildiazepam é um metabólito inativo do diazepam, enquanto a morfina é convertida ao metabólito inativo normorfina, mas também ao metabólito ativo morfina-6-glicuronídeo. Situação similar ocorre com o acetaminofeno, que é convertido a metabólitos inativos e ao metabólito ativo tóxico *N*-acetil-*p*-benzoquinona-imina, o qual é inativado e excretado na forma de um conjugado com glutationa.

A formação de uma substância ativa a partir dos processos de biotransformação é a abordagem utilizada no planejamento de pró-fármacos, uma vez que a biotransformação é responsável pela formação da substância farmacologicamente ativa. Isso, por sua vez, não impede que o fármaco formado passe novamente pelo processo de biotransformação para ser eliminado.

O principal órgão biotransformador de fármacos do organismo é o fígado, contudo esse processo pode ocorrer em outros locais, como rins, pulmões ou no próprio sangue. A circulação do fármaco na corrente sanguínea o deixa suscetível aos processos de biotransformação que fazem parte do sistema de depuração, nesse caso, por modificação estrutural. Em geral, essas modificações deixarão os fármacos mais hidrossolúveis e, consequentemente, mais excretáveis pela via renal. As reações de biotransformação de fármacos são divididas em dois grandes grupos, como demonstrado na Figura 3.2.

Figura 3.2 – Reações de fase I e II no metabolismo do tramadol

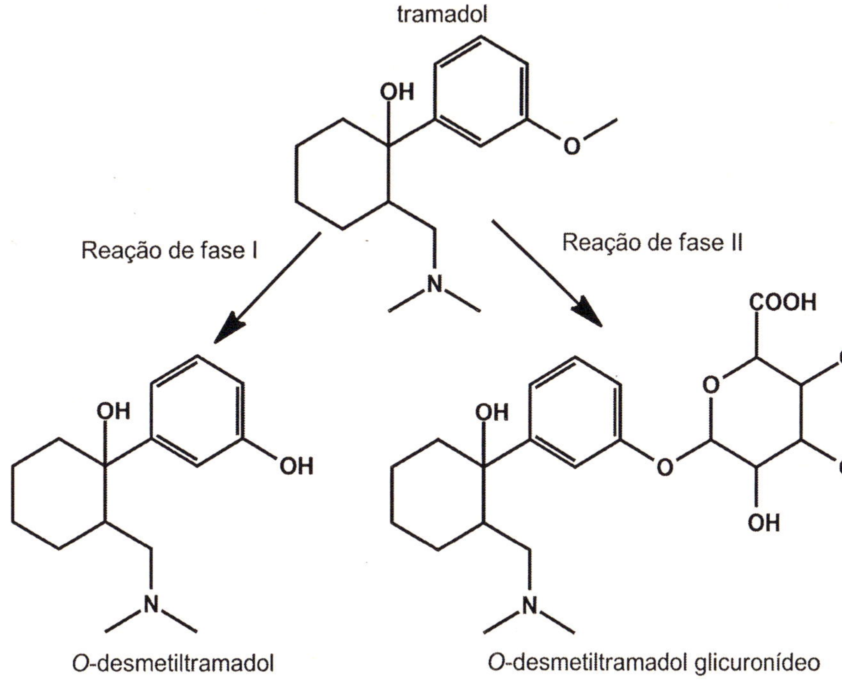

Fonte: os autores

As reações de fase I ou de funcionalização são reações que expõem ou introduzem grupos funcionais, como aminas e hidroxilas, podendo ocorrer, por exemplo, por oxidação, hidrólise e desalquilação. Já as reações de fase II ou de conjugação combinam as moléculas funcionalizadas com moléculas orgânicas endógenas que são altamente polares, exceto no caso da adição de grupos metila.

As reações de fase I são catalisadas por grupos enzimáticos como flavina monoxigenases, mas principalmente por enzimas do sistema citocromo P450 (CYP). As CYP são um grupo de enzimas com diversas isoformas que reconhecem vários substratos.

A CYP3A4 é a isoforma predominante, ocorrendo em grandes quantidades no fígado, mas também presente na parede intestinal, em que pode reduzir a biodisponibilidade de fármacos antes de estarem completamente absorvidos. A CYP3A4 é responsável por cerca de 50% das reações de oxidação de fármacos mediadas por CYP e a mais envolvida nas interações. A CYP2D6 é a segunda mais importante na variedade de fármacos como substratos, merecendo ainda mais destaque por seu polimorfismo genético, o que resulta em pessoas com diferenças significativas na capacidade de metabolização mediada por essa enzima. Alguns indivíduos têm CYP2D6 funcionalmente mínima ou nula, enquanto outros podem ter essa enzima com uma função intermediária, extensa ou até mesmo ultrarrápida. Por exemplo, a codeína é convertida em morfina por CYP2D6, de modo que, em pessoas com CYP2D6 ultrarrápida, pode haver uma formação excessiva e perigosa de morfina, enquanto em pessoas com pouca função de CYP2D6, pode não haver nenhuma formação de morfina e um efeito muito reduzido ou insuficiente de analgesia.

Entre as outras CYP, a CYP2C9 é a mais relevante, enquanto as outras são responsáveis por 2 a 4% das reações de oxidação de fármacos por CYP. É importante ressaltar que essa relevância considera um contexto geral e que, a depender da suscetibilidade do fármaco estudado, se ele for metabolizado por uma única CYP, esta será a mais significativa na avaliação desse fármaco.

As reações mediadas por CYP são reações oxidativas que transferem oxigênio para o substrato, ocorrendo principalmente *N*-desalquilação, *O*-desalquilação, hidroxilação aromática e alifática, desaminação, *N*-oxidação e *S*-oxidação. A supramencionada conversão de codeína em morfina, por exemplo, é uma *O*-desalquilação.

As reações de fase II são promovidas por enzimas que efetuam a conjugação do fármaco ou de seu metabólito de fase I com um grupo polar, portanto, as reações de fase II não dependem necessariamente da ocorrência prévia de reações de fase I, caso o substrato já tenha grupos suscetíveis a serem conjugados.

As principais reações de fase II são a glicuronidação, a acetilação, a sulfatação, a metilação e a conjugação com glutationa. Mais do que as reações de fase I, as reações de conjugação, normalmente, levam a metabólitos inativos, apesar de haver exceções, como a morfina-6-glicuronideo. Outro aspecto importante é que as reações de conjugação são limitadas pela quantidade disponível do grupo polar a ser conjugado, portanto, um substrato pode se acumular no organismo ou desviar seu metabolismo para outras reações, caso não seja possível realizar a conjugação que seria preferencial. O acetaminofeno, por exemplo, se usado em grandes quantidades, tem seu metabolismo por glutationilação suspenso, provocando acúmulo de *N*-acetil-*p*-benzoquinona-imina, que é o substrato dessa reação e é um composto tóxico.

3.4.2 Excreção

A excreção é um mecanismo de eliminação em que o fármaco ou seus metabólitos são retirados do organismo. A via renal é a principal forma de excreção dos fármacos, sendo frequentemente reportada a fração de uma dose que é eliminada inalterada na urina. O processo de eliminação por via renal ocorre por filtração glomerular, secreção tubular ativa ou difusão passiva pelo epitélio tubular, sendo que o processo de reabsorção pode reduzir a quantidade de fármaco eliminada. A reabsorção será maior para fármacos menos hidrossolúveis, o qual pode ser alterado pelo pH urinário.

Além da excreção renal, os fármacos ou seus metabólitos podem ser retirados do organismo por outras vias, das quais vale destacar a via biliar. Nessa via, fármacos ou seus metabólitos são transportados e acumulados na bile até que sejam liberados no intestino. Essa é uma via muito importante já que o fármaco no intestino pode ser reabsorvido, prolongando o tempo deste no organismo. Mesmo metabólitos, como os conjugados com ácido glicurônico, são passíveis de reabsorção após a conjugação ser hidrolisada por bactérias da microbiota. Esse processo de excreção seguido de reabsorção é chamado de circulação êntero-hepática.

3.4.2.1 *Parâmetro relacionado à Eliminação: Clearance*

O *clearance* (CL, ou depuração) pode ser conceituado como o volume de plasma do qual o fármaco é removido por unidade tempo. Assim, apesar de ser um parâmetro de eliminação do fármaco, não tem em seu valor numérico qualquer massa do fármaco, mas sim o volume do qual o fármaco é eliminado. A maioria dos fármacos é eliminada em um processo com cinética de primeira ordem, em que a quantidade absoluta de fármaco eliminado por unidade de tempo se altera em consequência da mudança na concentração pré-existente também em função do tempo.

O CL pode ser visto como uma razão de proporcionalidade entre a taxa de eliminação do fármaco e a concentração plasmática. Isso permite que seja usado para determinar a taxa de eliminação para uma dada concentração ou a quantidade de fármaco eliminado em um determinado intervalo temporal. O CL também é um dos parâmetros com maior aplicação na clínica, uma vez que é base do cálculo de dose para atingir uma concentração alvo (PECCININI; CAMPOS, 2016), conforme a Equação 3.10:

$$\frac{Dose \cdot F}{\tau} = CL \cdot C_{ss} \qquad \text{Equação 3.10}$$

Em que Dose é a quantidade de fármaco administrada em cada tomada, F é a biodisponibilidade em caso de administração extravascular, τ é o intervalo entre as administrações e C_{ss} é a concentração a ser mantida no estado de equilíbrio, podendo ser a concentração alvo do cálculo de dose.

A manutenção da concentração plasmática se baseia na equalização da taxa de entrada e da taxa de saída do fármaco do organismo. Analisando a equação anterior, vemos que, ao multiplicar o CL por uma determinada concentração, obtém-se uma quantidade de fármaco por unidade de tempo, o que dá ao CL esse caráter de razão de proporcionalidade entre a taxa de eliminação do fármaco e a concentração plasmática. Se essa taxa de saída do fármaco do organismo (quantidade por unidade tempo) for multiplicada por um determinado intervalo, por exemplo, o intervalo que separa as administrações, iremos obter a quantidade absoluta de fármaco que foi eliminado naquele período. Na Equação 3.10, essa quantidade é a dose, já que a quantidade a ser administrada deve ser igual a quantidade eliminada para manter uma determinada concentração alvo.

A não ser que seja expressamente indicado, o CL representa a depuração total do fármaco do corpo, independentemente de quais órgãos estejam envolvidos, podendo ser denominado CL total, CL plasmático ou CL corporal. Assim, o fármaco circulante em um fluxo Q entra no sistema de eliminação, formado pelos órgãos eliminadores, em uma concentração C_1 e sai em uma concentração C_2, de modo que a fração de C_1 que foi eliminada pelo sistema será a taxa de extração E, a qual é determinada pela capacidade intrínseca do órgão de promover a eliminação do fármaco (Figura 3.3).

Figura 3.3 – Esquema dos fatores que influenciam o *clearance* no sistema eliminador. Q = fluxo que perfunde o sistema eliminador. C1 = concentração do fármaco ao entrar no sistema. C2 = concentração do fármaco ao sair do sistema. E = taxa de extração

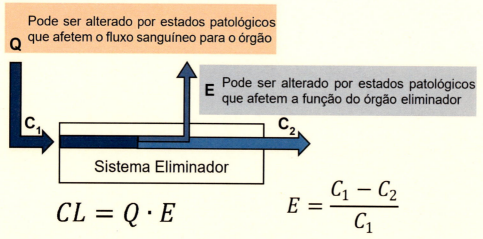

Fonte: os autores

Considerando a relação apresentada na Figura 3, vemos que o CL será influenciado por dois aspectos fisiológicos, o fluxo sanguíneo (Q), que passa com o fármaco pelo sistema eliminador, e a capacidade que o sistema eliminador tem de metabolizar ou retirar o fármaco (E) desse fluxo. O débito cardíaco será o principal determinante de Q e podemos considerar que para fármacos nos quais se espera apenas ação renal e hepática, Q será cerca de 170 L/h, já que a fração do débito cardíaco destinada a fígado e rins é de 0,5 de um total de cerca de 340 L/h para um indivíduo de 70 kg. Por outro lado, E dependerá da existência de mecanismos de metabolismo e excreção aos quais o fármaco é suscetível, podendo ser diretamente afetado por estados patológicos que prejudiquem funcionalmente os órgãos eliminadores. Com base nessas premissas, pode-se inferir que o CL máximo de um fármaco que seja completamente eliminado (E = 1) na passagem por fígado e rins será de 170 L/h em humanos. Valores maiores indicam eliminação em outros órgãos ou metabolismo na corrente sanguínea (TOUTAIN; BOUSQUET-MÉLOU, 2004).

O CL total é obtido do perfil de concentração plasmática pelo tempo pela Equação 3.11:

$$CL = \frac{Dose_{IV}}{ASC_{0-\infty}} \qquad \text{Equação 3.11}$$

Em que CL é o *clearance*, $Dose_{IV}$ é a dose administrada por via intravenosa e $ASC_{0-\infty}$ é a área sob a curva obtida do perfil de concentração plasmática pelo tempo de zero extrapolada ao infinito. A mesma equação pode ser modificada para obtenção do CL a partir da administração extravascular, contudo a dose deve estar corrigida pela biodisponibilidade ou o CL deverá ser grafado como "CL/F" para indicar que a fração da dose que realmente ficou biodisponível e resultou na ASC usada é desconhecida.

O CL total representa a soma de todos os mecanismos de eliminação aos quais o fármaco é suscetível. Considerando que fígado e rins são os principais órgãos eliminadores, o CL total será a soma de CL renal (CL_R), CL hepático (CL_H) e outros CL inespecíficos (CL_{outros}), sendo que, não havendo evidência sobre a sua significância, o CL_{outros} pode ser negligenciado. O CL renal pode ser obtido quando for possível determinar a quantidade total de fármaco excretado na urina. Assim, o CL_R será o quociente da divisão do fármaco excretado na urina pela ASC das concentrações plasmáticas. Para esse cálculo, é importante que as coletas de urina ocorram por período suficiente para se obter uma estimativa adequada da quantidade excretada, geralmente, seis meias vidas do fármaco. Quando CL_{outros} é negligenciável, o CL hepático poderá ser estimado subtraindo-se o CL_R do CL total.

Na maioria dos estudos farmacocinéticos, essa especificação de quanto do CL total ocorre pelo fígado ou por rins não será necessária, contudo, quando obtido, esse conhecimento pode ser aplicado no ajuste de doses em pacientes com insuficiência hepática ou renal, a depender da via de eliminação majoritária para o fármaco em questão. Por exemplo, o ácido valpróico (ou valproato de sódio) é mais de 95% eliminado por metabolismo hepático e sua dose inicial poderá ser reduzida, em casos de cirrose ou hepatite aguda, usando como base os parâmetros de função hepática. De maneira similar, mas mais precisa, a vancomicina, que é eliminada mais de 90% por via renal, tem sua dose inicial ajustada em função do *clearance* de creatinina (CLCr) do paciente. Isso é possível por haver uma relação de proporcionalidade entre o CLCr e o CL da vancomicina (Bauer, 2014).

O CL, portanto, será preferencialmente obtido após administração do fármaco por via intravenosa e útil, principalmente, nas seguintes situações:

- Cálculo da dose de manutenção a partir de uma concentração alvo pré-estabelecida;
- Cálculo da concentração que será alcançada no estado de equilíbrio em um regime posológico; e
- Na definição de populações de risco em que o ajuste de dose poderá ser necessário.

3.4.2.2 Parâmetro relacionado à Eliminação: Meia-vida de eliminação

A meia-vida de eliminação ($t_{1/2}$) consiste no tempo necessário para qualquer concentração plasmática ser reduzida em 50% na fase de eliminação do fármaco (Figura 3.4). A $t_{1/2}$ é um parâmetro híbrido do volume de distribuição e do CL e sua alteração ocorre como um efeito secundário às alterações de CL e, menos frequentemente, de volume de distribuição.

Como parâmetro de eliminação, a $t_{1/2}$ aumenta quando o processo de eliminação é prejudicado ou diminui quando ele é intensificado, o que será observado como uma redução ou aumento de *clearance*, respectivamente. Em contrapartida, alterações de volume de distribuição têm relação direta de proporcionalidade com a $t_{1/2}$. Isso ocorre porque o fármaco distribuído, ao retornar para circulação, favorece as concentrações plasmáticas, as quais permanecem mais elevadas, portanto, aumentando o tempo necessário para que a concentração caia pela metade, ou seja, aumentando a meia-vida de eliminação.

Assim como apresentado na absorção (ka e $t_{½a}$) e na distribuição (α e $t_{½\alpha}$), a meia-vida de eliminação tem relação com a constante de eliminação, por meio da Equação 3.12:

$$t_{½} = \frac{Ln2}{\lambda_z}$$ Equação 3.12

Em que λ_z é a constante de eliminação, a qual pode ser grafada também como k_{el} ou β, dependendo do modelo aplicado na análise do perfil de concentração por tempo. Essa constante de eliminação é obtida como a inclinação da linha de tendência exponencial das concentrações plasmáticas ocorridas na fase de eliminação do perfil de concentração plasmática pelo tempo. A meia-vida de eliminação também pode ser obtida diretamente do gráfico de concentração plasmática pelo tempo, como apresentado na Figura 3.4.

Figura 3.4 – Definição gráfica da meia-vida de eliminação. Considerando que C1/2 é metade de C1, a meia vida será o intervalo (Δt) entre a ocorrência de C1 e C1/2

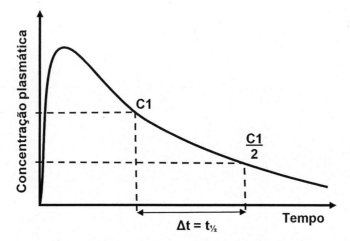

Fonte: os autores

A meia-vida de eliminação ($t_{1/2}$) é o alicerce para a escolha adequada do intervalo de dose em situação de doses múltiplas quando é necessário manter as concentrações máximas (Cmáx) e mínimas (Cmin) oscilando dentro de uma faixa de concentração no estado de equilíbrio. A partir do pico e do vale alvos da oscilação das concentrações, é possível utilizar a meia-vida de eliminação para determinar qual é o intervalo máximo que essas concentrações permitem entre as administrações. Por exemplo, se um determinado fármaco apresenta efeitos tóxicos a partir de 400 ng/mL e torna-se ineficaz em concentração mínima menor que 100 ng/mL, o intervalo máximo para suas administrações será de duas meias-vidas, pois em uma meia-vida a concentração cai de 400 ng/mL para 200 ng/mL e com mais uma meia-vida a concentração cai para 100 ng/mL. Se o intervalo for maior do que isso, as concentrações mínimas estarão abaixo do piso necessário para manter o efeito farmacoterapêutico.

Esse parâmetro também é fundamental para a estimativa do tempo necessário para se alcançar o estado de equilíbrio. Em regimes posológicos de dose múltipla, o estado de equilíbrio é obtido quando o acúmulo do fármaco no organismo alcança um equilíbrio entre a taxa de saída (eliminação) e a taxa de entrada (dose administrada) do fármaco, o qual resulta nas concentrações máximas e mínimas oscilando dentro de uma faixa relativamente constante, o que corre por volta de 4 a 5 meias-vidas. Outra aplicação da meia-vida de eliminação é a determinação do *washout*, que é o tempo adequado para que não haja quantidade de fármaco no organismo que possa interferir ou se somar de maneira significativa quando, em um estudo cruzado (ex.: estudo de bioequivalência *crossover* 2x2x2), for necessária uma segunda sequência de administração do fármaco no mesmo grupo de indivíduos. Idealmente, o *washout* deve ser de 10 meias vidas, já que após esse tempo a porcentagem restante de uma concentração inicial do fármaco no organismo será menor que 0,1 % (Figura 3.5), no entanto, do ponto vista regulatório, esse intervalo é aceito por diversas agências como, no mínimo, 5 meias vidas de eliminação.

Figura 3.5 – Perfil de concentração *vs.* tempo (em meias-vidas) de um regime de doses múltiplas com uma nova administração a cada meia-vida, indicando o tempo para alcançar o estado de equilíbrio (acúmulo), a manutenção do estado de equilíbrio por cerca de 5 meias-vidas e o *washout*

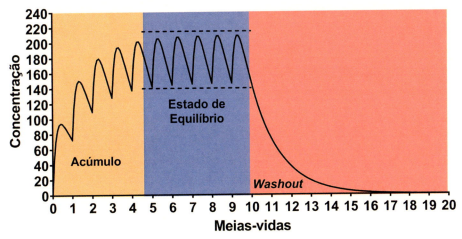

Fonte: os autores

A meia-vida de eliminação também é determinante para classificar um regime de doses repetidas como doses múltiplas ou como múltiplas administrações de dose única. Quando o intervalo entre as administrações é maior que 10 meias-vidas, portanto, ocorrendo o *washout*, dizemos que não houve acúmulo e se torna ilógico falar em alcançar o estado de equilíbrio. Por outro lado, quando esse intervalo é menor que 10 meias-vidas, haverá acúmulo e o estado de equilíbrio será atingido, contudo, quanto maior for esse intervalo maior será a oscilação das concentrações plasmáticas, ou seja, maior será a distância entre Cmáx e Cmin. Em geral, para fármacos em regime de doses múltiplas, as concentrações máxima e mínima da janela terapêutica são próximas o bastante para exigir um intervalo de administrações menor que 10 meias-vidas, resultando em acúmulo até alcançar o estado de equilíbrio (PECCININI; CAMPOS, 2016).

Em algumas situações especiais, a meia-vida de eliminação real de um fármaco pode não ser realmente a observada na administração extravascular. Isso ocorre sempre que houver algum mecanismo que limite o valor da constante de eliminação do fármaco, o que pode ocorrer nas administrações extravasculares quando a constante de absorção é menor do que a constante de eliminação ou na administração de pró-fármacos quando a constante de conversão do pró-fármaco em fármaco for menor que a constante de eliminação do fármaco matriz.

A situação em que o processo de absorção é um limitante do processo de eliminação ocorre, por exemplo, com medicamentos de liberação prolongada. Essa situação é chamada de *flip-flop*, em que a fase de absorção ocorre com significante efeito na constante de eliminação e a fase de eliminação está significativamente "contaminada" pela constante de absorção, de modo que a constante de eliminação do fármaco será igual a constante de absorção. Nessas condições, a única forma de determinar a verdadeira meia-vida de eliminação do fármaco é por meio da administração intravenosa ou por uma via ou forma farmacêutica que entregue o fármaco à circulação com maior velocidade de absorção.

3.5 Considerações Finais

As relações propostas entre parâmetros e processos farmacocinéticos não devem ser consideradas excludentes em relação a outros processos. Alguns parâmetros farmacocinéticos podem ser influenciados por mais de um processo, por exemplo, uma biodisponibilidade baixa pode ser causada tanto por problemas de absorção, quanto por eliminação excessiva. A meia-vida de eliminação, como citado, é um parâmetro híbrido do *clearance* e do volume de distribuição, mesmo que seja mais relevante no contexto da eliminação.

Neste capítulo, apesar de apresentadas algumas equações que permitem entender, interpretar ou até mesmo obter os parâmetros farmacocinéticos, em muitos casos elas dependem de outros valores que devem ser obtidos previamente. Assim, no capítulo *Princípios da Modelização Farmacocinética* (capítulo 4), será oferecido ao leitor o passo a passo que parte de um perfil farmacocinético e chega ao valor final de um parâmetro farmacocinético.

Agradecimentos

À professora Rosângela Gonçalves Peccinini, por suas contribuições com a divulgação e formação de pesquisadores na área de Farmacocinética.

Referências

BAUER, A. L. **Applied Clinical Pharmacokinetics**. 3. ed. New York: McGraw-Hill Education, 2014.

BINGOL, B.; BAKIREL, T. Comparison of the pharmacokinetic profiles of two different amphotericin B formulations in healthy dogs. **Journal of Veterinary Pharmacology and Therapeutics**, [s. l.] v. 41, n. 1, 14 jul. 2017.

CURRY, H. S.; WHELPTON, R. **Introduction to Drug Disposition and Pharmacokinetics**. Chichester: Wiley, 2017.

DING, X.-Y. *et al*. Pharmacokinetics, tissue distribution, and metabolites of a polyvinylpyrrolidone-coated norcantharidin chitosan nanoparticle formulation in rats and mice, using LC-MS/MS. **Internation Journal of Nanomedicine**, [s. l.] v. 7, p. 1723-1735, 2012.

GABRIELSSON, J.; WEINER, D. **Pharmacokinetic and Pharmacodynamic Data Analysis:** Concepts and Applications. 5. ed. Stockholm: Apotekarsocieteten, 2016. 1057 p.

GIBALDI, M.; PERRIER, D. **Pharmacokinetics**. 2. ed. New York: Informa Healthcare, 2007.

PECCININI, R. G.; CAMPOS, M. L. Fundamentos de Farmacocinética Clínica. *In:* AIZENSTEIN, M. **Fundamentos para o Uso Racional de Medicamentos**. 3. ed. Rio de Janeiro: Elsevier, 2016. p. 81-119.

RITSCHEL, W. A.; KEARNS, G. L. **Handbook of Basic Pharmacokinetics.** Including Clinical Applications. 7. ed. Washington: American Pharmacists Association, 2009. 489 p.

ROSENBAUM, S. E. **Basic Pharmacokinetics and Pharmacodynamics:** an integrated textbook and computer simulations. 2. ed. Hoboken: John Wiley & Sons, 2017. 588 p.

ROWLAND, M.; TOZER, T. N. **Clinical Pharmacokinetics and Pharmacodynamics Concepts and Applications**. 4. ed. Philadelphia: Lippincott Williams & Wilkins, 2011. 840 p.

SHARGEL, L.; YU, B. C. **Applied Biopharmaceutics & Pharmacokinetics**. New York: McGraw-Hill Education, 2016.

SMITH, D. A.; DI, L.; KERNS, E. H. The effect of plasma protein binding on in vivo efficacy: misconceptions in drug discovery. **Nature Reviews Drug Discovery**, [s. l.] v. 9, n. 12, p. 929-939, dez. 2010.

SPRUILL, W. J. *et al.* **Concepts in Clinical Pharmacokinetics**. 6. ed. Bethesda: American Society of Health-System Pharmacists, 2014.

TOUTAIN, P. L.; BOUSQUET-MÉLOU, A. Plasma Clearance. **Journal of Veterinary Pharmacology and Therapeutics**, [s. l.] v. 27, n. 6, p. 415-425, 8 dez. 2004.

VIEIRA, N. R.; CAMPOS, D. R. **Manual de Bioequivalência**. São Paulo: Dendrix, 2011. 208 p.

YUK, H. J. *et al.* Bioavailability and Pharmacokinetics of Ofloxacin in Healthy Volunteers. **Antimicrobial Agents and Chemotherapy**, [s. l.] v. 35, n. 2, p. 384-386, fev. 1991.

ZARA, G. P. *et al.* Pharmacokinetics and Tissue Distribution of Idarubicin-Loaded Solid Lipid Nanoparticles after Duodenal Administration to Rats. **Journal of Pharmaceutical Sciences**, [s. l.] v. 91, n. 5, p. 1324-1333, maio 2002.

ZHAO, J. J. *et al.* Pharmacokinetics and Bioavailability of Montelukaste Sodium (MK-0476) in Healthy Yong and Elderly Volunteers. **Biopharmaceutics & Drug Disposition**, [s. l.] v. 18, n. 9, p. 769-777, dez. 1997.

CAPÍTULO 4

PRINCÍPIOS DA MODELIZAÇÃO FARMACOCINÉTICA

Michel Leandro de Campos & Marcelo Gomes Davanço

4.1 Introdução

A farmacocinética representa o movimento do fármaco no organismo, o qual pode ser visto nos perfis de concentração plasmática *vs.* tempo. Nesses perfis, temos o aumento das concentrações plasmáticas e seu inevitável declínio, como um resultado dos processos de absorção, distribuição, metabolismo e excreção. A modelização consiste no uso de equações que descrevam esse movimento em termos de parâmetros farmacocinéticos que possam ser mais facilmente comparados, interpretados e até mesmo usados para estimar condições diferentes daquelas que os originaram. Assim, o modelo, como uma estrutura hipotética, caracteriza o comportamento do fármaco no sistema biológico.

Um modelo só precisa ser complexo ao ponto que alcança os resultados ou objetivos delineados como meta do experimento sendo modelado. Cientificamente, é interessante que os dados produzidos sejam analisados em seu potencial máximo, contudo, quanto mais complexo o modelo, mais tempo é necessário para refiná-lo ou para descobrir que é impraticável por limitação dos dados disponíveis. Um estudo para determinar a biodisponibilidade de uma formulação em desenvolvimento, por exemplo, pode ser analisado com métodos não compartimentais, assim como com modelização mais complexa. Como veremos, a análise não compartimental é mais rápida e tem pressuposições menos restritivas que uma modelização compartimental, tornando-a suficiente para determinados objetivos. Por outro lado, os modelos compartimentais têm maior potencial de aplicação e extração de informações.

Adiante, entenderemos um pouco sobre análise não compartimental e compartimental e como podem ser usadas separadamente ou, convenientemente, combinadas para chegar aos principais parâmetros farmacocinéticos.

4.2 Análise Não Compartimental

A análise não compartimental (NCA, *non-compartmental analysis*) refere-se à análise dos perfis de concentração plasmática *vs.* tempo sem considerar a necessidade de propor um número de compartimentos para o organismo. Apesar da importância da análise compartimental em diversas situações, a NCA tem ganhado espaço em determinadas aplicações por sua simplicidade quando um conjunto de dados é analisado por diferentes analistas.

Sua aplicação dependerá do propósito do experimento, sendo suficiente na maioria dos estudos de bioequivalência, em estudos pré-clínicos focados na exposição ou quando o objetivo é apenas a obtenção da meia-vida terminal. É, portanto, uma alternativa a análise compartimental, quando há necessidade de analisar um fármaco com menor restrição de pressuposições e menor complexidade para o analista na definição do modelo (Rosenbaum, 2017). Entre as pressuposições necessárias, a cinética deve ser linear e a fase final de decaimento das concentrações deve ser log-linear (SHARGEL; YU, 2016).

O uso de métodos não compartimentais é comum, mesmo nos artigos e trabalhos que indicam em seus métodos que sua análise farmacocinética foi feita por modelos compartimentais. Isso ocorre, provavelmente, por conveniência, já que alguns parâmetros podem ser obtidos mais facilmente usando esses métodos. Isso levou essas equações a se tornarem lugar comum a ponto de estudos farmacocinéticos se tornarem uma mescla da modelização compartimental e de equações modelo independentes.

A análise não compartimental se baseia na constante de decaimento terminal (λ_z), na teoria de momentos estatísticos, que inclui a área sob o momento zero da curva (ASC, área sob a curva) e a área sob o primeiro momento da curva (ASMC), e na dose (D), permitindo calcular os parâmetros primários *clearance* (CL), meia-vida de eliminação ($t_{1/2}$), volume de distribuição no pseudo-equilíbrio (V_z), tempo de residência médio (MRT), tempo médio de absorção (MAT) e a biodisponibilidade (F), dependendo da disponibilidade de dados por via intravenosa e extravascular. Outros parâmetros úteis na administração extravascular que não precisam da presunção compartimental, como a concentração máxima ($C_{máx}$) e o tempo de ocorrência da $C_{máx}$ ($t_{máx}$) extraídos diretamente dos dados, também podem ser reportados. Já apresentamos como obter alguns desses parâmetros no capítulo 3, mas o que for necessário será resgatado no decorrer deste texto.

A constante de decaimento terminal ou constante de eliminação, λ_z, é estimada como a inclinação da regressão log-linear da parte terminal do decaimento das concentrações, o que pode ser feito em *softwares* de estatística e algumas calculadoras. Não havendo disponibilidade desse tipo de regressão não linear, pode ser usada a inclinação da regressão linear do logaritmo natural das concentrações da parte terminal da curva de concentrações plasmáticas *vs.* tempo. Para decisão dos pontos a serem considerados para essa regressão, é importante construir o gráfico de concentração plasmática (eixo y) *vs.* tempo (eixo x), preferencialmente com o eixo y em escala logarítmica, e identificar a fase de decaimento terminal, ou pelo menos 3 pontos que estejam inequivocadamente nessa fase terminal. Idealmente, o resultado será mais confiável se tiverem passado 2 a 4 meias-vidas, contudo nem sempre isso é possível (GABRIELSSON; WEINER, 2016). O cálculo de coeficiente de correlação, com sua intepretação padrão, ou seja, quanto mais próximo de 1, melhor, pode ser utilizado para auxiliar nessa decisão (RITSCHEL; KEARNS, 2009). No entanto, é imprescindível que os pontos estejam na fase terminal de decaimento, como faremos na resolução do Exemplo 1.

Exemplo 1: perfil farmacocinético de montelucaste em voluntários idosos após administração oral de 10 mg e IV *bolus* de 7 mg (Tabela 4.1). Baseado em Zhao, Rogers *et al.* (1997).

Tabela 4.1 – Perfil de concentração plasmática *vs.* tempo após administração de montelucaste 10 mg oral e 7 mg IV e logaritmo natural das concentrações plasmáticas usada para determinação de λz

Tempo (h)	Cp (ng/mL) IV	Cp (ng/mL) Oral	Ln Cp (ng/mL) IV	Ln Cp (ng/mL) Oral
0,17	1910	82,90	7,55	4,42
0,25	1788	-	7,49	-
0,50	1325	-	7,19	-
1,00	747,0	292,2	6,62	5,68
1,50	601,0	-	6,40	-
2,00	479,0	478,9	6,17	6,17

Tempo (h)	Cp (ng/mL) IV	Cp (ng/mL) Oral	Ln Cp (ng/mL) IV	Ln Cp (ng/mL) Oral
4,00	285,0	444,7	5,65	6,10
6,00	174,0	264,7	5,16	5,58
8,00	85,0	161,5	4,44	5,08
10,0	67,0	85,00	4,20	4,44
12,0	60,0	78,90	4,09	4,37
16,0	32,0	42,00	3,47	3,74
24,0	16,8	20,80	2,82	3,03

Fonte: os autores

Figura 4.1 – Perfis de concentração vs. tempo IV (A) e oral (B) em um gráfico log-linear e após transformação das concentrações da fase de eliminação em logaritmo natural do IV (C) e do oral (D)

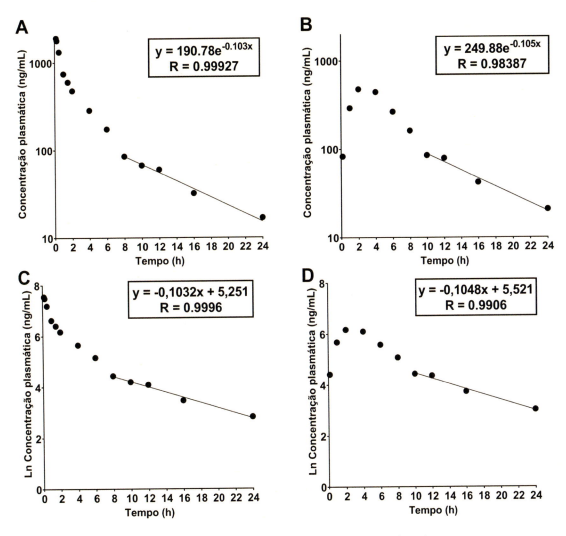

Fonte: os autores, com base nos parâmetros publicados por Zhao, Rogers *et al.* (1997)

Selecionados os pontos de decaimento, vemos no exemplo que tanto a regressão exponencial (Figura 4.1, A e B) quanto a regressão linear (Figura 4.1, C e D) do logaritmo natural das concentrações plasmáticas dos mesmos tempos resultam em um mesmo valor numérico para a inclinação nas equações que caracterizam as retas. Obtemos assim os λ_z do perfil oral como 0,105 h^{-1} e do perfil IV como 0,103 h^{-1}.

O próximo parâmetro que pode ser calculado é a área sob a curva, para qual a forma mais comum de obtenção é o método dos trapezoides. Esse método tem pressuposições mínimas e consiste em somar a área de cada par de concentração plasmática e tempo adjacentes, assumindo a área entre os intervalos de tempo como a área de um trapézio. A Figura 4.2 ilustra a aplicação da equação de cálculo do trapézio para a área entre os tempos 2 e 4 horas em ambas as administrações.

Figura 4.2 – Ilustração do cálculo da área de um dos trapézios entre os tempos 2 e 4 h nas administrações IV (esquerda) e oral (direita)

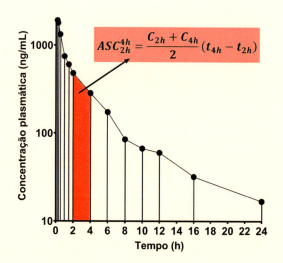
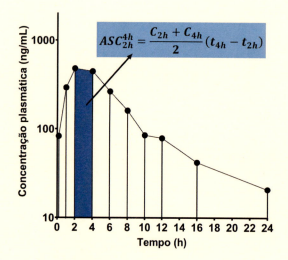

Fonte: os autores

A área total extrapolada ao infinito (Equação 4.1C) será obtida pela soma das áreas de todos os trapézios até a última concentração observada (C_n), resultando na ASC_{0-t} (Equação 4.1A), somada a área residual de C_n ao infinito, dividindo-se a última concentração observada por λ_z (Equação 4.1B).

$$ASC_{0-t} = \sum \left(\frac{C_{n-1} + C_n}{2} \right) \cdot \left(t_n - t_{n-1} \right) \qquad \text{Equação 4.1A}$$

$$ASC_{t-\infty} = \frac{C_n}{\lambda_z} \qquad \text{Equação 4.1B}$$

$$ASC_{0-\infty} = ASC_{0-t} + ASC_{t-\infty} \qquad \text{Equação 4.1C}$$

Em que $C_n t_n$ é qualquer um dos pares de concentração e tempo do conjunto observado, desde que C_{n-1} e t_{n-1} sejam o par de concentração e tempo imediatamente anterior, exceto no cálculo de $ASC_{0-\infty}$ em que Cn é a última concentração observada, e λ_z é a inclinação da equação exponencial do decaimento da fase de eliminação previamente calculada.

Quadro 4.1 – Resolução para determinação da ASC da administração IV do exemplo 1

Tempo (h)	Cp (ng/mL) Adm. IV	$ASC_{0-t} = \sum \left(\dfrac{C_{n-1} + C_n}{2} \right) \cdot \left(t_n - t_{n-1} \right)$
0,00	1910	
0,25	1788	$ASC_{0-0,25} = \left(\dfrac{1910 + 1788}{2} \right) \cdot (0,25 - 0) = 462,25$ ng.h/mL
0,50	1325	$ASC_{0,25-0,5} = \left(\dfrac{1788 + 1325}{2} \right) \cdot (0,5 - 0,25) = 389,13$ ng.h/mL
1,00	747,0	$ASC_{0,5-1} = \left(\dfrac{1325 + 747}{2} \right) \cdot (1 - 0,5) = 518$ ng.h/mL
1,50	601,0	$ASC_{1-1,5} = \left(\dfrac{747 + 601}{2} \right) \cdot (1,5 - 1) = 337$ ng.h/mL
2,00	479,0	$ASC_{1,5-2} = \left(\dfrac{601 + 479}{2} \right) \cdot (2 - 1,5) = 270$ ng.h/mL
4,00	285,0	$ASC_{2-4} = \left(\dfrac{479 + 285}{2} \right) \cdot (4 - 2) = 764$ ng.h/mL
6,00	174,0	$ASC_{4-6} = \left(\dfrac{285 + 174}{2} \right) \cdot (6 - 4) = 459$. ng.h/mL
8,00	85,0	$ASC_{6-8} = \left(\dfrac{174 + 85}{2} \right) \cdot (8 - 6) = 259$ ng.h/mL
10,0	67,0	$ASC_{8-10} = \left(\dfrac{85 + 67}{2} \right) \cdot (10 - 8) = 152$ ng.h/mL
12,0	60,0	$ASC_{10-12} = \left(\dfrac{67 + 60}{2} \right) \cdot (12 - 10) = 127$ ng.h/mL
16,0	32,0	$ASC_{12-16} = \left(\dfrac{60 + 32}{2} \right) \cdot (16 - 12) = 184$ ng.h/mL

24,0	16,8	$ASC_{16-24} = \left(\dfrac{32+16,8}{2}\right) \cdot (24-16) = 195,2$ ng.h/mL
		$ASC_{0-24} = 4116,58$ ng.h/mL
Fração da ASC após a última observação		
24,0	16,8	$ASC_{24-\infty} = \dfrac{16,8}{0,103} = 162,73$ ng.h/mL
Total		$ASC_{0-\infty} = ASC_{0-t} + ASC_{t-\infty}$
		$ASC_{0-\infty} = 3462,65 + 198,1 = 4279,31$ **ng.h/mL**

Fonte: os autores

Quadro 4.2 – Resolução para determinação da ASC na administração oral do exemplo 1

Tempo (h)	Cp (ng/mL) Adm. oral	$ASC_{0-t} = \sum \left(\dfrac{C_{n-1}+C_n}{2}\right) \cdot (t_n - t_{n-1})$
0,00	0	
0,17	82,90	$ASC_{0-0,17} = \left(\dfrac{0+82,9}{2}\right) \cdot (0,17-0) = 20,73$ ng.h/mL
1,00	292,2	$ASC_{0,17-1} = \left(\dfrac{82,9+292,2}{2}\right) \cdot (1-0,17) = 93,78$ ng.h/mL
2,00	478,9	$ASC_{1-2} = \left(\dfrac{292,2+478,9}{2}\right) \cdot (2-1) = 385,55$ ng.h/mL
4,00	444,7	$ASC_{2-4} = \left(\dfrac{478,9+444,7}{2}\right) \cdot (4-2) = 923,6$ ng.h/mL
6,00	264,7	$ASC_{4-6} = \left(\dfrac{444,7+264,7}{2}\right) \cdot (6-4) = 709,4$ ng.h/mL
8,00	161,5	$ASC_{6-8} = \left(\dfrac{264,7+161,5}{2}\right) \cdot (8-6) = 426,2$ ng.h/mL
10,0	85,00	$ASC_{8-10} = \left(\dfrac{161,5+85}{2}\right) \cdot (10-8) = 246,5$ ng.h/mL

12,0	78,90	$ASC_{10-12} = \left(\dfrac{85+78,9}{2}\right) \cdot (12-10) = 163,9$ ng.h/mL
16,0	42,00	$ASC_{12-16} = \left(\dfrac{78,9+42}{2}\right) \cdot (16-12) = 241,8$ ng.h/mL
24,0	20,80	$ASC_{16-24} = \left(\dfrac{42+20,8}{2}\right) \cdot (24-16) = 251,2$ ng.h/mL
		$ASC_{0-24} = 3462,65$ ng.h/mL
Fração da ASC após última observação		$ASC_{t-\infty} = \dfrac{C_n}{\lambda_z}$
24,0	20,80	$ASC_{24-\infty} = \dfrac{20,80}{0,105} = 198,1$ ng.h/mL
Total		$ASC_{0-\infty} = ASC_{0-t} + ASC_{t-\infty}$
		$ASC_{0-\infty} = 3462,65 + 198,1 = 3660,75$ **ng.h/mL**

Fonte: os autores

Para o exemplo 1, temos as $ASC_{0-\infty}$ das administrações IV e oral de 4279,31 ng.h/mL (Quadro 4.1) e 3660,75 ng.h/mL (Quadro 4.2), respectivamente.

Na administração intravenosa, é prudente que a concentração do tempo (C_0) seja proveniente da primeira coleta observada, desde que esta seja feita nos primeiros minutos, após o tempo de uma circulação sanguínea. Não havendo essa possibilidade, a C_0 poderá ser estimada da extrapolação dos dados ao eixo y, o que será mais exato nos modelos compartimentais (RITSCHEL; KEARNS, 2009).

Na estimativa de ASC apresentada foi considerado que a linha de decaimento entre uma concentração e outra representa uma reta no gráfico linear, o que não é real, principalmente na fase de decaimento, já que as concentrações caem exponencialmente. Isso ocorre porque a estimativa linear subestima a área do trapézio na fase ascendente e superestima essa área na fase descendente. A relevância dessa diferença será tão significante quanto maior for o intervalo entre as observações. Nessa situação, a alternativa é usar o método dos trapezoides log-linear, o qual deverá ser aplicado apenas aos trapézios da fase descendente das concentrações.

No método dos trapezoides log-linear, a área de cada trapézio poderá ser calculada como a diferença entre as áreas extrapoladas ao infinito das concentrações adjacentes, ou seja, a diferença entre ASC de t_n-∞ e ASC de t_{n-1}-∞, o que pode ser obtido pela Equação 4.2:

$$ASC_{tn-1-tn} = \left(\frac{C_{n-1} - C_n}{\ln\left(\dfrac{C_{n-1}}{C_n}\right)} \right) \cdot \left(t_n - t_{n-1}\right) \qquad \text{Equação 4.2}$$

Considerando a inadequação do método log-linear para a fase ascendente, é comum o uso de uma combinação dos métodos usando linear quando Cn ≥ Cn-1 e log-linear quando Cn < Cn-1. Em softwares de farmacocinética, isso geralmente aparece como a opção *linear up/log down*. Apenas a título de comparação, a ASC$_{0-\infty}$ da administração IV do exemplo 1 seria de 4210,6 ng.h/mL no método log-linear. Já para administração oral seria de 3631,6 ng.h/mL tanto no método log-linear quanto no método linear up/log down. Como podemos ver, a diferença para o cálculo pelo método linear foi negligenciável. Não é frequente que essa diferença resulte em importância clínica desde que os intervalos de coleta sejam bem planejados. A discrepância entre os métodos com superestimativa pelo método linear será mais relevante quando a meia-vida for curta em relação aos intervalos de coleta (GABRIELSSON; WEINER, 2016) ou quando as concentrações adjacentes diferirem mais de duas vezes (ROWLAND; TOZER, 2011).

De maneira similar à estimativa da ASC$_{0-\infty}$, podemos proceder com a obtenção da ASMC$_{0-\infty}$ (Equação 4.3). A ASMC é a área sob o primeiro momento da curva ou área sob a curva do produto de concentração e tempo *vs.* tempo, o que já indica como esta será obtida.

$$ASMC_{0-\infty} = ASMC_{0-t} + ASMC_{t-\infty}$$

$$ASMC_{0-t} = \sum \left(\frac{t_{n-1} \cdot C_{n-1} + t_n \cdot C_n}{2} \right) \cdot \left(t_n - t_{n-1}\right) \qquad \text{Equação 4.3}$$

$$ASMC_{t-\infty} = \frac{t_n \cdot C_n}{\lambda_z} + \frac{C_n}{\lambda_z^2}$$

Em que ASMC$_{0-t}$ e ASMC$_{0-\infty}$ são a área sob o momento da curva entre os tempos 0 e a última observação e entre a última observação e o infinito.

Quadro 4.3 – Resolução para determinação da ASMC da administração IV do exemplo 1

Tempo (h)	Cp (ng/mL) Adm. IV	
		$ASMC_{0-t} = \sum \left(\dfrac{t_{n-1} \cdot C_{n-1} + t_n \cdot C_n}{2} \right) \cdot \left(t_n - t_{n-1}\right)$
0,00	1910	
0,25	1788	$ASMC_{0-0,25} = \left(\dfrac{0 \cdot 1910 + 0,25 \cdot 1788}{2} \right) \cdot \left(0,25 - 0\right) = 55,88$ ng.h²/mL
0,50	1325	$ASMC_{0,25-0,5} = \left(\dfrac{0,25 \cdot 1788 + 0,5 \cdot 1325}{2} \right) \cdot \left(0,5 - 0,25\right) = 138,69$ ng.h²/mL

1,00	747,0	$ASMC_{0,5-1} = \left(\dfrac{0,5 \cdot 1325 + 1 \cdot 747}{2}\right) \cdot (1 - 0,5) = 352,38$ ng.h²/mL
1,50	601,0	$ASMC_{1-1,5} = \left(\dfrac{1 \cdot 747 + 1,5 \cdot 601}{2}\right) \cdot (1,5 - 1) = 412,13$ ng.h²/mL
2,00	479,0	$ASMC_{1,5-2} = \left(\dfrac{1,5 \cdot 601 + 2 \cdot 479}{2}\right) \cdot (2 - 1,5) = 464,88$ ng.h²/mL
4,00	285,0	$ASMC_{2-4} = \left(\dfrac{2 \cdot 479 + 4 \cdot 285}{2}\right) \cdot (4 - 2) = 2098$ ng.h²/mL
6,00	174,0	$ASMC_{4-6} = \left(\dfrac{4 \cdot 285 + 6 \cdot 174}{2}\right) \cdot (6 - 4) = 2184$ ng.h²/mL
8,00	85,0	$ASMC_{6-8} = \left(\dfrac{6 \cdot 174 + 8 \cdot 85}{2}\right) \cdot (8 - 6) = 1724$ ng.h²/mL
10,0	67,0	$ASMC_{8-10} = \left(\dfrac{8 \cdot 85 + 10 \cdot 67}{2}\right) \cdot (10 - 8) = 1350$ ng.h²/mL
12,0	60,0	$ASMC_{10-12} = \left(\dfrac{10 \cdot 67 + 12 \cdot 60}{2}\right) \cdot (12 - 10) = 1390$ ng.h²/mL
16,0	32,0	$ASMC_{12-16} = \left(\dfrac{12 \cdot 60 + 16 \cdot 32}{2}\right) \cdot (16 - 12) = 2464$ ng.h²/mL
24,0	16,8	$ASMC_{16-24} = \left(\dfrac{16 \cdot 32 + 24 \cdot 16,8}{2}\right) \cdot (24 - 16) = 3660,8$ ng.h²/mL
		$ASMC_{0-24} = 16294,74$ ng.h²/mL
Fração da ASMC após última observação		$ASMC_{t-\infty} = \dfrac{t_n \cdot C_n}{\lambda_z} + \dfrac{C_n}{\lambda_z^2}$
24,0	16,8	$ASMC_{t-\infty} = \dfrac{24 \cdot 16,8}{0,103} + \dfrac{16,8}{0,103^2} = 5481,8$ ng.h²/mL
Total		$ASMC_{0-\infty} = ASMC_{0-t} + ASMC_{t-\infty}$
		$ASMC_{0-\infty} = 16294,74 + 5481,8 = 21776,5$ **ng.h²/mL**

Fonte: o autor

Quadro 4.4 – Resolução para determinação da ASMC da administração oral do exemplo 1

Tempo (h)	Cp (ng/mL) Adm. oral	$ASMC_{0-t} = \sum \left(\dfrac{t_{n-1} \cdot C_{n-1} + t_n \cdot C_n}{2} \right) \cdot (t_n - t_{n-1})$
0	0	
0,17	82,90	$ASMC_{0-0,17} = \left(\dfrac{0 \cdot 0 + 0,17 \cdot 82,9}{2} \right) \cdot (0,17 - 0) = 10,36$ ng.h²/mL
1	292,2	$ASMC_{0,17-1} = \left(\dfrac{0,17 \cdot 82,9 + 1 \cdot 292,2}{2} \right) \cdot (1 - 0,17) = 83,41$ ng.h²/mL
2	478,9	$ASMC_{1-2} = \left(\dfrac{1 \cdot 292,2 + 2 \cdot 478,9}{2} \right) \cdot (2 - 1) = 625,0$ ng.h²/mL
4	444,7	$ASMC_{2-4} = \left(\dfrac{2 \cdot 478,9 + 4 \cdot 444,7}{2} \right) \cdot (4 - 2) = 2736,6$ ng.h²/mL
6	264,7	$ASMC_{4-6} = \left(\dfrac{4 \cdot 444,7 + 6 \cdot 264,7}{2} \right) \cdot (6 - 4) = 3367,0$ ng.h²/mL
8	161,5	$ASMC_{6-8} = \left(\dfrac{6 \cdot 264,7 + 8 \cdot 161,5}{2} \right) \cdot (8 - 6) = 2880,2$ ng.h²/mL
10	85,00	$ASMC_{8-10} = \left(\dfrac{8 \cdot 161,5 + 10 \cdot 85}{2} \right) \cdot (10 - 8) = 2142,0$ ng.h²/mL
12	78,90	$ASMC_{10-12} = \left(\dfrac{10 \cdot 85 + 12 \cdot 78,9}{2} \right) \cdot (12 - 10) = 1796,8$ ng.h²/mL
16	42,00	$ASMC_{12-16} = \left(\dfrac{12 \cdot 78,9 + 16 \cdot 42}{2} \right) \cdot (16 - 12) = 3237,6$ ng.h²/mL
24	20,80	$ASMC_{16-24} = \left(\dfrac{16 \cdot 42 + 24 \cdot 20,8}{2} \right) \cdot (24 - 16) = 4684,8$ ng.h²/mL
		$ASMC_{0-24} = 21563,78$ ng.h²/mL
Fração da ASMC após última observação		$ASMC_{t-\infty} = \dfrac{t_n \cdot C_n}{\lambda_z} + \dfrac{C_n}{\lambda_z^2}$
24	20,80	$ASMC_{t-\infty} = \dfrac{24 \cdot 20,8}{0,105} + \dfrac{20,8}{0,105^2} = 6640,9$ ng.h²/mL

Total	$ASMC_{0-\infty} = ASMC_{0-t} + ASMC_{t-\infty}$
	$ASMC_{0-\infty} = 21563,78 + 6640,9 = 28204,7$ **ng.h²/mL**

Fonte: os autores

Para o exemplo 1, temos as $ASMC_{0-\infty}$ das administrações IV e oral de 21776,5 ng.h²/mL (Quadro 4.3) e 28204,7 ng.h²/mL (Quadro 4.4), respectivamente.

Assim, temos os valores base da análise não compartimental (Tabela 4.2), tornando possível o cálculo dos parâmetros primários F, CL, $t_{½}$, V_z, MRT e MAT.

Tabela 4.2 – Parâmetros base do NCA

Parâmetro	IV	Oral	Unidades
Dose	7	10	mg
λ_z	0,103	0,105	h⁻¹
ASC	4279,31	3660,75	ng.h/mL
ASMC	21776,5	28204,7	ng.h²/mL

Fonte: os autores

A estimativa de F (Quadro 4.5), CL (Quadro 4.6), $t_{½}$ (Quadro 4.7) e V_z (Quadro 4.8) é feita como apresentado no capítulo 3. Nessas estimativas é importante ter atenção às situações em que as unidades precisem ser ajustadas.

Quadro 4.5 – Resolução para determinação da biodisponibilidade oral

$$F(\%) = \frac{ASC_{EV} \cdot Dose_{IV}}{ASC_{IV} \cdot Dose_{EV}} \cdot 100$$

$$F(\%) = \frac{3660,75 \cdot 7}{4279,31 \cdot 10} \cdot 100$$

$$F = 59,9\ \%$$

Fonte: os autores

Quadro 4.6 – Resolução para determinação de Clearance oral e IV do exemplo 1

Administração Oral	Administração IV
$CL = \dfrac{Dose_{oral} \cdot F}{ASC_{0-\infty}}$	$CL = \dfrac{Dose_{IV}}{ASC_{0-\infty}}$
$CL = \dfrac{10 \times 10^6 \cdot 0,599}{3660,75}$	$CL = \dfrac{7 \times 10^6}{4279,31}$
$CL = 1635,8 \ \text{mL/h}$	$CL = 1635,8 \ \text{mL/h}$

Fonte: os autores

Quadro 4.7 – Resolução para determinação da meia-vida de eliminação do exemplo 1

$$t_{\frac{1}{2}} = \dfrac{Ln2}{\lambda_z}$$

Administração Oral	Administração IV
$t_{\frac{1}{2}} = \dfrac{0,693}{0,105 \, h^{-1}}$	$t_{\frac{1}{2}} = \dfrac{0,693}{0,103 \, h^{-1}}$
$t_{\frac{1}{2}} = 6,6 \, h$	$t_{\frac{1}{2}} = 6,7 \, h$

Fonte: os autores

Quadro 4.8 – Resolução para determinação do volume de distribuição a partir da administração oral e IV do exemplo 1

Administração Oral	Administração IV
$V_z = \dfrac{Dose \cdot F}{ASC_{0-\infty} \cdot \lambda_z}$	$V_z = \dfrac{Dose}{ASC_{0-\infty} \cdot \lambda_z}$
$V_z = \dfrac{10 \times 10^6 \cdot 0,599}{3660,75 \cdot 0,105}$	$V_z = \dfrac{7 \times 10^6}{4279,31 \cdot 0,103}$
$V_z = 15578,8 \ \text{mL}$ ou $V_z = 15,6 \ \text{L}$	$V_z = 15881,3 \ \text{mL}$ ou $V_z = 15,9 \ \text{L}$

Fonte: os autores

Apesar de ser apresentada em porcentagem, a F deve estar sempre em sua forma decimal quando for usada para corrigir a dose no cálculo de outros parâmetros. Na estimativa de CL nota-se que após a correção pela F, os valores das duas vias são idênticos, uma vez que F é calculado a partir das respectivas áreas sob a curva. Caso a administração IV não estivesse disponível, o parâmetro seria calculado mantendo o F como incógnita (CL/F). Situação similar ocorreria com o V_z, sendo apresentado como V_z/F caso a administração intravenosa não estivesse disponível. Por outro lado, devido à pequena diferença nos valores de λ_z entre as vias, temos um valor numérico diferente para V_z por cada via.

Na administração intravenosa também pode ser calculado o V_{ss}, que é a razão de proporcionalidade entre a concentração plasmática no estado de equilíbrio e a quantidade de fármaco no organismo, sendo calculado conforme Quadro 4.9.

Quadro 4.9 – Resolução para determinação de Vss na administração IV do exemplo 1

$$V_{ss} = CL \cdot \frac{ASMC_{0-\infty}}{ASC_{0-\infty}}$$

$$V_{ss} = 1635,8 \cdot \frac{21776,5}{4279,3}$$

$$V_{ss} = 8324,25 \text{ mL}$$

Fonte: os autores

O tempo de residência médio (MRT, *mean residence time*) corresponde ao tempo médio que as moléculas introduzidas permanecem no organismo. Esse parâmetro está fundamentado na teoria de momentos estatísticos, sendo considerado como o valor esperado ou a média de uma função densidade de probabilidade. Para entender essa distribuição façamos uma analogia com o tempo de permanência de 100 alunos em uma aula desnecessariamente longa:

- 10 alunos ficaram na aula por 1 hora, resultando em um tempo de permanência somado de 10 horas;
- 20 alunos ficaram na aula por 2 horas, resultando em um tempo de permanência somado de 40 horas;
- 20 alunos ficaram na aula por 3 horas, resultando em um tempo de permanência somado de 60 horas;
- 30 alunos ficaram na aula por 4 horas, resultando em um tempo de permanência somado de 120 horas;
- 10 alunos ficaram na aula por 5 horas, resultando em um tempo de permanência somado de 50 horas;
- 10 alunos ficaram na aula por 6 horas, resultando em um tempo de permanência somado de 60 horas.

No total, os 100 alunos permaneceram na aula por um total de 340 (10+40+60+120+50+60) horas. Assim, o MRT é o tempo total de permanência dos alunos na aula dividido pelo número de alunos, ou seja, 340 horas dividido por 100 alunos, resultando em um tempo médio de permanência na aula de 3,4 horas. O MRT dos fármacos é determinado da mesma maneira. Note que, assim como os alunos, algumas moléculas de fármaco ficarão no organismo por tempo menor, enquanto outras ficarão no organismo por tempo maior, sendo o MRT uma descrição do tempo médio dessa permanência.

Na obtenção do MRT (Equação 4.4), cada trapézio é calculado com concentrações ponderadas pelo tempo em que ocorrem, resultando na ASMC, a qual é dividida pela ASC que representa a exposição total do organismo ao fármaco.

$$MRT = \frac{ASMC_{0-\infty,IV}}{ASC_{0-\infty,IV}}$$

Equação 4.4

Na administração extravascular (EV), o equivalente do MRT será o MTT (tempo de trânsito médio) (Equação 4.5), cuja diferença é considerar a permanência das moléculas desde o início da absorção até o fim da eliminação, portanto, incluindo eventuais atrasos que parte das moléculas sofra por consequência do processo de absorção, bem como de outros aspectos que influenciem na absorção, como a desintegração da forma farmacêutica e/ou a dissolução do fármaco nos fluidos do trato gastrointestinal.

$$MTT = \frac{ASMC_{0-\infty,EV}}{ASC_{0-\infty,EV}}$$

Equação 4.5

A partir do entendimento do MRT e MTT, podemos conceber a aplicação da análise não compartimental para avaliação de características da fase biofarmacêutica e da liberação dos fármacos, sem a necessidade de modelos compartimentais, incluindo tempos médios de desintegração e dissolução, junto ao tempo médio de absorção (Esquema 4.1). Uma vez que o MRT é característico do fármaco sob ação da distribuição e da eliminação, mesmo que a administração intravenosa não esteja disponível para o cálculo do MAT (lembrando que MAT = MTT - MRT), modificações de formulação que alterem o MAT podem ser observadas no próprio MTT.

Esquema 4.1 – Esquema da aplicação do conceito de tempo de médio de disposição expandido para absorção e liberação. MRT, tempo de residência médio; MTT, tempo de trânsito médio; MAT, tempo de absorção médio; MDisT, tempo de dissolução médio; MDesT, tempo de desintegração médio

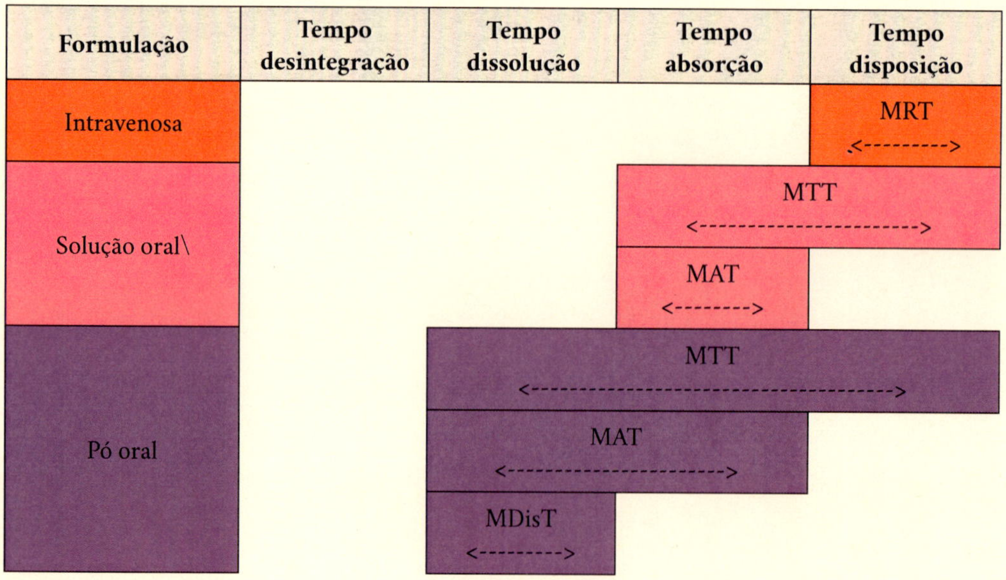

Formulação	Tempo desintegração	Tempo dissolução	Tempo absorção	Tempo disposição
Intravenosa				MRT <---------->
Solução oral\			MTT <--------------------> MAT <---------->	
Pó oral		MTT <--------------------------> MAT <---------------> MDisT <---------->		

Formulação	Tempo desintegração	Tempo dissolução	Tempo absorção	Tempo disposição
Comprimido oral			MTT <-->	
		MAT <-------------------------->		
	MDisT <-------------------->			
MDesT <---------->				

Fonte: adaptado de Ritschel e Kearns (2009) com terminologias de Shargell e Yu (2016)

Para o exemplo 1, podemos calcular, portanto, o MRT na administração IV (Quadro 4.10), enquanto na administração pela via oral serão calculados o MTT (Quadro 4.10) e o MAT (Quadro 4.11).

Quadro 4.10 – Resolução para determinação de MTT e MRT do exemplo 1

Administração Oral	Administração IV
$MTT = \dfrac{ASMC_{0-\infty,EV}}{ASC_{0-\infty,EV}}$	$MRT = \dfrac{ASMC_{0-\infty,IV}}{ASC_{0-\infty,IV}}$
$MTT = \dfrac{28204,7}{3660,75}$	$MRT = \dfrac{21776,5}{4279,31}$
$MTT = 7,7$ h	$MRT = 5,1$ h

Fonte: os autores

Quadro 4.11 – Resolução para determinação de MAT para o exemplo 1

$MAT = MTT - MRT$
$MAT = 7,7 - 5,1$
$MAT = 2,6$

Fonte: os autores

Apesar de ser mais comumente reportado a partir de análise compartimental, a constante de absorção (*ka*) pode ser estimada a partir da análise não compartimental. As pressuposições nesse caso são a disponibilidade do perfil farmacocinético pela via intravenosa e que a absorção seja descrita por uma cinética de primeira ordem.

Quadro 4.12 – Resolução para determinação de ka para o exemplo 1

$$ka = \left(MTT - MRT\right)^{-1}$$

$$ka = \left(7,7 - 5,1\right)^{-1}$$

$$ka = 0,382$$

Fonte: os autores

Com as estimativas de MRT, MTT, MAT e *ka*, juntamente a Cmáx e tmáx, que podem ser obtidos diretamente dos valores de concentração plasmática *vs.* tempo, temos na Tabela 4.3 os parâmetros farmacocinéticos obtidos por análise não compartimental dos perfis farmacocinéticos apresentados no exemplo 1.

Tabela 4.3 – Parâmetros farmacocinéticos calculados por NCA

Parâmetro	Adm. IV	Adm. Oral	Unidades
Dose	7	10	mg
λ_z	0,103	0,105	h^{-1}
ASC_{0-24}	4116,6	3462,7	ng.h/mL
$ASC_{0-\infty}$	4279,3	3660,75	ng.h/mL
$ASMC_{0-24}$	16297,7	21563,8	ng.h²/mL
$ASMC_{0-\infty}$	21776,5	28204,7	ng.h²/mL
F	-	59,9	%
CL	1635,8	1635,8	mL/h
$t_{1/2}$	6,7	6,6	h
V_z	15,9	15,6	L
Vss	8,3	-	L
MRT	5,1	-	h
MTT	-	7,7	h
MAT	-	2,6	h
ka	-	0,382	h^{-1}
Cmáx	-	478,9	ng/mL
tmáx	-	2	h

Fonte: os autores

4.3 Modelos Compartimentais

Os modelos compartimentais usam expressões matemáticas derivadas do princípio de que o movimento do fármaco no organismo possa ser descrito usando um sistema de compartimentos, em que a quantidade de fármaco D está contida homogeneamente em um espaço de volume V em uma concentração C em que pode entrar e sair. É importante esclarecer previamente que essa separação em compartimentos não reflete necessariamente uma realidade fisiológica ou anatômica, uma vez que, em realidade, o organismo é composto de inúmeros compartimentos.

A abordagem por modelos compartimentais assume que a taxa de transferência entre os compartimentos, bem como a saída do fármaco do sistema segue uma cinética de primeira ordem. Geralmente, é possível descrever a cinética do fármaco no organismo por modelos de um ou dois compartimentos. Diferentemente da decisão entre executar uma análise não compartimental ou compartimental, em que o analista escolhe de acordo com o objetivo do estudo, a decisão pelo número de compartimentos, ainda que seja uma decisão do analista, dependerá do ajuste dos dados experimentais de concentração plasmática *vs.* tempo a uma equação de decaimento mono ou bi exponencial, levando a um modelo que descreve melhor o perfil sob análise.

O modelo monocompartimental é o mais simples, descrevendo o organismo com um único compartimento em que a introdução instantânea do fármaco leva à sua homogeneização instantânea e sem locais para onde o fármaco seja transferido com velocidade menor. Essa introdução instantânea é uma característica da administração IV *bolus*. Nesse modelo, mesmo que as coletas de amostra sejam provenientes apenas da corrente sanguínea, uma vez que o fármaco acessa todos os locais em que se distribui de maneira instantânea, o decaimento das concentrações plasmática reflete um decaimento proporcional das concentrações nos tecidos. Isso ocorre porque esses tecidos, didaticamente, fazem parte de apenas um compartimento junto à corrente sanguínea, de onde as amostras são coletadas. Assim, o decaimento das concentrações é consequência apenas da eliminação durante toda a fase descendente das concentrações plasmáticas.

No modelo bicompartimental, os dados experimentais exigem um segundo compartimento para ser capaz de descrever de maneira mais assertiva o perfil de concentração plasmática *vs.* tempo, ou seja, o modelo monocompartimental não é capaz de caracterizar esse perfil. Esse segundo compartimento é necessário por haver um lento equilíbrio das concentrações do fármaco em diferentes tecidos. Assim que o fármaco é introduzido no compartimento central, ainda ocorre a distribuição instantânea na corrente sanguínea e em todos os tecidos que o fármaco é capaz de acessar, contudo, em alguns tecidos, o acesso do fármaco é mais lento, dessa forma há uma fase de decaimento mais rápido na fase descendente das concentrações seguida por um decaimento mais lento. Esse decaimento mais rápido ocorre devido a dois processos que desfavorecem a concentração plasmática, a eliminação e a distribuição. Quando o segundo compartimento entra em equilíbrio com as concentrações plasmáticas, o decaimento das concentrações passa a depender apenas da fase de eliminação.

Além da introdução instantânea do fármaco no organismo por meio da administração IV *bolus* temos as situações em que o fármaco é administrado por via extravascular, dependendo da fase de absorção para acessar a corrente sanguínea (compartimento central). A transferência do fármaco da biofase de absorção para o compartimento central ocorre seguindo uma cinética de primeira ordem. Isso ocorre, pois assumimos que a velocidade de desaparecimento do fármaco da biofase de absorção é proporcional à velocidade de seu aparecimento no plasma. Nessa situação, em um modelo monocompartimental, as concentrações plasmáticas, principalmente na fase ascendente, serão consequência da taxa de entrada, que favorece as concentrações plasmáticas, e da eliminação, que desfavorece as concentrações plasmáticas. No modelo bicompartimental, essa relação contará ainda com a distribuição que desfavorecerá a concentração plasmática até que ocorra o equilíbrio do compartimento periférico.

Como mencionado anteriormente, os modelos compartimentais mais simples têm 1 ou 2 compartimentos, introdução intravascular (IV) ou extravascular (EV) com cinética de primeira ordem e eliminação com cinética de primeira ordem a partir do compartimento central (Figura 4.3). A necessidade de usar um modelo com cinética de absorção está atrelada à administração por uma via EV. Por outro lado, seja IV ou EV, a decisão entre usar um modelo mono ou bicompartimental ficará a critério do analista e de sua compreensão dos dados experimentais. Essa decisão pode ocorrer por inspeção visual do perfil ou, quando a dispersão dos pontos for demasiadamente complexa, por métodos mais objetivos, podendo até mesmo ser feito o ajuste com ambos os modelos, para em seguida compará-los e determinar qual descreveu melhor o perfil de concentrações plasmáticas *vs.* tempo.

Figura 4.3 – Conceito e gráficos típicos dos modelos compartimentais

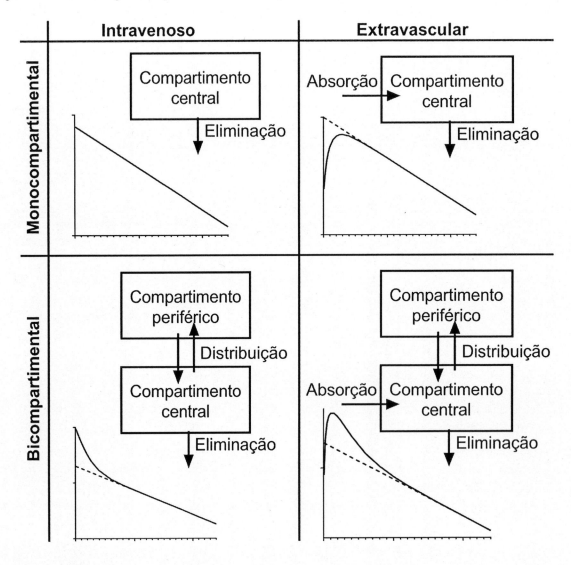

Fonte: os autores

Na inspeção visual, os valores de concentração plasmática *vs.* tempo são inseridos no gráfico de dispersão xy com o eixo x em escala linear e y em escala logarítmica, o que pode ser suficiente para notar que o decaimento não é monoexponencial. Se a dúvida ainda persistir, insere-se uma linha de tendência que descreva essa fase terminal, similar ao que foi feito para obtenção de λ_z na análise não compartimental. Essa linha deve ser extrapolada ao eixo y e se essas concentrações, anteriores às da fase terminal, ficarem acima da linha e, principalmente, se o pico das concentrações estiver notavelmente acima da linha, então um modelo multicompartimental deve ser considerado.

Uma proposta mais objetiva é o método modificado de Saunders e Natunen (RITSCHEL; KEARNS, 2009), em que é traçada uma linha de tendência por regressão exponencial usando todos os pontos observados da fase de decaimento e uma linha de tendência com a metade final dos pontos observados da fase de decaimento. Em seguida, subtrai-se o intercepto da linha de pontos finais do intercepto da linha de todos os pontos e divide-se pelo intercepto da linha de pontos finais. Se o resultado for menor que 0,1, o modelo monocompartimental é usado, se for maior, usa-se o bicompartimental ou precede-se investigando para mais compartimentos.

Antes de entrarmos em cada tipo de modelo, vamos investigar os perfis dos exemplos 2, 3 e 4 para determinar em que serão úteis para aplicação dos conhecimentos sobre a modelização. Considerando a via de administração, para os perfis por via oral dos exemplos 3 e 4, deverá ser considerada uma modelização com cinética de absorção, enquanto para os perfis por via intravenosa dos exemplos 2 e 3 pode-se usar os modelos característicos de IV *bolus*, em que não há cinética de absorção. Para identificar a possibilidade de ajuste por modelo monocompartimental ou a necessidade de um modelo bicompartimental, todos os perfis serão plotados em gráficos de dispersão com a ordenada em escala logarítmica (Figura 4.4).

Exemplo 2: perfil farmacocinético de ceftriaxona em mulheres não grávidas submetidas a cirurgia ginecológica após administração IV *bolus* de 2 g de fármaco (Tabela 4.4). Baseado em Popovic, Grujic *et al.* (2007).

Tabela 4.4 – Perfil de concentração plasmática *vs.* tempo após administração IV de ceftriaxona 2 g

Tempo (h)	Cp (µg/mL)
0,083	16,20
0,25	14,13
0,50	14,16
0,75	12,44
1,00	11,67
2,00	10,09
4,00	6,48
6,00	4,55

Fonte: os autores

Exemplo 3: perfil farmacocinético de almotriptano em voluntários sadios após administração oral de 25 mg e IV *bolus* de 3 mg (Tabela 4.5). Baseado em Jansat, Costa *et al.* (2002).

Tabela 4.5 – Perfil de concentração plasmática *vs.* tempo após administração de almotriptano 25 mg oral e 3 mg IV

Tempo (h)	Cp IV (ng/mL)	Cp Oral (ng/mL)
0,25	44,84	17,28
0,50	20,21	32,04
0,75	14,33	-
1,00	12,48	44,79
1,50	10,63	55,64
2,00	9,67	61.75
3,00	8,00	56,17
4,00	6,63	53,50
6,00	4,12	35,25
8,00	2,51	27,61
12,0	1,29	10,23
24,0	0,08	1,51

Fonte: os autores

Exemplo 4: perfil farmacocinético de piperaquina em voluntários sadios após administração oral na dose 640 mg (Tabela 4.6). Baseado em Liu, Zhang *et al.* (2007).

Tabela 4.6 – Perfil de concentração plasmática vs. tempo após administração oral de piperaquina 640 mg

Tempo (h)	Cp (ng/mL)
0,25	55,45
0,50	95,62
1,00	169,85
1,50	198,47
2,00	232,87
2,30	239,82
3,00	505,08
4,00	398,00
6,00	244,97
8,00	172,50
24,0	107,27
48,0	103,65
84,0	96,80
168	75,68
336	56,54

504	34,90
672	25,24
840	14,52

Fonte: os autores

Figura 4.4 – Gráficos com as linhas de tendência exponenciais para investigação da possibilidade de se utilizar um modelo monocompartimental ou bicompartimental

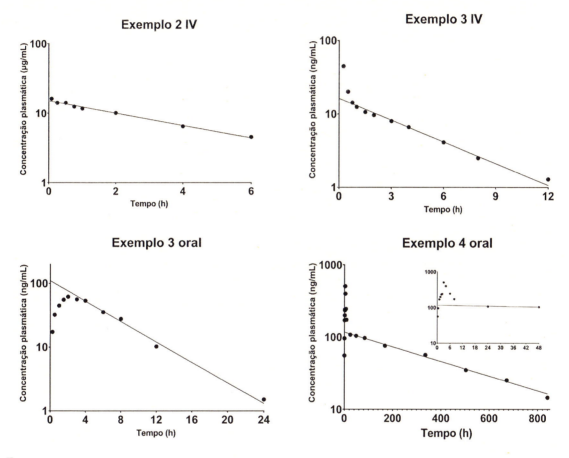

Fonte: os autores

De acordo com a inspeção dos gráficos na Figura 4.4, podemos ver que o perfil IV do exemplo 2 e o perfil oral do exemplo 3 podem ser analisados por um modelo monocompartimental. Já o perfil IV do exemplo 3 e o perfil oral do exemplo 4 necessitarão de pelo menos 2 compartimentos, uma vez que o declínio das concentrações apresenta mais de um decaimento. Importante destacar que essa primeira seleção de pontos e inserção da linha de tendência tem a finalidade apenas de investigar qual modelo seria melhor para cada perfil, não refletindo o traçado final da constante de eliminação de cada modelo. A aplicação do método de Saunders e Natunen, conforme previamente descrito, confirmou as conclusões da inspeção visual.

4.3.1 Modelo Monocompartimental em Administração IV bolus

No modelo monocompartimental com administração IV *bolus* a dose (D) de fármaco introduzida no organismo é dispersa instantaneamente no compartimento central (Figura 4.5), levando a uma concentração inicial (C_0), cuja razão de proporcionalidade será o volume do compartimento central (Vc).

Figura 4.5 – Representação do modelo monocompartimental com administração IV bolus

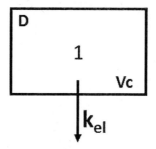

Fonte: os autores

Nesse modelo, o decaimento das concentrações, para as quais há uma eliminação com cinética de primeira ordem, é expresso matematicamente pela Equação 4.6.

$$C_t = C_0 \cdot e^{-kel \cdot t} \qquad \text{Equação 4.6}$$

Em que C_t é a concentração em qualquer tempo t, kel é a inclinação do decaimento exponencial das concentrações e constante de eliminação, C_0 é o intercepto da regressão no eixo y e uma estimativa da concentração plasmática no tempo zero e t é o tempo para o qual se quer determinar a concentração com base no modelo.

Como determinado anteriormente, o perfil de concentração plasmática *vs.* tempo do exemplo 2 será analisado assumindo um modelo monocompartimental, em que as concentrações e tempos serão plotados com eixo x linear e y logarítmico (Figura 4.6 A) e a regressão exponencial será executada, obtendo-se a equação do gráfico (Figura 4.6 B).

Figura 4.6 – Curva de concentração plasmática vs. tempo após administração IV bolus do exemplo 2 com as concentrações observadas (A) e reta da regressão exponencial (B)

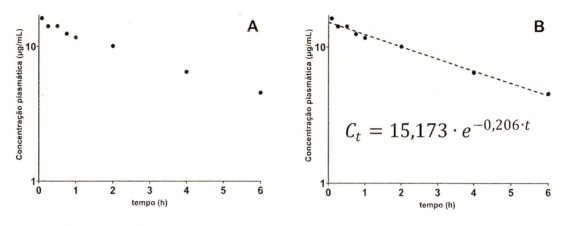

$$C_t = 15{,}173 \cdot e^{-0{,}206 \cdot t}$$

Fonte: os autores

A partir da equação de decaimento temos a constante de eliminação (k_{el}) de 0,206 h^{-1}, bem como a obtenção de C_0 (15,173 µg/mL), o que permite determinar o V_c (Quadro 4.13).

Quadro 4.13 – Resolução para determinação do volume de distribuição do compartimento central do exemplo 2

$$V_c = \frac{Dose}{C_0}$$

$$V_c = \frac{2 \times 10^6}{15{,}173}$$

$$V_c = 131{,}81 L$$

Fonte: os autores

O V_c exemplifica a situação de alguns parâmetros que são frequentemente calculados por métodos não compartimentais, mas que no caso do modelo monocompartimental podem, também facilmente, ser obtidos a partir de parâmetros da equação que rege o modelo. Esse também é o caso da $ASC_{0-\infty}$ e do MRT (Quadro 4.14).

Quadro 4.14 – Resolução para obtenção de $ASC_{0-\infty}$ e MRT, usando equações restritas ao modelo monocompartimental IV *bolus*, no perfil do exemplo 2

$ASC_{0-\infty} = \dfrac{C_0}{kel}$	$MRT = \dfrac{1}{kel}$
$ASC_{0-\infty} = \dfrac{15,173}{0,206}$	$MRT = \dfrac{1}{0,206}$
$ASC_{0-\infty} = 73,8\,\mu\text{g.h/mL}$	$MRT = 4,86\,h$

Fonte: os autores

A obtenção da ASC por esse método deve ser usada com cautela, uma vez que ignora eventuais oscilações das concentrações observadas em torno da linha de decaimento das concentrações previstas, de modo que pode haver situações em que o cálculo pelo método dos trapezoides pode ser uma exigência regulatória.

A Tabela 4.7 apresenta os parâmetros calculados a partir do modelo monocompartimental em administração IV *bolus*. À frente neste capítulo, incluiremos parâmetros do exemplo 2 com métodos não compartimentais, permitindo a comparação dos métodos de obtenção e completude dos parâmetros farmacocinéticos do perfil.

Tabela 4.7 – Parâmetros farmacocinéticos calculados a partir do modelo monocompartimental em administração IV bolus

Parâmetro	Valor	Unidades
Dose	2	g
C_0	15,173	µg/mL
kel	0,206	h^{-1}
V_c	131,81	L
$ASC_{0-\infty}$	73,8	µg.h/mL
MRT	4,86	h

Fonte: os autores

4.3.2 Modelo Bicompartimental em Administração IV bolus

Apesar de sua maior complexidade, o modelo bicompartimental é testado quando o modelo monocompartimental não é capaz de gerar uma equação que descreva adequadamente o decaimento das concentrações. Caso o decaimento biexponencial se ajuste aos dados, não haverá necessidade de elevar a análise a modelos com número superior de compartimentos, como seria o caso dos modelos tricompartimentais.

Na administração IV *bolus*, o fármaco é, novamente, introduzido e considerado homogeneamente disperso no compartimento central, contudo, leva mais tempo para se equilibrar com outros locais de acesso, os quais estarão considerados no compartimento periférico. A concentração plasmática é obtida do compartimento central a partir da dose introduzida, mas considerando o volume de ambos os compartimentos, mesmo que a concentração total em ambos não seja a mesma. O movimento do fármaco entre os compartimentos é regido por constantes de transferência de primeira-ordem. A eliminação, também de primeira-ordem, ocorre a partir do compartimento central.

A Figura 4.7 apresenta a relação entre os compartimentos no modelo bicompartimental. As partes A e B da figura diferem apenas na parametrização, com a representação mais comum usando as microconstantes (k_{12}, k_{21}, k_{10} e V_c) (Figura 4.7 A) e também a parametrização com constantes fisiológicas (CL, V_1, Q e V_2) (Figura 4.7 B), que têm aparecido frequentemente nas publicações de farmacocinética populacional, com destaque para o *clearance* intercompartimental Q, produto de k_{12} e V_c. As constantes k_{12} e k_{21} representam as constantes de transferência do compartimental central para o periférico e do periférico para o central, respectivamente, enquanto V_c é o volume do compartimento central.

Figura 4.7 – Representação do modelo bicompartimental. A, parametrização com microconstantes. B, parametrização com constantes fisiológicas

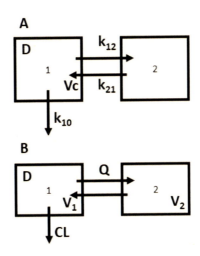

Fonte: os autores

As microconstantes estarão relacionadas às macroconstantes híbridas A, B, α e β que estão na Equação 4.7 que expressa matematicamente o modelo bicompartimental.

$$C_t = A \cdot e^{-\alpha \cdot t} + B \cdot e^{-\beta \cdot t} \qquad \text{Equação 4.7}$$

Em que C_t é a concentração em qualquer tempo t, α e β são constantes de decaimento da fase de distribuição e da fase de eliminação, respectivamente, e A e B são constantes híbridas, cujo valor é proporcional à dose.

Durante a fase de eliminação, a parte $A \cdot e^{-\alpha t}$ da equação tem efeito quase nulo nas concentrações plasmáticas, de modo que essa fase é governada quase exclusivamente pela parte $B \cdot e^{-\beta t}$, por outro lado, a fase de distribuição, que antecede a fase de eliminação, é influenciada pela soma de ambas. Assim, os constituintes monoexponenciais da equação biexponencial podem ser elucidados, primeiramente, traçando $B \cdot e^{-\beta t}$ na fase de eliminação terminal e $A \cdot e^{-\alpha t}$ como a diferença entre $B \cdot e^{-\beta t}$ e os valores observados, uma vez que representam a soma de ambas as equações. Essa separação é feita pelo Método dos Resíduos (Figura 4.8).

Figura 4.8 – Passo a passo da aplicação do Método dos resíduos para obtenção da equação do modelo bicompartimental. A concentração da reta de distribuição (C_r) é calculada usando a concentração observada (C_{obs}) e a extrapolada da reta de eliminação (C_{ext})

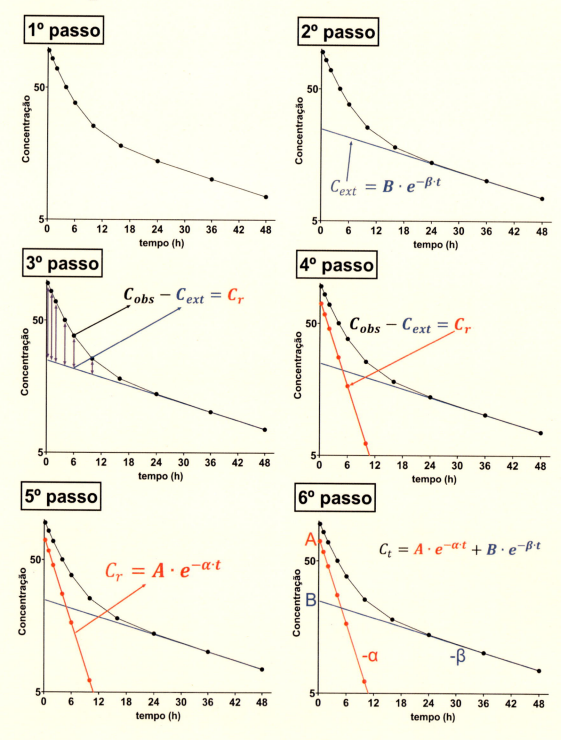

Fonte: os autores

A aplicação do Método dos resíduos pode ser feita seguindo os seis passos esquematizados na Figura 4.8 e descritos a seguir:

1. passo – os dados experimentais são plotados no gráfico semilog e a fase de eliminação é identificada;
2. passo – a equação da fase de eliminação por regressão exponencial é obtida e aplicada nos tempos que antecedem a fase de distribuição, resultando em concentrações extrapoladas (C_{ext});
3. passo – subtrai-se C_{ext} das concentrações observadas (C_{obs}), resultando em concentrações residuais (C_r);
4. passo – C_r são também plotadas em gráfico semilog e aplica-se a regressão exponencial a esses pontos;
5. passo – a equação monoexponencial da reta de distribuição é obtida;
6. passo – a equação que descreve o modelo bicompartimental é obtida pela soma das equações monoexponenciais da fase de eliminação e das concentrações residuais.

A partir das macroconstantes, as microconstantes apresentadas na descrição esquemática do modelo (Figura 4.12) podem ser obtidas pelas Equações 4.8 – 4.11

$$V_c = \frac{D_{iv}}{A + B} \qquad \text{Equação 4.8}$$

$$k_{21} = \frac{A \cdot \beta + B \cdot \alpha}{A + B} \qquad \text{Equação 4.9}$$

$$k_{10} = \frac{\alpha \cdot \beta}{k_{21}} \qquad \text{Equação 4.10}$$

$$k_{12} = \alpha + \beta - k_{21} - k_{10} \qquad \text{Equação 4.11}$$

Usando o perfil do exemplo 3, em que houve administração IV *bolus* e o modelo monocompartimental não foi capaz de se adequar aos dados experimentais, podemos encontrar a equação que descreve o referido perfil usando o modelo bicompartimental. Primeiramente, é necessário encontrar a fase de decaimento e os parâmetros B e β usando regressão exponencial (Figura 4.9 A).

Figura 4.9 – Curva de concentração plasmática vs. tempo após administração IV bolus do exemplo 2 com as retas extrapoladas (A) e residual (B)

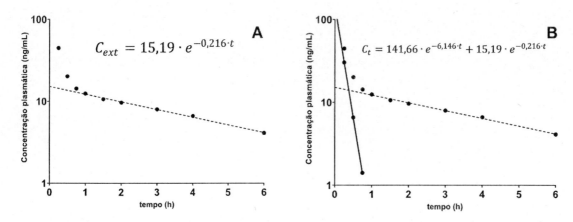

Fonte: os autores

A equação da fase terminal (Figura 4.9 A) é aplicada para o cálculo da C_{ext}, cuja diferença foi obtida na forma da C_r (Tabela 4.8).

Tabela 4.8 – Perfil de concentração plasmática *vs.* tempo após administração de 3 mg do fármaco IV e aplicação do método dos resíduos. C_{obs} concentração observada, C_{ext} concentração extrapolada e C_r concentração residual

Tempo (h)	C_{obs} (ng/mL)	C_{ext} (ng/mL)	C_{obs}-C_{ext}	C_r (ng/mL)
0,25	44,84	14,39	44,84 - 14,39	30,45
0,50	20,21	13,64	20,21 – 14,64	6,57
0,75	14,33	12,92	14,33 – 12,92	1,41
1,0	12,48			
1,5	10,63			
2,0	9,67			
3,0	8,00			
4,0	6,63			
6,0	4,12			
8,0	2,51			
12,0	1,29			
24,0	0,08			

Fonte: os autores

A concentração residual é plotada no gráfico e a regressão exponencial desses valores resulta na equação do decaimento devido à distribuição, completando a equação (Equação 4.12) que descreve o perfil de concentrações plasmáticas *vs.* tempo da administração IV do exemplo 3 no modelo bicompartimental (Figura 4.9 B).

$$C_t = 141{,}66 \cdot e^{-6{,}146 \cdot t} + 15{,}19 \cdot e^{-0{,}216 \cdot t} \qquad \text{Equação 4.12}$$

Nessa equação temos as constantes de eliminação (β) e de distribuição (α), enquanto a soma de A e B é uma estimativa de C_0, portanto, 156,85 ng/mL.

As macroconstantes da equação do modelo podem ser usadas para calcular as constantes k_{12}, k_{21}, k_{10} e V_c (Quadro 4.15 e Quadro 4.16). Essas microconstantes não são reportadas frequentemente nas publicações cuja metodologia indica o uso do modelo bicompartimental. Mesmo que seja suficiente para fins de comparação de parâmetros específicos, a omissão de parâmetros pode limitar o uso do modelo como uma ferramenta capaz de descrever o perfil farmacocinético.

Quadro 4.15 – Resolução de V_c e k_{21} do exemplo 3

$V_c = \dfrac{D_{iv}}{A+B}$	$k_{21} = \dfrac{A \cdot \beta + B \cdot \alpha}{A+B}$
$V_c = \dfrac{3 \times 10^6}{141{,}66 + 15{,}19}$	$k_{21} = \dfrac{141{,}66 \cdot 0{,}216 + 15{,}19 \cdot 6{,}146}{141{,}66 + 15{,}19}$
$V_c = 19{,}13$ L	$k_{21} = 0{,}79$ h^{-1}

Fonte: os autores

Quadro 4.16 – Resolução de k_{10} e k_{12} do exemplo 3

$k_{10} = \dfrac{\alpha \cdot \beta}{k_{21}}$	$k_{12} = \alpha + \beta - k_{21} - k_{10}$
$k_{10} = \dfrac{6{,}146 \cdot 0{,}216}{0{,}79}$	$k_{12} = 6{,}146 + 0{,}216 - 0{,}79 - 1{,}68$
$k_{10} = 1{,}68$ h^{-1}	$k_{12} = 3{,}89$ h^{-1}

Fonte: os autores

Similar ao modelo monocompartimental IV *bolus*, a $ASC_{0-\infty}$ pode ser calculada como a soma das áreas sob a curva de cada reta componente do modelo, ou seja, distribuição e eliminação. Contudo, essa estimativa é geralmente obtida pelo método dos trapezoides. Uma utilidade de se determinar separadamente as áreas sob a curva de cada decaimento monoexponencial é a investigação de qual possui maior contribuição para a área sob a curva total, de maneira que àquela com a maior contribuição deve ser o decaimento a ser considerado como eliminação e para obtenção de $t_{½}$.

A Tabela 4.9 apresenta os parâmetros necessários para descrever o modelo bicompartimental em administração IV *bolus*. Com esses parâmetros é possível reconstruir o perfil sob esse modelo.

Tabela 4.9 – Parâmetros farmacocinéticos calculados a partir do modelo bicompartimental na administração IV bolus do exemplo 3

Parâmetro	Valor	Unidades
Dose	3	mg
C_0	157	ng/mL
β	0,216	h^{-1}
B	15,19	ng/mL
α	6,146	h^{-1}
A	141,66	ng/mL
V_c	19,13	L
k_{21}	0,79	h^{-1}
k_{10}	1,68	h^{-1}
k_{12}	3,89	h^{-1}

Fonte: os autores

4.3.3 Modelo Monocompartimental com Cinética de Absorção

O modelo monocompartimental com administração extravascular difere da administração IV *bolus* pela necessidade de haver uma constante que represente o processo de entrada do fármaco no compartimento central. Enquanto na administração IV *bolus* o fármaco já está no compartimento central desde o tempo zero, na administração extravascular a introdução do fármaco ocorre em função do tempo em um processo que geralmente obedece a uma cinética de primeira ordem. O fármaco administrado desaparece da biofase de absorção na mesma velocidade em que aparece no compartimento central, ao mesmo tempo que passa a ser eliminado sob uma constante de eliminação (k_{el}). Por ser uma administração extravascular, a quantidade de fármaco D deverá ser corrigida considerando F, já que apenas o fármaco que realmente ficou biodisponível alcançará o compartimento central e será eliminado deste (Figura 4.10).

Figura 4.10 – Representação do Modelo monocompartimental com administração extravascular

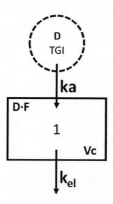

Fonte: os autores

Nesse modelo, a curva de concentração plasmática *vs.* tempo tem uma fase ascendente, em que a velocidade de absorção é maior que a velocidade de eliminação, e uma fase descendente, em que a velocidade de eliminação se torna maior que a velocidade de absorção. A expressão matemática desse modelo é representada pela Equação 4.13.

$$C_t = B \cdot e^{-k_{el} \cdot t} - A \cdot e^{-ka \cdot t} \qquad \text{Equação 4.13}$$

Em que C_t é a concentração em qualquer tempo t, k_{el} é a inclinação do decaimento exponencial das concentrações na fase descendente e constante de eliminação, B é o intercepto da regressão exponencial da fase de eliminação, ka é a inclinação do decaimento exponencial das concentrações residuais e constante de absorção, A é o intercepto da regressão exponencial das concentrações residuais e t é o tempo para o qual se quer determinar a concentração com base no modelo. Em princípio, B e A serão valores muito próximos, diferindo devido aos ajustes das retas sob a variabilidade dos pontos experimentais. Nesse contexto, a expressão matemática desse modelo é representada pela Equação 4.14

$$C_t = \frac{D \cdot F \cdot ka}{Vd \cdot (ka - k_{el})} \cdot (e^{-k_{el} \cdot t} - e^{-ka \cdot t}) \qquad \text{Equação 4.14}$$

Em que D é a dose administrada, F é a biodisponibilidade e Vd/F pode ser estimado por rearranjo da parte constante da equação supra (Equação 4.15).

$$\frac{Vd}{F} = \frac{D \cdot ka}{B \cdot (ka - k_{el})} \qquad \text{Equação 4.15}$$

Contudo, em certos estudos, a diferença entre os interceptos B e A pode indicar um atraso do início aparente da absorção em relação ao momento da administração. Isso pode ocorrer por razões fisiológicas, como esvaziamento gástrico e motilidade intestinal, ou devido à formulação, em que a dissolução das partículas de fármaco e sua absorção para circulação levam um certo tempo para refletir em concentrações plasmáticas quantificáveis. Esse tempo de atraso é chamado de *lag time* (t_{lag}) e é obtido pela Equação 4.16

$$t_{lag} = \frac{\ln \frac{A}{B}}{ka - k_{el}} \qquad \text{Equação 4.16}$$

Em que B e A são os interceptos das regressões exponenciais da fase de decaimento e da reta residual (absorção), respectivamente, e k_{el} e ka são as constantes de eliminação e absorção, respectivamente, todos obtidos na análise inicial do perfil de concentrações plasmáticas *vs.* tempo.

No modelo monocompartimental A = B = C_0, portanto, usando t_{lag}, agora é possível corrigir os valores de A e B para A* e B* corrigidos, os quais correspondem à concentração calculada por ambas as equações exponenciais no tempo t = t_{lag} (Equação 4.17).

$$C_0 = B^* = B \cdot e^{-k_{el} \cdot t_{lag}} = A^* = A \cdot e^{-ka \cdot t_{lag}} \qquad \text{Equação 4.17}$$

A Equação 4.18 corresponde a expressão matemática incluindo t_{lag}.

$$C_t = C_0 \cdot (e^{-k_{el}\cdot(t-t_{lag})} - e^{-ka\cdot(t-t_{lag})})$$ Equação 4.18

Além da administração intravenosa analisada pelo modelo bicompartimental, o exemplo 3 também apresentou um perfil com decaimento característico para ser analisado por modelo monocompartimental. Como temos uma cinética de absorção é necessário aplicar o método dos resíduos para separar a constante de absorção. Para isso, o primeiro passo é identificar a fase de decaimento e, por meio da regressão exponencial, extrair a constante de eliminação e o intercepto desta.

Figura 4.11 – Curva de concentração plasmática vs. tempo após administração oral do exemplo 2 com as retas extrapoladas (A) e residual (B)

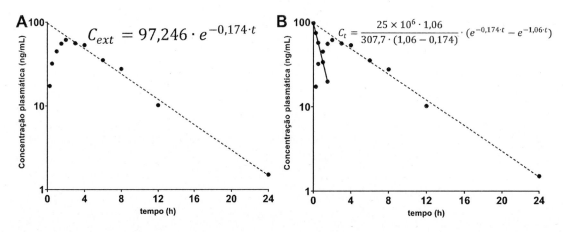

Fonte: os autores

A equação da fase terminal (Figura 4.11 A), contendo o intercepto (97,246 ng/mL) e a constante de eliminação (0,174 h^{-1}), é aplicada para o cálculo da C$_{ext}$, cuja diferença para as concentrações observadas é obtida na forma da C$_r$ (Tabela 4.10), conforme método dos resíduos.

Tabela 4.10 – Perfil de concentração plasmática *vs.* tempo após administração de 25 mg do fármaco oral e aplicação do método dos resíduos. C$_{obs}$ concentração observada, C$_{ext}$ concentração extrapolada e C$_r$ concentração residual

Tempo (h)	C$_{obs}$ (ng/mL)	C$_{ext}$ (ng/mL)	C$_{ext}$-C$_{obs}$	C$_r$ (ng/mL)
0	0	97,25	97,25 - 0	97,25
0,25	17,28	93,10	93,10 – 17,28	75,82
0,50	32,04	89,12	89,12 – 32,04	57,08
1,0	44,79	81,68	81,68 – 44,79	36,89
1,5	55,64	74,86	74,86 – 55,64	19,22

Tempo (h)	C_{obs} (ng/mL)	C_{ext} (ng/mL)	C_{ext}-C_{obs}	C_r (ng/mL)
2,0	61,75			
3,0	56,17			
4,0	53,50			
6,0	35,25	$C_{ext} = 97.246 \cdot e^{-0.174 \cdot t}$		
8,0	27,61			
12,0	10,23			
24,0	1,51			

Fonte: os autores

Quadro 4.17 – Resolução para determinação do volume de distribuição do compartimento central do exemplo 3

$$\frac{Vd}{F} = \frac{D \cdot ka}{C_0 \cdot (ka - k_{el})}$$

$$\frac{Vd}{F} = \frac{25 \times 10^6 \cdot 1.06}{97.246 \cdot (1.06 - 0.174)}$$

$$\frac{Vd}{F} = 307,7 L$$

Fonte: os autores

A concentração residual é plotada no gráfico e a inclinação da regressão exponencial desses valores é a constante de absorção. Para completar a equação que descreve o modelo, o Vd é calculado conforme equação previamente citada, contudo, na forma de Vd/F (Quadro 4.17), uma vez que a biodisponibilidade ainda não está disponível. Assim, obtém-se a equação (Equação 4.19) do modelo monocompartimental com cinética de absorção do exemplo 3 (Figura 4.11 B).

$$C_t = \frac{25 \times 10^6 \cdot 1.06}{307.7 \cdot (1.06 - 0.174)} \cdot \left(e^{-0.174 \cdot t} - e^{-1,06 \cdot t}\right) \qquad \text{Equação 4.19}$$

A Tabela 4.11 apresenta os parâmetros calculados a partir do modelo monocompartimental com cinética de absorção. À frente neste capítulo incluiremos parâmetros do exemplo 3 com métodos não compartimentais, permitindo a comparação dos métodos de obtenção e completude dos parâmetros farmacocinéticos do perfil, inclusive estimativa da biodisponibilidade.

Tabela 4.11 – Parâmetros farmacocinéticos calculados a partir do modelo monocompartimental em administração oral do exemplo 3

Parâmetro	Valor	Unidades
Dose	25	mg
C_0	97,246	ng/mL
k_{el}	0,174	h^{-1}
Ka	1,06	h^{-1}
Vd/F	307,7	L

Fonte: os autores

4.3.4 Modelo Bicompartimental com Cinética de Absorção

O modelo bicompartimental com cinética de absorção consiste na ocorrência simultânea do que vimos nas aplicações do modelo bicompartimental IV *bolus* e do modelo monocompartimental com cinética de absorção (Figura 4.12). Novamente, o método dos resíduos é utilizado, primeiramente para obtenção da equação da distribuição e em seguida para obtenção dos parâmetros de absorção.

Figura 4.12 – Representação do Modelo bicompartimental com administração extravascular

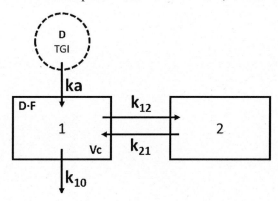

Fonte: os autores

Nesse modelo, a curva de concentração plasmática *vs.* tempo tem uma fase ascendente, em que a velocidade de absorção é maior que as velocidades de distribuição e eliminação. Em seguida vem uma primeira fase descendente com decaimento mais intenso, em que a distribuição e a eliminação estão desfavorecendo as concentrações plasmáticas concomitantemente. Por fim, ocorre a fase de eliminação pura, quando o compartimento de distribuição já está em equilíbrio com o compartimento central. A expressão matemática desse modelo é representada pela Equação 4.20.

$$C_t = A \cdot e^{-\alpha \cdot t} + B \cdot e^{-\beta \cdot t} - C_0 \cdot e^{-ka \cdot t} \qquad \text{Equação 4.20}$$

Em que C_t é a concentração em qualquer tempo t, β é a inclinação do decaimento exponencial das concentrações na última fase descendente e constante de eliminação, B é o intercepto da regressão exponencial da fase de eliminação, α é a inclinação da regressão exponencial da reta residual de distribuição e constante de distribuição, A é o intercepto da reta de distribuição, ka é inclinação do decaimento exponencial das concentrações residuais da reta de absorção e constante de absorção, C_0 é a soma de A e B e t é o tempo para o qual se quer determinar a concentração com base no modelo.

Exceto pela necessidade de aplicação sequencial do método dos resíduos, o modelo bicompartimental com cinética de absorção é similar ao que tivemos nos modelos bicompartimental IV *bolus* e monocompartimental com cinética de absorção.

Assim como nos exemplos anteriores, iniciaremos pela plotagem dos valores experimentais e identificação da fase de decaimento terminal (Figura 4.13 A). Isso será feito no exemplo 4, previamente avaliado como inadequado para análise pelo modelo monocompartimental.

Figura 4.13 – Curva de concentração plasmática vs. tempo após administração oral do exemplo 4 com as retas extrapoladas β (azul) e α (vermelha) no painel A e residual 2 para obtenção da constante de absorção (verde) no painel B

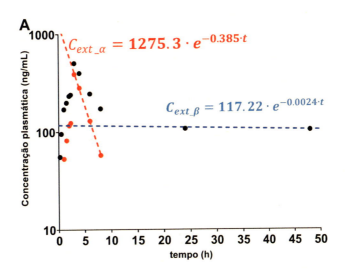

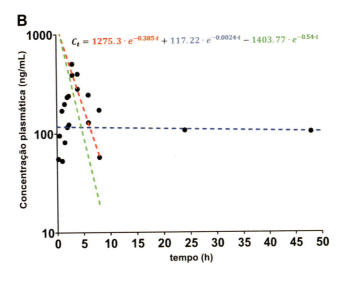

Fonte: os autores

Obtida a equação da fase terminal, aplica-se o método dos resíduos (Tabela 4.12) para obtenção da equação representativa do modelo.

Tabela 4.12 – Perfil de concentração plasmática *vs.* tempo após administração de 640 mg do fármaco oral e aplicação do método dos resíduos para obtenção das constantes de distribuição e absorção. C_{obs} concentração observada, C_{ext_β} concentração extrapolada da reta terminal, e C_{r1} concentração residual entre c_{obs} e C_{ext_β}, C_{ext_α} concentração extrapolada do decaimento de C_{r1}, C_{r2} concentração residual entre C_{r1} e C_{ext_α}

Tempo (h)	C_{obs} (ng/mL)	C_{ext_β} (ng/mL)	$C_{obs}-C_{ext\_\beta}$	C_{r1} (ng/mL)	C_{ext_α} (ng/mL)	$C_{ext\_\alpha}-C_{r1}$ (ng/mL)	C_{r2} (ng/mL)
0,25	55,45	117,15	55,45-117,15	-61,70	1158,26	1158,26 -(-61,70)	1219,96
0,50	95,62	117,08	95.62-117,08	-21,46	1051,98	1051,98 -(-21,46)	1073,44
1,0	169,85	116,94	169,85-116,94	52,91	867,79	867,79-52,91	814,88
1,5	198,47	116,80	198,47-116,80	81,67	715,84	715,84-81,67	634,17
2,0	232,87	116,66	232,87-116,66	116,21	590,51	590,51-116,21	474,29
2,3	239,82	116,57	239,82-116,57	123,25	526,10	526,10-123,25	402,85
3,0	505,08	116,38	505,08-116,38	388,70			
4,0	398,00	116,10	398,00-116,10	281,90			
6,0	244,97	115,55	244,97-115,55	129,42			
8,0	172,50	115,00	172,50-115,00	57,50			
24	107,27						
48	103,65						
84	96,80						
168	75,68						
336	56,54						
504	34,90						
672	25,24						
840	14,52						

$$C_{ext_\beta} = 117,22 \cdot e^{-0,0024 \cdot t}$$

$$C_{ext_\alpha} = 1275,3 \cdot e^{-0,385 \cdot t}$$

Fonte: os autores

A equação do modelo (Equação 4.21) consiste nas equações da fase β, α e a equação da regressão de C_{r2} que representa o processo de absorção (Figura 4.13 B).

$$C_t = 1275,3 \cdot e^{-0,385 \cdot t} + 117,22 \cdot e^{-0,0024 \cdot t} - 1403,77 \cdot e^{-0,54 \cdot t} \qquad \text{Equação 4.21}$$

A Tabela 4.13 apresenta os parâmetros calculados a partir do modelo bicompartimental com cinética de absorção. Note que o número de parâmetros é bem limitado, principalmente se considerarmos sua utilidade clínica, contudo é o suficiente para descrever o modelo, permitindo sua reprodução.

Tabela 4.13 – Parâmetros farmacocinéticos calculados a partir do modelo monocompartimental em administração oral do exemplo 4

Parâmetro	Valor	Unidades
Dose	640	mg
A	1275,3	ng/mL
α	0,385	h^{-1}
B	117,2	ng/mL
β	0,0024	h^{-1}
ka	0,54	h^{-1}

Fonte: os autores

4.4 Cálculo dos Principais Parâmetros Farmacocinéticos

Para completar os parâmetros farmacocinéticos obtidos na análise compartimental dos perfis dos exemplos 2, 3 e 4 (Tabela 4.14), aplica-se os conhecimentos obtidos na análise não compartimental.

Tabela 4.14 – Perfis de concentração plasmática *vs.* tempo dos exemplos 2, 3 e 4 usados na análise compartimental

| Exemplo 2 || Exemplo 3 ||| Exemplo 4 ||
| Monocompartimental IV || Bicompartimental IV e Monocompartimental oral ||| Bicompartimental oral ||
Tempo (h)	Cp (µg/mL)	Tempo (h)	Cp IV (ng/mL)	Cp Oral (ng/mL)	Tempo (h)	Cp (ng/mL)
0	15,173	0	156,85	0	0	0
0,083	16,2	0,25	44,84	17,28	0,25	55,45
0,25	14,13	0,5	20,21	32,04	0,5	95,62
0,5	14,16	0,75	14,33	-	1	169,85
0,75	12,44	1	12,48	44,79	1,5	198,47
1	11,67	1,5	10,63	55,64	2	232,87
2	10,09	2	9,67	61,75	2,3	239,82
4	6,48	3	8	56,17	3	505,08
6	4,55	4	6,63	53,5	4	398
		6	4,12	35,25	6	244,97
		8	2,51	27,61	8	172,5
		12	1,29	10,23	24	107,27
		24	0,08	1,51	48	103,65
					84	96,8
					168	75,68
					336	56,54
					504	34,9
					672	25,24
					840	14,52

Fonte: os autores

A meia vida de eliminação será obtida como o Ln de 2 dividido pela constante de eliminação, seja k_{el}, β ou o λ_z. Como temos as constantes dos modelos compartimentais, elas serão usadas para obtenção da meia-vida de eliminação (Quadro 4.18) dos perfis monocompartimental IV do exemplo 2, bicompartimental IV do exemplo 3, monocompartimental oral do exemplo 3 e bicompartimental oral do exemplo 4 (Tabela 4.14).

Quadro 4.18 – Resolução para determinação da meia-vida de eliminação dos perfis farmacocinéticos analisados por modelos compartimentais

$t_{\frac{1}{2}} = \dfrac{Ln2}{k_{el} ou \beta}$			
Monocompartimental IV	**Bicompartimental IV**	**Monocompartimental oral**	**Bicompartimental oral**
$t_{\frac{1}{2}} = \dfrac{0,693}{0,206}$	$t_{\frac{1}{2}} = \dfrac{0,693}{0,216}$	$t_{\frac{1}{2}} = \dfrac{0,693}{0,174}$	$t_{\frac{1}{2}} = \dfrac{0,693}{0,0024}$
$t_{\frac{1}{2}} = 3,37 h$	$t_{\frac{1}{2}} = 3,20 h$	$t_{\frac{1}{2}} = 4,00 h$	$t_{\frac{1}{2}} = 289 h$

Fonte: os autores

Como abordado anteriormente, em processos farmacocinéticos e seus parâmetros relacionados, a meia-vida não é exclusiva do processo de eliminação, de modo que se pode calcular a meia-vida para todos os processos que tenham uma constante de decaimento calculada pela inclinação da regressão exponencial do perfil de concentrações e sigam a cinética de primeira ordem (Quadro 4.19).

Quadro 4.19 – Resolução para determinação das meias-vidas de distribuição e absorção dos exemplos 3 e 4. A constante k pode ser ka ou α

$t_{\frac{1}{2}} = \dfrac{Ln2}{k}$			
Bicompartimental IV	**Monocompartimental oral**	**Bicompartimental oral**	**Bicompartimental oral**
$t_{\frac{1}{2}\alpha} = \dfrac{Ln2}{\alpha}$	$t_{\frac{1}{2}ka} = \dfrac{Ln2}{ka}$	$t_{\frac{1}{2}\alpha} = \dfrac{Ln2}{\alpha}$	$t_{\frac{1}{2}ka} = \dfrac{Ln2}{ka}$
$t_{\frac{1}{2}\alpha} = \dfrac{0,693}{6,146}$	$t_{\frac{1}{2}ka} = \dfrac{0,693}{1,06}$	$t_{\frac{1}{2}\alpha} = \dfrac{0,693}{0,385}$	$t_{\frac{1}{2}ka} = \dfrac{0,693}{0,54}$
$t_{\frac{1}{2}\alpha} = 0,113 h$	$t_{\frac{1}{2}ka} = 0,654 h$	$t_{\frac{1}{2}\alpha} = 1,8 h$	$t_{\frac{1}{2}ka} = 1,28 h$

Fonte: os autores

Para a obtenção de CL, Vd e MRT é necessário o cálculo de $ASC_{0-\infty}$ (Quadro 4.22) e $ASMC_{0-\infty}$ (Quadro 4.25). Usando o método dos trapezoides, primeiramente calculamos as ASCs (Quadro 4.20 e Quadro 4.21) e ASMCs (Quadro 4.23 e Quadro 4.24) de cada par de concentração *vs.* tempo conforme apresentado em detalhes nos Quadros 1, 2, 3 e 4, anteriormente, e cuja soma resulta em ASC_{0-t} e $ASMC_{0-t}$.

Quadro 4.20 – Resolução para determinação de ASC_{0-t} dos exemplos 2 e 3 em administrações IV

$$ASC_{tn-1-tn} = \left(\frac{C_{n-1} + C_n}{2}\right) \cdot \left(t_n - t_{n-1}\right)$$

Exemplo 2 – Monocompartimental IV			Exemplo 3 – Bicompartimental IV		
Tempo (h)	Cp (µg/mL)	$ASC_{tn-1-tn}$	Tempo (h)	Cp IV (ng/mL)	$ASC_{tn-1-tn}$
0	15,175	1,30	0	156,85	25,21
0,083	16,2	2,53	0,25	44,84	8,13
0,25	14,13	3,54	0,5	20,21	4,32
0,5	14,16	3,33	0,75	14,33	3,35
0,75	12,44	3,01	1	12,48	5,78
1	11,67	10,88	1,5	10,63	5,08
2	10,09	16,57	2	9,67	8,84
4	6,48	11,03	3	8	7,32
6	4,55		4	6,63	10,75
ASC_{0-6h}		52,19 µg.h/mL	6	4,12	6,63
			8	2,51	7,60
			12	1,29	8,22
			24	0,08	
			ASC_{0-24h}		101,21 ng.h/mL

Fonte: os autores

Quadro 4.21 – Resolução para ASC$_{0-t}$ dos exemplos 3 e 4 em administrações orais

$$ASC_{tn-1-tn} = \left(\frac{C_{n-1} + C_n}{2}\right) \cdot \left(t_n - t_{n-1}\right)$$

Exemplo 3 – Monocompartimental oral			Exemplo 4 – Bicompartimental oral		
Tempo (h)	Cp (ng/mL)	$ASC_{tn-1-tn}$	Tempo (h)	Cp IV (ng/mL)	$ASC_{tn-1-tn}$
0	0	2,16	0	0	6,93
0,25	17,28	6,17	0,25	55,45	18,88
0,5	32,04	19,21	0,5	95,62	66,37
1	44,79	25,11	1	169,85	92,08
1,5	55,64	29,35	1,5	198,47	107,84
2	61,75	58,96	2	232,87	70,90
3	56,17	54,84	2,3	239,82	260,72
4	53,5	88,75	3	505,08	451,54
6	35,25	62,86	4	398	642,97
8	27,61	75,68	6	244,97	417,47
12	10,23	70,44	8	172,5	2238,16
24	1,51		24	107,27	2531,04
ASC$_{0-24h}$		493,51 ng.h/mL	48	103,65	3608,10
			84	96,8	7244,16
			168	75,68	11106,48
			336	56,54	7680,96
			504	34,9	5051,76
			672	25,24	3339,84
			840	14,52	
			ASC$_{0-840h}$		44936,20 ng.h/mL

Fonte: os autores

Quadro 4.22 – Resolução para determinação de $ASC_{0-\infty}$ dos perfis farmacocinéticos dos exemplos 2, 3 e 4

$$ASC_{0-\infty} = ASC_{0-t} + \frac{C_n}{k_{el}\ ou\ \beta}$$

Monocompartimental IV	Bicompartimental IV	Monocompartimental oral	Bicompartimental oral
$ASC_{0-6} + \dfrac{C_{6h}}{k_{el}}$	$ASC_{0-24} + \dfrac{C_{24}}{\beta}$	$ASC_{0-24} + \dfrac{C_{24}}{k_{el}}$	$ASC_{0-840} + \dfrac{C_{840h}}{\beta}$
$52,19 + \dfrac{4,55}{0,206}$	$101,21 + \dfrac{0,08}{0,216}$	$493,51 + \dfrac{1,51}{0,174}$	$44936,2 + \dfrac{14,52}{0,0024}$
$ASC_{0-\infty} = 74,28$ µg.h/mL	$ASC_{0-\infty} = 101,6$ ng.h/mL	$ASC_{0-\infty} = 502,19$ ng.h/mL	$ASC_{0-\infty} = 50986,2$ ng.h/mL

Fonte: os autores

Quadro 4.23 – Resolução para determinação de $ASMC_{0-t}$ dos exemplos 2 e 3 em administrações IV

$$ASMC_{tn-1-tn} = \left(\frac{t_{n-1} \cdot C_{n-1} + t_n \cdot C_n}{2}\right) \cdot \left(t_n - t_{n-1}\right)$$

\multicolumn{3}{c}{Exemplo 2 – Monocompartimental IV}			Exemplo 3 – Bicompartimental IV		
Tempo (h)	Cp (µg/mL)	$ASMC_{tn-1-tn}$	Tempo (h)	Cp IV (ng/mL)	$ASMC_{tn-1-tn}$
0	15,175	0,056	0	156,85	1,40
0,083	16,2	0,407	0,25	44,84	2,66
0,25	14,13	1,33	0,5	20,21	2,61
0,5	14,16	2,05	0,75	14,33	2,90
0,75	12,44	2,63	1	12,48	7,11
1	11,67	15,93	1,5	10,63	8,82
2	10,09	46,10	2	9,67	21,67
4	6,48	53,22	3	8	25,26
6	4,55		4	6,63	51,24
$ASMC_{0-6h}$		121,7 µg.h²/mL	6	4,12	44,80
			8	2,51	71,12
			12	1,29	104,40
			24	0,08	
			$ASMC_{0-24h}$		343,99 ng.h²/mL

Fonte: os autores

Quadro 4.24 – Resolução para determinação de $ASMC_{0-t}$ dos exemplos 3 e 4 em administrações orais

$$ASMC_{tn-1-tn} = \left(\frac{t_{n-1} \cdot C_{n-1} + t_n \cdot C_n}{2}\right) \cdot \left(t_n - t_{n-1}\right)$$

\multicolumn{3}{c	}{Exemplo 3 – Monocompartimental oral}	\multicolumn{3}{c}{Exemplo 4 – Bicompartimental oral}
Tempo (h)	Cp (ng/mL)	$ASMC_{tn-1-tn}$	Tempo (h)	Cp IV (ng/mL)	$ASMC_{tn-1-tn}$
0	0	0,54	0	0	1,73
0,25	17,28	2,54	0,25	55,45	7,71
0,5	32,04	15,20	0,5	95,62	54,42
1	44,79	32,06	1	169,85	116,89
1,5	55,64	51,74	1,5	198,47	190,86
2	61,75	146,01	2	232,87	152,60
3	56,17	191,26	2,3	239,82	723,39
4	53,5	425,50	3	505,08	1553,62
6	35,25	432,38	4	398	3061,82
8	27,61	687,28	6	244,97	2849,82
12	10,23	954,00	8	172,5	31635,84
24	1,51		24	107,27	90596,16
\multicolumn{2}{c	}{$ASMC_{0-24h}$}	2938,51 ng.h²/mL	48	103,65	235915,2
			84	96,8	875508,5
			168	75,68	2663781,1
			336	56,54	3073311,4
			504	34,9	2902273,9
			672	25,24	2449278,7
			840	14,52	
			\multicolumn{2}{c	}{$ASMC_{0-840h}$}	12331013,65 ng.h²/mL

Fonte: os autores

Quadro 4.25 – Resolução para determinação de ASMC$_{0-\infty}$ dos perfis dos exemplos 2, 3 e 4

$$ASMC_{0-\infty} = ASMC_{0-t} + \left(\frac{t_n \cdot C_n}{k_{el} \, ou \, \beta} + \frac{C_n}{(k_{el} \, ou \, \beta)^2} \right)$$

Exemplo 2 – Monocompartimental IV	Exemplo 3 – Bicompartimental IV
$ASMC_{0-6} + \left(\dfrac{t_n \cdot C_n}{k_{el} \, ou \, \beta} + \dfrac{C_n}{(k_{el} \, ou \, \beta)^2} \right)$	$ASMC_{0-24} + \left(\dfrac{t_n \cdot C_n}{k_{el} \, ou \, \beta} + \dfrac{C_n}{(k_{el} \, ou \, \beta)^2} \right)$
$121,7 + \left(\dfrac{6 \cdot 4,55}{0,206} + \dfrac{4,55}{(0,206)^2} \right)$	$343,99 + \left(\dfrac{24 \cdot 0,08}{0,216} + \dfrac{0,08}{(0,216)^2} \right)$
$ASMC_{0-\infty} = 361,5$ µg.h²/mL	$ASMC_{0-\infty} = 354,6$ ng.h²/mL
Exemplo 3 – Monocompartimental oral	**Exemplo 4 – Bicompartimental oral**
$ASMC_{0-24} + \left(\dfrac{t_n \cdot C_n}{k_{el} \, ou \, \beta} + \dfrac{C_n}{(k_{el} \, ou \, \beta)^2} \right)$	$ASMC_{0-840} + \left(\dfrac{t_n \cdot C_n}{k_{el} \, ou \, \beta} + \dfrac{C_n}{(k_{el} \, ou \, \beta)^2} \right)$
$493,51 + \left(\dfrac{24 \cdot 1,51}{0,174} + \dfrac{1,51}{(0,174)^2} \right)$	$44936,2 + \left(\dfrac{840 \cdot 14,52}{0,0024} + \dfrac{14,52}{(0,0024)^2} \right)$
$ASMC_{0-\infty} = 3196,7$ ng.h²/mL	$ASMC_{0-\infty} = 19933847$ ng.h²/mL

Fonte: os autores

Uma vez obtidos os valores de ASC$_{0-\infty}$, pode-se estimar a biodisponibilidade (F) do perfil obtido após administração por via oral do exemplo 3 (Quadro 4.26), já que está disponível a administração pela via intravenosa do mesmo fármaco. Além disso, as ASC$_{0-\infty}$ já permitem estimar CL (Quadro 4.27), V$_z$ e MRT (ou MTT) que são aplicáveis a todos os perfis.

Quadro 4.26 – Resolução para determinação da biodisponibilidade oral (F)

$F(\%) = \dfrac{ASC_{EV} \cdot Dose_{IV}}{ASC_{IV} \cdot Dose_{EV}} \cdot 100$
$F(\%) = \dfrac{502,2 \cdot 3}{101,6 \cdot 25} \cdot 100$
$F = 59,3\ \%$

Fonte: o autor

Quadro 4.27 – Resolução para determinação de Clearance dos exemplos 2, 3 e 4

Monocompartimental IV	Bicompartimental IV	Monocompartimental oral	Bicompartimental oral
$CL = \dfrac{Dose_{IV}}{ASC_{0-\infty}}$	$CL = \dfrac{Dose_{IV}}{ASC_{0-\infty}}$	$CL = \dfrac{Dose_{oral} \cdot F}{ASC_{0-\infty}}$	$\dfrac{CL}{F} = \dfrac{Dose_{oral}}{ASC_{0-\infty}}$
$CL = \dfrac{2 \times 10^6}{74,28}$	$CL = \dfrac{3 \times 10^6}{101,6}$	$CL = \dfrac{25 \times 10^6 \cdot 0,593}{502,2}$	$\dfrac{CL}{F} = \dfrac{640 \times 10^6}{50986,2}$
$CL = 26925$ mL/h	$CL = 29527,6$ mL/h	$CL = 29520,1$ mL/h	$\dfrac{CL}{F} = 12552,4$ mL/h

Fonte: os autores

Importante notar que o CL verdadeiro só é obtido pela administração intravenosa (Quadro 4.27, Monocompartimental e Bicompartimental IV) ou na administração extravascular quando a biodisponibilidade está disponível (Quadro 4.27, monocompartimental oral). Caso F não esteja disponível, o CL a partir da administração extravascular deve sempre ser grafado como CL/F (Quadro 4.27, bicompartimental oral). O mesmo se aplica ao V_z, o qual pode convenientemente ser calculado a partir do CL, portanto, se for usado CL/F, o V_z obtido será o V_z/F. A não ser que esteja dividido pela massa. Em geral é mais apropriado estimar o volume de distribuição em L (Quadro 4.28 e Quadro 4.29).

Quadro 4.28 – Resolução para determinação do volume de distribuição oral e IV dos exemplos 2, 3 e 4

Monocompartimental IV	Bicompartimental IV	Monocompartimental oral	Bicompartimental oral
$V_z = \dfrac{CL}{k_{el}}$	$V_z = \dfrac{CL}{\beta}$	$V_z = \dfrac{CL}{k_{el}}$	$\dfrac{V_z}{F} = \dfrac{\dfrac{CL}{F}}{\beta}$
$V_z = \dfrac{26,9}{0,206}$	$V_z = \dfrac{29,5}{0,216}$	$V_z = \dfrac{29,5}{0,174}$	$\dfrac{V_z}{F} = \dfrac{12,6}{0,0024}$
$V_z = 130,6$ L	$V_z = 136,6$ L	$V_z = 169,5$ L	$\dfrac{V_z}{F} = 5250$ L

Fonte: os autores

Quadro 4.29 – Resolução para determinação de Vss para administração IV dos exemplos 2 3

$$V_{ss} = CL \cdot \frac{ASMC_{0-\infty}}{ASC_{0-\infty}}$$

Monocompartimental IV	Bicompartimental IV
$V_{ss} = 26,9 \cdot \dfrac{361,5}{74,28}$	$V_{ss} = 29,5 \cdot \dfrac{354,6}{101,6}$
$V_{ss} = 131$ L	$V_{ss} = 103$ L

Fonte: os autores

No modelo monocompartimental IV, há pouca variabilidade nos resultados numéricos entre os tipos de Vd, contudo a diferença entre os tipos pode ser um pouco maior a depender de fatores do modelo, principalmente o quanto de eliminação ocorre ainda na fase de distribuição no modelo bicompartimental. Nessa situação, V_z é maior que V_{ss}. A relevância disso é mínima em estudos comparativos, enquanto é bastante significativa na aplicação clínica de Vd para o cálculo da dose de ataque (*loading dose*). O pior erro nessa aplicação seria usar o V_c de um modelo bicompartimental, cuja dose calculada seria inadvertidamente diluída para o compartimento periférico, não alcançando a concentração alvo. O Vd ideal para essa situação é V_{ss} e, na ausência deste, o V_z, o qual é calculado de maneira relativamente simples, como vimos no Quadro 4.28. Esse uso de V_c não é um problema em fármacos que se comportem de maneira monocopartimental, contudo, nos modelos aos quais se aplica o decaimento biexponencial é necessário cautela no cálculo da dose de ataque, confirmando antes se este Vd é proveniente de um estudo em que o modelo monocompartimental foi o que melhor se ajustou às concentrações plasmáticas.

Mesmo que não seja tão frequente em estudos que partem da modelização compartimental, o MRT (administração IV) ou o MTT (administração EV) podem ser facilmente calculados e enriquecem o estudo (Quadro 4.30).

Quadro 4.30 – Resolução para determinação de MTT e MRT dos exemplos 2, 3 e 4

Monocompartimental IV	Bicompartimental IV	Monocompartimental oral	Bicompartimental oral
$MRT = \dfrac{ASMC_{0-\infty,IV}}{ASC_{0-\infty,IV}}$		$MTT = \dfrac{ASMC_{0-\infty,EV}}{ASC_{0-\infty,EV}}$	
$MRT = \dfrac{361,5}{74,28}$	$MRT = \dfrac{354,6}{101,6}$	$MTT = \dfrac{3196,7}{502,19}$	$MTT = \dfrac{19933847}{50986,2}$
$MRT = 4,9$ h	$MRT = 3,5$ h	$MTT = 6,4$ h	$MTT = 391$ h

Fonte: os autores

Especificamente para administração EV, quando está disponível o perfil de concentração plasmática *vs.* tempo da administração intravenosa, é possível calcular o MAT (Quadro 4.31), o qual pode ser interessante para comparar diferentes formulações de administração EV.

Quadro 4.31 – Resolução para determinação de MAT para a combinação de perfis IV e oral do exemplo 3

$MAT = MTT - MRT$
$MAT = 6,4 - 3,5$
$MAT = 2,9$ h

Fonte: os autores

Mesmo que não sejam todos comumente disponibilizados, propomos aqui um conjunto de parâmetros para cada modelo que permite a reprodução do modelo, bem como sua interpretação ou aplicação clínica. A razão $ASC_{0-t}/ASC_{0-\infty}$, apesar de não ser um parâmetro farmacocinético, é frequentemente reportada, já que pode haver exigências regulatórias de que seja pelo menos 0,8 (VIEIRA; CAMPOS, 2011). Ainda que não haja essa exigência, é importante, no mínimo, disponibilizar ambos os resultados de área sob a curva para que o leitor do estudo tenha condições de avaliar a viabilidade dos resultados obtidos frente a outros trabalhos similares.

Tabela 4.15 – Parâmetros farmacocinéticos calculados após administração IV *bolus* do exemplo 2

	Exemplo 2	
Parâmetro	Valor	Unidades
Dose	2	g
C_0	15,173	µg/mL
k_{el}	0,206	h^{-1}
V_c	131,81	L
$ASC_{0-\infty}$	73,8	µg.h/mL
MRT	4,86	h
ASC_{0-t}	52,19	µg.h/mL
$ASC_{0-\infty}$	74,28	µg.h/mL
$ASMC_{0-t}$	121,7	µg.h²/mL
$ASMC_{0-\infty}$	361,5	µg.h²/mL
CL	26,9	L/h
$t_{½}$	3,37	h
V_z	130,6	L
V_{ss}	131	L
MRT	4,9	h

Fonte: os autores

Tabela 4.16 – Parâmetros farmacocinéticos calculados após administração IV *bolus* e oral do exemplo 3

Parâmetro	Valores IV	Valores Oral	Unidades
Dose	3	25	mg
C_0	157	97,246	ng/Ml
β ou k_{el}	0,216	0,174	h^{-1}
ka	-	1,06	h^{-1}
B	15,19	-	ng/mL
α	6,146	-	h^{-1}
A	141,66	-	ng/mL
V_c	19,13	-	L
k_{21}	0,79	-	h^{-1}
k_{10}	1,68	-	h^{-1}
k_{12}	3,89	-	h^{-1}
Vd/F	-	307,7	L
Cmax	-	61,75	ng/mL
tmax	-	2	h
ASC_{0-t}	101,21	493,51	ng.h/mL
$ASC_{0-\infty}$	101,6	502,19	ng.h/mL
$ASMC_{0-t}$	343,99	2938,51	ng.h²/mL
$ASMC_{0-\infty}$	354,6	3196,7	ng.h²/mL
F	-	59,3	%
CL	29,5	29,5	L/h
CL/F	-	49,8	L/h
$t_{1/2}$	3,2	4	h
$t_{1/2\alpha}$	0,113	-	h
$t_{1/2abs}$	-	0,65	h
V_z	136,6	169,5	L
V_z/F	-	286,1	L
V_{ss}	103	-	L
MRT ou MTT	3,5	6,4	h
MAT	-	2,9	h

Fonte: os autores

Tabela 4.17 – Parâmetros farmacocinéticos calculados após administração oral do exemplo 4

Parâmetro	Exemplo 4 Valor	Unidades
Dose	640	mg
B	117,2	ng/mL
β	0,0024	h^{-1}
ka	0,54	h^{-1}
α	0,385	h^{-1}
A	1275,3	ng/mL
Cmax	505,08	ng/mL
tmax	3	h
ASC$_{0-t}$	44936,2	ng.h/mL
ASC$_{0-\infty}$	50986,2	ng.h/mL
ASMC$_{0-t}$	12331013,65	ng.h^2/mL
ASMC$_{0-\infty}$	19933847	ng.h^2/mL
CL/F	12,6	L/h
t$_{½}$	289	h
t$_{½abs}$	1,28	h
t$_{½α}$	1,8	h
V$_z$/F	5250	L
MTT	391	h

Fonte: os autores

A completude do conjunto de parâmetros reportados deve atender, primeira e obviamente, os objetivos do estudo. No outro extremo, é impraticável considerar imperativo que todos os estudos reportem todos os parâmetros possíveis e por todos os métodos de cálculo, o que pode ficar confuso e excessivamente repetitivo. Dividindo a diferença, sugerimos como ideal que sejam reportados os parâmetros que atendam os objetivos do estudo, mas também, pelo menos, os parâmetros mínimos necessários para que o modelo possa ser reproduzido e aplicado. Isso tem ficado ainda mais relevante com o uso cada vez maior de ferramentas de simulação e de tentativas de relação/correlação *in vitro – in vivo*. Assim, dados suficientemente reportados na literatura são fundamentais para a aplicação e o avanço dessas ferramentas, permitindo o planejamento de novas formulações e desenhos de estudo cada vez mais assertivos.

4.5 Considerações Finais

Este capítulo não teve a pretensão de esgotar todos os métodos possíveis e disponíveis para o cálculo de parâmetros farmacocinéticos, pois nos focamos naqueles que são mais comumente calculados, seja por sua aplicação, exigência regulatória ou por serem mais difundidos.

Outro aspecto importante é a diversidade de *softwares* disponíveis para o cálculo de parâmetros farmacocinéticos, contudo o conhecimento de formas menos automatizadas de obtenção desses parâmetros pode auxiliar o analista iniciante na obtenção das estimativas iniciais, requisito de vários *softwares*, e também para avaliar seu próprio modelo e se este está próximo do que é esperado.

Por fim, destacamos que, além do objetivo óbvio de ser uma fonte de conhecimento para interessados em farmacocinética, o capítulo foi escrito de uma forma que seja capaz de ensinar a habilidade de analisar perfis farmacocinéticos por métodos não compartimentais e compartimentais, em suas variações de um e dois compartimentos.

Agradecimentos

À professora Rosângela Gonçalves Peccinini, por suas contribuições com a divulgação e formação de pesquisadores na área de Farmacocinética.

Referências

BAUER, A. L. **Applied Clinical Pharmacokinetics**. 3. ed. New York: McGraw-Hill Education, 2014.

BINGOL, B.; BAKIREL, T. Comparison of the pharmacokinetic profiles of two different amphotericin B formulations in healthy dogs. **Journal of Veterinary Pharmacology and Therapeutics**, [s. l.] v. 41, n. 1, 14 jul. 2017.

CURRY, H. S.; WHELPTON, R. **Introduction to Drug Disposition and Pharmacokinetics**. Chichester: Wiley, 2017.

DING, X.-Y. *et al.* Pharmacokinetics, tissue distribution, and metabolites of a polyvinylpyrrolidone-coated norcantharidin chitosan nanoparticle formulation in rats and mice, using LC-MS/MS. **Internation Journal of Nanomedicine**, [s. l.] v. 7, p. 1723-1735, 2012.

GABRIELSSON, J.; WEINER, D. **Pharmacokinetic and Pharmacodynamic Data Analysis:** Concepts and Applications. 5. ed. Stockholm: Apotekarsocieteten, 2016. 1057 p.

GIBALDI, M.; PERRIER, D. **Pharmacokinetics**. 2. ed. New York: Informa Healthcare, 2007.

PECCININI, R. G.; CAMPOS, M. L. Fundamentos de Farmacocinética Clínica. *In:* AIZENSTEIN, M. **Fundamentos para o Uso Racional de Medicamentos**. 3. ed. Rio de Janeiro: Elsevier, 2016. p. 81-119.

RITSCHEL, W. A.; KEARNS, G. L. **Handbook of Basic Pharmacokinetics.** Including Clinical Applications. 7. ed. Washington: American Pharmacists Association, 2009. 489 p.

ROSENBAUM, S. E. **Basic Pharmacokinetics and Pharmacodynamics:** an integrated textbook and computer simulations. 2. ed. Hoboken: John Wiley & Sons, 2017. 588 p.

ROWLAND, M.; TOZER, T. N. **Clinical Pharmacokinetics and Pharmacodynamics Concepts and Applications**. 4. ed. Philadelphia: Lippincott Williams & Wilkins, 2011. 840 p.

SHARGEL, L.; YU, B. C. **Applied Biopharmaceutics & Pharmacokinetics**. New York: McGraw-Hill Education, 2016.

SMITH, D. A.; DI, L.; KERNS, E. H. The effect of plasma protein binding on in vivo efficacy: misconceptions in drug discovery. **Nature Reviews Drug Discovery**, [s. l.] v. 9, n. 12, p. 929-939, dez. 2010.

SPRUILL, W. J. *et al.* **Concepts in Clinical Pharmacokinetics**. 6. ed. Bethesda: American Society of Health-System Pharmacists, 2014.

TOUTAIN, P. L.; BOUSQUET-MÉLOU, A. Plasma Clearance. **Journal of Veterinary Pharmacology and Therapeutics**, [s. l.] v. 27, n. 6, p. 415-425, 8 dez. 2004.

VIEIRA, N. R.; CAMPOS, D. R. **Manual de Bioequivalência**. São Paulo: Dendrix, 2011. 208 p.

YUK, H. J. *et al.* Bioavailability and Pharmacokinetics of Ofloxacin in Healthy Volunteers. **Antimicrobial Agents and Chemotherapy**, [s. l.] v. 35, n. 2, p. 384-386, fev. 1991.

ZARA, G. P. *et al.* Pharmacokinetics and Tissue Distribution of Idarubicin-Loaded Solid Lipid Nanoparticles after Duodenal Administration to Rats. **Journal of Pharmaceutical Sciences**, [s. l.] v. 91, n. 5, p. 1324-1333, maio 2002.

ZHAO, J. J. *et al.* Pharmacokinetics and Bioavailability of Montelukaste Sodium (MK-0476) in Healthy Yong and Elderly Volunteers. **Biopharmaceutics & Drug Disposition**, [s. l.] v. 18, n. 9, p. 769-777, dez. 1997.

CAPÍTULO 5

ESTUDOS DE BIOEQUIVALÊNCIA E BIODISPONIBILIDADE RELATIVA

Marcelo Gomes Davanço, Daniel Rossi de Campos, Gilberto Bernasconi & Leonardo de Souza Teixeira

5.1 Introdução

Quando se pretende registrar um medicamento genérico/similar, a biodisponibilidade da formulação teste (candidato a medicamento genérico/similar) deve ser equivalente à da formulação referência (produto inovador registrado no órgão regulador, cuja eficácia, segurança e qualidade foram comprovadas) quando administrada sob um mesmo desenho experimental. Na prática, a demonstração da bioequivalência é, geralmente, o método mais apropriado para comprovar a equivalência terapêutica entre dois medicamentos. Assumindo que, num mesmo indivíduo, as duas formulações resultarão em concentrações semelhantes no local de ação (e, portanto, gerarão o mesmo efeito terapêutico), o medicamento genérico/similar poderia ser considerado intercambiável ao seu respectivo medicamento de referência.

Assim como abordado no capítulo 3 (*Fundamentos da Farmacocinética*), a velocidade e a extensão de absorção de um fármaco, administrado a partir de uma formulação, podem ser avaliadas por meio da $C_{máx}$ (concentração máxima) e da área sob a curva (ASC), respectivamente. Essas duas métricas farmacocinéticas são obtidas por meio da curva de concentração plasmática *vs.* tempo e, em geral, são empregadas como desfechos (*endpoints*) primários para comparação estatística nos estudos de bioequivalência/biodisponibilidade relativa.

Por se tratar de um ensaio farmacocinético, os estudos de bioequivalência/biodisponibilidade relativa devem ser planejados de modo a permitir a obtenção de parâmetros farmacocinéticos de modo confiável e, consequentemente, caracterizar os processos de absorção, distribuição, metabolização e excreção do fármaco no organismo. Portanto, diante da necessidade de entendimento detalhado das etapas que envolvem esses estudos, especialmente as etapas clínica, analítica e estatística (Figura 5.1), este capítulo tem por objetivo oferecer ao leitor as principais características e particularidades envolvidas em cada uma delas. Além disso, será abordada a importância do uso dos dados farmacocinéticos obtidos por meio desses estudos para as abordagens de correlação *in vitro – in vivo* (CIVIV).

Figura 5.1 – Representação esquemática das principais etapas e macro atividades envolvidas no planejamento e execução de estudos de bioequivalência/biodisponibilidade relativa

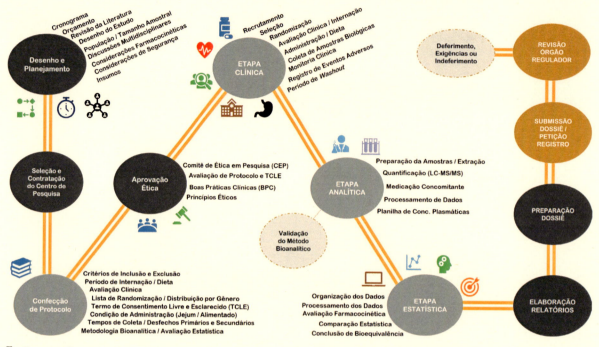

Fonte: os autores

5.2 Planejamento de Estudos de Bioequivalência e Biodisponibilidade Relativa

Pode-se dizer que, assim como qualquer outro ensaio clínico, o planejamento de estudos de bioequivalência/biodisponibilidade relativa se inicia com uma robusta revisão da literatura. Nessa etapa, serão revisados todos os aspectos clínicos e de segurança da molécula, forma farmacêutica, via de administração e da população que se planeja recrutar. Vale mencionar que, como o fármaco que se pretende administrar é uma molécula conhecida (geralmente, se trata de um fármaco com patente expirada ou a expirar), a busca por dados farmacológicos e toxicológicos deve ser priorizada tendo como ponto de partida artigos científicos publicados pela empresa desenvolvedora do medicamento de referência, bem como a sua própria bula. Além desses documentos, outras fontes (ex.: guias internacionais e *public assessment reports*) poderão ser utilizadas para estudar, especialmente, os aspectos farmacocinéticos e toxicológicos das formulações que serão empregadas nos estudos de bioequivalência/biodisponibilidade relativa. A etapa de revisão de literatura é fundamental para que se tenha um delineamento experimental adequado e, principalmente, para garantir a segurança dos participantes de pesquisa envolvidos nesses estudos.

Na etapa de planejamento, é também muito importante considerar o enquadramento regulatório do produto em desenvolvimento. No Brasil, quando se pretende registrar um medicamento genérico/similar, o termo que tem sido utilizado para nomear esses ensaios é "estudo de bioequivalência".

No entanto, quando se pretende registrar um medicamento inovador[2] utilizando, por exemplo, a via de desenvolvimento abreviada de acordo com a RDC 753/2022 (ex.: nova forma farmacêutica, nova associação em dose fixa ou nova dosagem), o termo "estudo de biodisponibilidade relativa" tem sido mais aplicado. Vale ressaltar que essas terminologias contribuem, exclusivamente, para distinguir o enquadramento regulatório de cada estudo. Independentemente da aplicação regulatória, a finalidade científica é a mesma, ou seja, em ambas as modalidades de estudo (bioequivalência ou biodisponibilidade relativa), o objetivo primário é a comparação de biodisponibilidades entre duas (ou mais) formulações. Como essas terminologias serão utilizadas com frequência no decorrer deste capítulo, a diferenciação entre elas deve ser, precocemente, oferecida ao leitor (Figura 5.2) para melhor compreensão dos conceitos que serão apresentados nas próximas seções.

Figura 5.2 – Aplicação dos termos bioequivalência e biodisponibilidade relativa no Brasil a depender do enquadramento regulatório

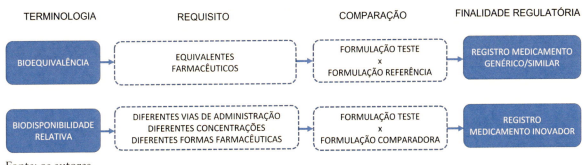

Fonte: os autores

5.2.1 Desenho e Planejamento

Com o conhecimento aprofundado do fármaco em investigação, a sua forma farmacêutica e a população a ser recrutada, a próxima etapa será desenhar e planejar o estudo de bioequivalência/biodisponibilidade relativa. Tratando-se de um estudo clínico, o desenho de um ensaio como esse deve envolver uma equipe multidisciplinar composta por profissionais capacitados, especialmente, em farmacologia/farmacocinética, toxicologia, medicina (especialidade a depender do produto em investigação), farmacotécnica e farmacovigilância. Assim, considerando o ambiente de uma indústria farmacêutica, alguns departamentos (ex.: pesquisa clínica, médico, farmacovigilância, entre outros) serão acionados para que haja a definição de um adequado desenho experimental que visa não somente atingir o objetivo proposto, mas, principalmente, garantir a segurança dos participantes de pesquisa. Nesse sentido, podem ser levados em consideração para o planejamento dessa atividade os seguintes aspectos (os quais discutiremos no decorrer deste capítulo quando da sua respectiva etapa):

- Finalidade do estudo/enquadramento regulatório (ex.: registro de medicamento genérico);
- Tipo de estudo conforme enquadramento regulatório (ex.: bioequivalência ou biodisponibilidade relativa);
- População (voluntários saudáveis ou pacientes);

---

[2] Definição de medicamento inovador segundo a RDC n.º 753/2022: medicamento com nova associação, nova monodroga, nova via de administração, nova concentração, nova forma farmacêutica, novo acondicionamento, nova indicação terapêutica ou com inovação diversa em relação a um medicamento novo já registrado no país.

- Gênero (ex.: sexo masculino, sexo feminino ou ambos);
- Forma farmacêutica (ex.: comprimido, cápsula...);
- Via de administração (ex.: oral, sublingual, transdérmica...);
- Frequência de administração (ex.: dose única, doses múltiplas...);
- Faixa de linearidade farmacocinética (ex.: 20 – 100 mg);
- Proporcionalidade da formulação entre as dosagens (ex.: a formulação possui proporcionalidade entre as suas diferentes concentrações);
- Concentração(ões) a ser(em) considerada(s) no estudo de bioequivalência (ex.: maior dose, menor dose [segurança], mais de uma concentração [faixa não linear ou formulações não proporcionais]);
- Desenho (ex.: cruzado, com 2 períodos, 2 sequências e 2 tratamentos);
- Condição de administração (jejum, com alimento ou ambas);
- Necessidade de medicação resgate ou concomitante (ex.: antiemético, antagonista opioide...);
- Tipo de amostra biológica (ex.: plasma sanguíneo, urina, sangue total...);
- Tempos de coleta das amostras biológicas (ex.: 0 [basal], 1, 1.5, 2.0, 2.5, 3.0, 3.5, 4.0, 6.0, 8.0, 12, 24 h após a administração);
- Analito(s) a ser(em) quantificado(s) nas amostras biológicas (ex.: fármaco inalterado, metabólito ou ambos);
- Método bioanalítico a ser empregado na quantificação das amostras (ex.: LC-MS/MS);
- Período de internação em cada período (ex.: 36 horas);
- *Washout* entre os períodos (ex.: mínimo de 7 dias);
- Avaliações médicas pré-estudo, durante o estudo e pós-estudo (ex.: análises bioquímicas, hematológicas, sorológicas, eletrocardiograma etc.);
- Variabilidade intrassujeito de Cmáx e ASC de estudos da literatura ou obtidos internamente (estudos piloto) (ex: $CV_{within-subject}$ = 28%);
- Tamanho amostral (ex.: n = 32 voluntários);
- Desfechos primários (ex.: $C_{máx}$ e ASC_{0-t});
- Desfechos secundários (ex: $t_{máx}$, $t_{1/2}$, ASC_{0-inf});
- Método estatístico a ser utilizado (ex: ANOVA);
- Possíveis centros de pesquisa para execução (ex.: centro ABC, centro XYZ...).

Com muitos desses aspectos definidos, é possível estimar os custos e tempo de execução dos estudos de bioequivalência/biodisponibilidade relativa. No ambiente de P&D da indústria farmacêutica, a estimativa do tempo e custos desses estudos é de fundamental importância para que haja o planejamento estratégico das etapas predecessoras e sucessoras de modo que a empresa otimize ao máximo todos os recursos (tempo, custos e recursos humanos) empregados e seja competitiva ao lançar o seu medicamento no mercado. Por exemplo, em um projeto para desenvolvimento de um medicamento genérico/similar, o estudo de bioequivalência representa um dos custos mais significativos no montante investido por uma indústria farmacêutica. Assim, a assertividade no planejamento e gerenciamento é de extrema importância para que o projeto alcance o seu objetivo e, após a análise do dossiê de petição de registro pelo órgão regulador, tenha o seu deferimento publicado para a comercialização do medicamento.

5.2.1.1 Cálculo do Tamanho Amostral em Estudos de Bioequivalência

Nos estudos de bioequivalência é de extrema importância calcularmos o tamanho amostral (número de participantes de pesquisa), uma vez que a condição de bioequivalência pode não ser confirmada por utilizarmos uma amostra não significativa. Nesta seção apresentamos, de maneira prática, alguns procedimentos estatísticos utilizados para o cálculo do tamanho amostral, em que o conceito teórico pode ser encontrado em Chow e Liu (2009), Muth (1999) e no Manual de Boas Práticas em Biodisponibilidade/Bioequivalência da Anvisa (SIQUEIRA *et al.*, 2002).

A definição do tamanho amostral para a condução de um estudo de bioequivalência é uma etapa que depende de critérios multidisciplinares, uma vez que envolve informações sobre o fármaco, formulação, características da população e abordagens estatísticas.

Em relação aos critérios biofarmacêuticos e clínicos, podemos elencar os principais conforme itens a seguir (VIEIRA; CAMPOS, 2011):

- Características do fármaco: existência de polimorfismo, classificação biofarmacêutica, tipo de absorção, efeito da alimentação na absorção, extensão do metabolismo hepático, principais eventos adversos, meia-vida de eliminação e necessidade de truncamento do estudo, entre outros;
- Características da formulação: tipo de liberação do fármaco, tecnologia farmacêutica empregada, excipientes utilizados, perfil de dissolução, entre outros;
- Características da população a ser incluída no estudo: idade, sexo, índice de massa corpórea, exames laboratoriais, entre outros. Visto que, dependendo da indicação clínica, o estudo poderá ser conduzido com homens e mulheres, ou somente com mulheres (no caso de contraceptivos orais), ou somente com homens.

Em relação aos critérios estatísticos, devem ser considerados (SCHUTZ, 2011):

- A diferença entre as formulações teste e referência baseado na expectativa da razão das médias (T/R);
- Coeficiente de variação intra-individual ($CV_{intra\text{-}individual}$) obtido de estudos disponíveis na literatura ou do próprio Patrocinador;
- Limites do intervalo de confiança 90% (por exemplo, 80 - 125% ou 90 - 111% para fármacos de índice terapêutico estreito);
- Erro tipo II - β (aceita-se H_0 quando ela é falsa) – poder do teste de, pelo menos, 80%;
- Nível de significância ($\alpha = 0,05$);
- Tipo de estudo: cruzado, parcialmente replicado, *full* replicado.

No contexto da bioequivalência, β, que é a probabilidade de concluir erroneamente a bioequivalência, é frequentemente chamado de "risco do produtor", enquanto α, que é a probabilidade de aceitar erroneamente a bioequivalência, é denominado "risco do consumidor" (MACHIN *et al.*, 2009).

Com o objetivo de demonstrar a aplicabilidade dos critérios discutidos anteriormente, foram apresentados, a seguir, três exemplos (Figuras 5.3 – 5.5) de cálculo do tamanho amostral considerando um estudo 2x2x2 cruzado, com intervalo de confiança de 90% (IC 90%) de 0,8 a 1,25; α de 0,05; e β de 80%. O cálculo foi realizado por meio da aba *"Bioequivalence, crossover"* da planilha FARTSSIE – *Free Analysis Research Tool for Sample Size Iterative Estimation*[3]. Esse é um aplicativo construído em uma planilha do Excel, assim não se trata de um *software* validado e somente deve ser utilizado para as finalidades descritas no *website* citado supra, bem como nos exemplos utilizados neste capítulo. Cálculos utilizando aplicativos validados devem ser sempre realizados por profissionais habilitados, com experiência no tema de bioequivalência.

Figura 5.3 – Exemplo 1: $CV_{intra-individual}$ = 20% obtido de estudo disponível na literatura científica; razão T/R = 1,05 (baseando-se nas diferenças entre as formulações teste e referência); tamanho amostral (n) calculado pela planilha FARTSSIE foi de 18

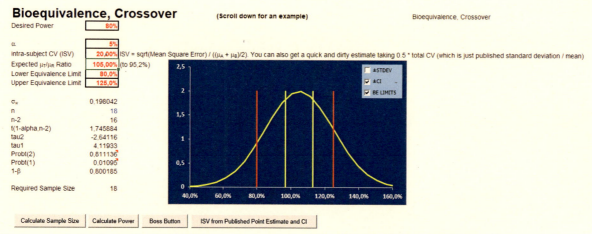

Fonte: reprodução da planilha FARTSSIE autorizada pelo Prof. David Dubins (*University of Toronto*)[4]

---

[3] Disponível livremente para download em: http://individual.utoronto.ca/ddubins/. Acesso em: 1 jun. 2022.

[4] Disponível em: http://individual.utoronto.ca/ddubins/. Acesso em: 1 jun. 2022.

Figura 5.4 – Exemplo 2: $CV_{intra-individual}$ = 25% obtido de estudo disponível na literatura científica; Razão T/R = 0,95 (baseando-se nas diferenças entre as formulações teste e referência); o tamanho amostral (n) calculado pela planilha FARTSSIE foi de 28

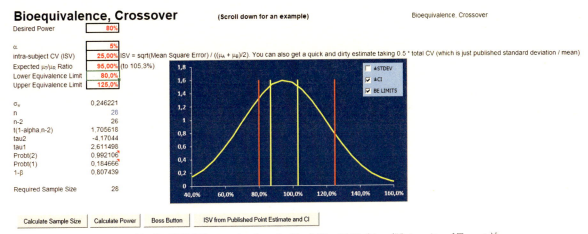

Fonte: reprodução da planilha FARTSSIE autorizada pelo Prof. David Dubins (*University of Toronto*)[5]

Figura 5.5 – Exemplo 3: $CV_{intra-individual}$ = 30% obtido de estudo disponível na literatura científica; Razão T/R = 0,90 (baseando-se nas diferenças entre as formulações teste e referência); o tamanho amostral (n) calculado pela planilha FARTSSIE foi de 79

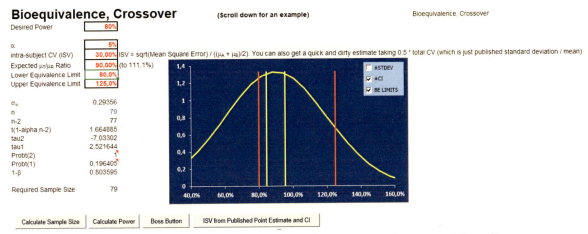

Fonte: reprodução da planilha FARTSSIE autorizada pelo Prof. David Dubins (*University of Toronto*)[6]

Nos cenários de cálculo do tamanho amostral apresentados (Figuras 5.3 – 5.5), ainda devem ser considerados os possíveis *dropouts*. Alguns aspectos devem ser avaliados para estimar o percentual de *dropouts* nos estudos de bioequivalência/biodisponibilidade relativa, como eventos adversos (que podem levar à descontinuação do participante de pesquisa), possíveis desistências (abandono por motivação pessoal), histórico de *dropouts* da base de dados do centro, entre outros. Assim, o tamanho amostral (n) gerado na planilha FARTSSIE deve ser considerado como o número mínimo de participantes de pesquisa em que o estudo de bioequivalência/biodisponibilidade relativa deve ser concluído para que haja uma avaliação estatística adequada e com o poder estatístico desejado (geralmente, ≥ 80%).

---

[5] *Idem.*

[6] *Idem.*

Observe que, nos três exemplos apresentados, quanto maior o valor do $CV_{\text{intra-individual}}$ e/ou maior a diferença entre as formulações (baseado na razão T/R), maior será o tamanho amostral para condução do estudo de bioequivalência/biodisponibilidade relativa. Além disso, o tamanho amostral poderá ser ainda maior, caso o poder do teste seja definido como superior a 80% (por exemplo, 90%). Vale destacar que os três exemplos apresentados não consideraram fármacos ou formulações de alta variabilidade ($CV_{\text{intra-individual}}$ > 30%). No caso de estudos com fármacos/formulações de alta variabilidade, o cálculo do tamanho amostral se apresenta mais complexo, visto que deverão ser empregados modelos de estudos replicados e a possibilidade de ampliação do intervalo de confiança. O artigo de Tothfalusi e Endrenyi (2012) apresenta em detalhes o cálculo do tamanho amostral nessas situações, considerando os modelos descritos pelos guias das agências americana e europeia (FDA e EMA).

5.2.1.2 Obtenção do CV intra-individual por meio de dados da literatura

A maioria dos artigos científicos que trata de estudos de bioequivalência não apresenta os valores do coeficiente de variação intra-individual ($CV_{\text{intra-individual}}$) dos parâmetros farmacocinéticos. No entanto, é possível estimar esse coeficiente a partir de informações como os valores do intervalo de confiança de 90% (IC 90%), o número de participantes que concluíram o estudo e a razão T/R obtida. Além disso, é possível calcular o $CV_{\text{intra-individual}}$ por meio da aba *"Bioequivalence, crossover"* da planilha FARTSSIE, utilizando dados extraídos de artigos científicos. Para ilustrar esse processo, apresentamos a seguir um exemplo passo a passo.

- Dados utilizados como exemplo provenientes de Morita *et al.* (2008);
- IC 90% para Cmáx = 94,29 – 104,86;
- N = 35 (número de participantes de pesquisa que entraram na avaliação estatística);
- Caso a razão T/R das médias não esteja disponível, ela pode ser obtida utilizando-se a Equação 5.1 (SCHUTZ, 2011):

$$\frac{T}{R} = \sqrt{LI \times LS} \qquad \text{Equação 5.1}$$

Em que LI e LS são os limites inferior e superior do IC 90%, respectivamente.

Aplicando a Equação 5.1 ao IC 90% de Morita *et al.* (2008), teríamos $\sqrt{0,9429 \times 1,0486} = 0,9943$. Ou seja, a razão T/R seria de 99,43%.

Como primeiro passo (Figura 5.6), na aba *"Bioequivalence, crossover"* da planilha FARTSSIE, deve-se clicar em *"ISV from published point estimate and CI"* (como indicado pela seta vermelha).

Figura 5.6 – Obtenção do $CV_{intra-individual}$ por meio de dados da literatura utilizando a planilha FARTSSIE. Seta indicando o campo que deve ser selecionado

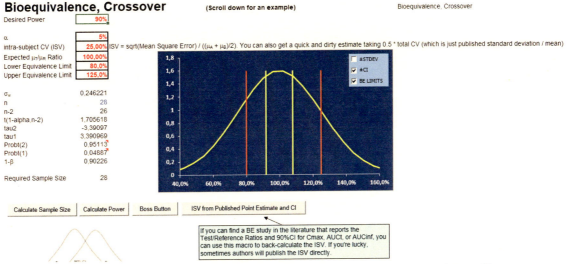

Fonte: reprodução da planilha FARTSSIE autorizada pelo Prof. David Dubins (*University of Toronto*)[7]

No segundo passo, preencher as informações solicitadas pela planilha FARTSSIE, conforme sequência a seguir:

- Inserir a razão (exemplo: T/R = 99,43);
- Inserir o limite inferior do IC 90% (exemplo: 94,29);
- Inserir o limite superior do IC 90% (exemplo: 104,86);
- Inserir que foi utilizado o IC 90% (exemplo: 90);
- Inserir o N final do estudo (exemplo: 35).

O $CV_{intra-individual}$ para o parâmetro Cmáx será estimado como 13,19% pela planilha FARTSSIE (Figura 5.7).

---

[7] *Idem.*

Figura 5.7 – CV$_{intra-individual}$ obtido por meio dos dados da literatura inseridos na planilha FARTSSIE

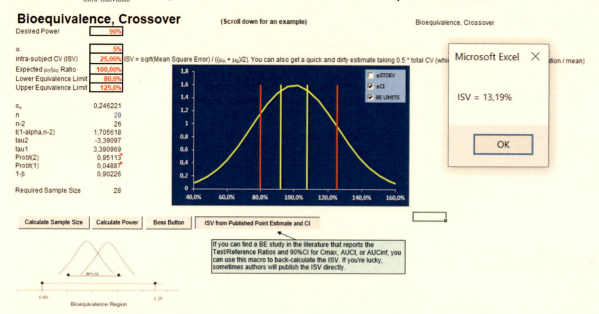

Fonte: reprodução da planilha FARTSSIE autorizada pelo Prof. David Dubins (*University of Toronto*)[8]

Assim, utilizando dados da literatura e poucas etapas, o CV$_{intra-individual}$ poderá ser estimado e então utilizado na etapa de planejamento do estudo de bioequivalência para auxiliar no cálculo do tamanho amostral (n). Como mencionado anteriormente, a planilha FARTSSIE não se trata de um *software* validado e somente deve ser utilizada para fins de estimativa. Cálculos utilizando aplicativos validados devem ser sempre realizados por profissionais habilitados, com experiência no tema de bioequivalência.

5.2.2 Seleção e contratação de centros de pesquisa

No Brasil, por questões regulatórias, todos os estudos de bioequivalência/biodisponibilidade relativa para fins de registro e/ou pós-registro de medicamentos devem ser realizados em centros de pesquisa certificados pela Agência Nacional de Vigilância Sanitária (Anvisa) (RDC n.º 56/2014). Essa certificação tem por objetivo assegurar o conjunto de práticas que devem ser adotadas pelos centros de pesquisa a fim de garantir a qualidade e conformidade dos estudos para fins regulatórios. Por meio do endereço eletrônico da Anvisa[9] é possível verificar a lista vigente de centros de pesquisa nacionais e internacionais certificados para condução desses estudos, sendo denominados como "centros de bioequivalência e biodisponibilidade".

A seleção do centro de pesquisa pelo Patrocinador (instituição que irá financiar o estudo, como a indústria farmacêutica, por exemplo) pode variar de acordo com critérios técnicos e/ou financeiros adotados. Vários aspectos podem ser considerados na escolha do centro, como sua experiência com o fármaco em questão e com a forma farmacêutica a ser avaliada, a capacidade de recrutamento da população pretendida, a disponibilidade de agenda para internação, a existência de método bioanalítico validado para o fármaco em questão, a proposta comercial ofertada, entre outros fatores.

---

[8] *Idem.*

[9] Disponível em: https://www.gov.br/anvisa/pt-br. Acesso em: 1 jun. 2022.

Geralmente, nessa etapa é estabelecido um contrato entre o centro de pesquisa (a parte contratada) e o Patrocinador (a parte contratante), com o objetivo de estabelecer uma relação comercial para a condução do estudo de bioequivalência/biodisponibilidade relativa. Embora o serviço seja terceirizado, o Patrocinador será sempre corresponsável pela operação do estudo e, assim como o centro de pesquisa, deve cumprir todas as normas éticas e regulatórias vigentes. Ou seja, mesmo com a terceirização do serviço, a qualidade e a integridade dos dados gerados pelo estudo são de responsabilidade conjunta do Patrocinador e do centro de pesquisa contratado, de modo que ambos devem seguir estritamente os protocolos estabelecidos para garantir a validade dos resultados obtidos.

5.3 Elaboração de Protocolo Clínico e Aprovação Ético-Regulatória

Após a definição do desenho, planejamento e contratação do centro de pesquisa, é possível iniciar a elaboração do protocolo clínico para o estudo de bioequivalência/biodisponibilidade relativa. Assim como em qualquer outro ensaio clínico, esse documento deve conter todos os procedimentos que serão realizados no estudo, bem como o termo de consentimento livre e esclarecido (TCLE), que deve ser assinado por todos os participantes antes do início dos procedimentos no centro de pesquisa.

Antes de iniciar o estudo, tanto o protocolo quanto o TCLE devem ser avaliados por um Comitê de Ética em Pesquisa (CEP). No Brasil, esse processo deve ser realizado por meio da Plataforma Brasil, que é a base nacional e unificada de registros de pesquisas envolvendo seres humanos. O investigador principal deve fornecer toda a documentação necessária para que o CEP possa avaliar se os procedimentos a serem adotados atendem aos requisitos éticos para condução de estudos em seres humanos.

É importante destacar que qualquer procedimento envolvendo os participantes de pesquisa só pode ser iniciado após a aprovação do protocolo pelo CEP, formalizada por meio da emissão de um parecer consubstanciado aprovado e a assinatura do TCLE, conforme determina a Resolução n.º 466/2012.

Ao contrário de alguns países, no Brasil, a aprovação regulatória prévia para a realização de estudos de bioequivalência com o objetivo de registro de medicamento genérico/similar não é necessária. No entanto, os Patrocinadores podem submeter previamente os protocolos à agência regulatória em casos específicos, como na validação do desenho do estudo para formulações complexas ou na ausência de orientações específicas na legislação nacional para determinados fármacos e/ou formas farmacêuticas, ou mesmo para validar o perfil da população a ser recrutada diante de particularidades de segurança do fármaco em estudo, como a restrição de gênero em estudos com voluntários saudáveis diante de um fármaco com evidência de risco na gravidez.

Além disso, é possível realizar um alinhamento prévio com a agência regulatória para estudos de biodisponibilidade relativa com o objetivo de registro de medicamento inovador, como uma nova forma farmacêutica ou associação em dose fixa. Isso pode trazer maior assertividade no planejamento do desenvolvimento clínico do medicamento que se pretende registrar no país.

Porém, mesmo sem a necessidade de aprovação prévia, é importante destacar que os estudos devem ser conduzidos seguindo todas as normas éticas e regulatórias vigentes no país, e os dados gerados devem ser devidamente documentados e validados para serem aceitos pela agência regulatória durante o processo de registro do medicamento.

5.4 Equivalência Farmacêutica e Perfil de Dissolução Comparativo

No Brasil, antes do início da etapa clínica dos estudos de bioequivalência, é necessário realizar ensaios *in vitro* de equivalência farmacêutica e perfil de dissolução comparativo com os mesmos lotes que serão utilizados no estudo *in vivo*. Esses ensaios devem ser realizados em centros de equivalência farmacêutica certificados pela agência reguladora e têm como objetivo comparar as características físico-químicas e microbiológicas entre as formulações teste e referência, principalmente com relação ao teor de fármaco (diferença máxima permitida de 5% entre as formulações), dissolução, uniformidade de conteúdo e desempenho no ensaio de perfil de dissolução comparativo. Dessa forma, é necessário demonstrar previamente que as formulações teste e referência são equivalentes farmacêuticos antes do início do estudo de bioequivalência, conforme determina a RDC n.º 31/2010.

Em outros países, esses ensaios podem ser realizados *in house*, ou seja, o próprio fabricante do medicamento pode realizá-los internamente e emitir um laudo de controle de qualidade com as devidas características físico-químicas e microbiológicas da formulação teste.

Vale ressaltar que, nos estudos de biodisponibilidade relativa com finalidade de registro de medicamento inovador, os ensaios de equivalência farmacêutica não são aplicáveis, uma vez que estamos tratando de diferentes formas farmacêuticas (por exemplo, comprimido *vs.* cápsula), diferentes dosagens (por exemplo, 50 mg *vs.* 100 mg) ou diferentes tecnologias de liberação (por exemplo, comprimido de liberação imediata *vs.* comprimido de liberação prolongada). Nesses casos, é necessário apresentar os respectivos laudos de controle de qualidade das formulações teste e comparadora para o início do estudo de biodisponibilidade relativa.

5.5 Etapa Clínica

Após a aprovação ética do protocolo clínico e conclusão dos ensaios *in vitro* (equivalência farmacêutica e perfil de dissolução comparativo), a etapa clínica do estudo poderá ser iniciada pelo centro de pesquisa. A seguir será dada uma visão macro das principais atividades envolvidas nessa etapa e suas respectivas particularidades. Algumas variações poderão ocorrer a depender das características do estudo, bem como da dinâmica de cada centro de pesquisa.

5.5.1 Recrutamento e seleção dos participantes de pesquisa

Durante a etapa clínica dos estudos de bioequivalência/biodisponibilidade relativa, o recrutamento e seleção dos participantes é uma etapa crucial para o início da parte operacional do estudo. O centro de pesquisa realiza uma busca em seu banco de dados para encontrar indivíduos que se enquadrem nos critérios adotados no protocolo. É importante destacar que, na maioria dos casos, os estudos são conduzidos em indivíduos saudáveis, conhecidos como "voluntários". Esses voluntários não possuem a doença ou condição clínica para a qual o medicamento foi desenvolvido e não receberão nenhum benefício farmacológico durante o estudo. Ao concordar em participar de um estudo de bioequivalência/biodisponibilidade relativa, o voluntário deve estar ciente de que não terá nenhum benefício individual, mas sua participação contribui para o desenvolvimento de medicamentos genéricos/similares no país, tornando-os mais acessíveis à população.

O recrutamento de pacientes para estudos de bioequivalência/biodisponibilidade relativa pode ser necessário em determinadas classes de fármacos, como as moléculas citotóxicas (por exemplo, a doxorrubicina). Nessas situações, a seleção dos participantes de pesquisa se torna mais complexa, assemelhando-se a um estudo clínico de fase 3, uma vez que os critérios de inclusão e exclusão são consideravelmente diferentes daqueles utilizados para selecionar participantes saudáveis.

Na prática, a etapa de recrutamento e seleção dos participantes de pesquisa envolve o engajamento da equipe do centro de pesquisa na divulgação e no contato com potenciais indivíduos que atendam aos critérios pré-estabelecidos no protocolo. É importante destacar que estudos com grande número de participantes exigem um maior esforço nessa etapa, bem como uma infraestrutura adequada para realização de todos os exames pré-estudos necessários.

Inicialmente, os participantes selecionados passarão por uma triagem para coleta de dados antropométricos, antecedentes pessoais, uso de medicamentos e hábitos de vida. Em seguida, aqueles que forem considerados aptos serão submetidos a uma segunda avaliação clínica, incluindo um interrogatório sintomatológico, exame físico e avaliação psicológica. Se aprovado nessa etapa, o participante realizará exames laboratoriais e eletrocardiograma, que podem incluir outros exames específicos de acordo com o fármaco em estudo. A aptidão do participante será determinada com base nos resultados dos exames pré-estudo, compatibilidade com o estado de saúde necessário e conformidade com os critérios de inclusão estabelecidos no protocolo. Caso aprovado, será solicitado ao participante que assine o TCLE (previamente aprovado pelo CEP) antes de iniciar os procedimentos do estudo. O documento informará ao participante todos os procedimentos a serem realizados e seus direitos e deveres durante o estudo. É importante destacar que, no caso de participantes saudáveis em estudos de bioequivalência/biodisponibilidade relativa, é permitido o ressarcimento pelos custos e tempo despendidos para participação no estudo.

5.5.2 Internação e Administração dos Medicamentos

Para garantir a padronização durante a etapa clínica dos estudos de bioequivalência/biodisponibilidade relativa, os participantes aptos a ingressar no estudo e com o TCLE assinado são convocados pelo centro de pesquisa para as internações em horários pré-determinados. Geralmente, essas internações ocorrem de 10 a 12 horas antes da administração das formulações em avaliação, permitindo que os participantes tenham uma dieta e uma noite de sono padronizadas dentro do centro de pesquisa antes do início da administração. A partir do início da internação, os participantes são orientados sobre todos os procedimentos que devem ser atendidos a partir daquele momento. O tempo de permanência do participante no centro de pesquisa após a administração depende do período de coletas farmacocinéticas estabelecido em protocolo. Por exemplo, se as coletas farmacocinéticas são necessárias até 12 horas após a administração, o tempo total de internação do participante será de 24 horas (12 horas pré-administração e 12 horas pós-administração) por período de estudo. As coletas farmacocinéticas realizadas após o período de internação são chamadas de "coletas ambulatoriais" ou "coletas externas".

Durante a etapa clínica dos estudos de bioequivalência/biodisponibilidade relativa, é essencial manter a uniformidade dos procedimentos para assegurar a qualidade dos resultados obtidos. Para tanto, a equipe clínica do centro de pesquisa deve seguir rigorosamente os horários estabelecidos em protocolo, de modo a permitir uma adequada logística e a realização de todas as atividades sem gerar desvios que possam comprometer o estudo. Dessa forma, é fundamental que a equipe esteja devidamente treinada e capacitada para realizar os procedimentos de forma precisa e eficiente, a fim de garantir a validade dos resultados obtidos e a segurança dos participantes envolvidos no estudo.

Com todos os participantes confinados no centro, na manhã do dia seguinte à internação (por volta das 7 h) ocorrerá a administração da formulação (teste ou referência, a depender da lista de randomização). Tomando como exemplo um estudo de bioequivalência com desenho cruzado 2x2x2 (duas sequências, dois períodos e dois tratamentos) (Figura 5.8), se um participante receber a formulação teste no período 1, consequentemente, no período 2, ele receberá a formulação referência (sequência TR). Se um outro participante receber a formulação referência no período 1, consequentemente, no outro período, ele receberá a formulação teste (sequência RT). O período entre a administração de uma formulação e a outra é denominado *"washout"* e deve contemplar um tempo adequado baseado na meia-vida de eliminação do fármaco, a fim de garantir que não haja concentrações plasmáticas residuais do fármaco influenciando no período subsequente.

Figura 5.8 – Esquema ilustrativo de um estudo de bioequivalência com desenho cruzado 2x2x2 – dois tratamentos (teste e referência), duas sequências (RT/TR) e dois períodos

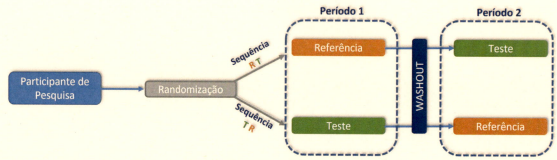

Fonte: os autores

Outras abordagens de desenho podem ser necessárias em estudos de bioequivalência, como desenho replicados (parcial ou totalmente replicado) (Figuras 5.9 e 5.10) para fármacos de alta variabilidade *in vivo*, estudos com desenhos paralelos para fármacos com meia vida de eliminação muito longa, entre outras.

Figura 5.9 – Esquema ilustrativo de um estudo de bioequivalência com desenho replicado para o medicamento referência 2x3x3 – dois tratamentos (T = teste; R = referência), três sequências (RTR/RRT/TRR) e três períodos

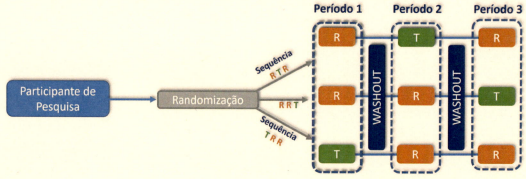

Fonte: os autores

Figura 5.10 – Esquema ilustrativo de um estudo de bioequivalência com desenho totalmente replicado 2x2x4 – dois tratamentos (T = teste; R = referência), duas sequências (RTRT/TRTR) e quatro períodos

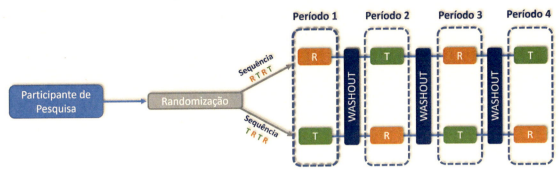

Fonte: os autores

5.5.3 Condição de Administração

A condição de administração das formulações nos estudos de bioequivalência/biodisponibilidade relativa vai variar dependendo da orientação da bula do medicamento de referência, do tipo de liberação da formulação (imediata ou modificada) e dos requerimentos previstos na regulamentação do país que se pretende registrar o produto.

5.5.3.1 *Formulações de liberação imediata*

No Brasil, por exemplo, para formulações de liberação imediata, a administração em jejum ou com alimento (ou ambas) dependerá, especialmente, se a absorção do fármaco for influenciada pela alimentação resultando em alterações clinicamente significativas e, também, das orientações de administração previstas na bula do medicamento de referência. A seguir foram listados os requerimentos para definição de cada condição de administração para formulações orais de liberação imediata conforme legislação vigente no Brasil (RDC n.º 742/2022):

- Quando o fármaco não tiver absorção influenciada pela presença de alimentos, a administração deve ser em jejum, exceto quando a bula do medicamento de referência restringir seu uso com alimento;

- Quando o fármaco tiver absorção influenciada pela presença de alimento, resultando em alterações clinicamente significativas, a escolha da condição de administração durante o estudo dependerá dos seguintes fatores:

  - Na situação em que a indicação de uso (prevista na bula do medicamento de referência) seja a administração em jejum, o estudo de bioequivalência deve ser em jejum;

  - Na situação em que a indicação de uso (prevista na bula do medicamento de referência) seja a administração com alimento, o estudo de bioequivalência deve ser com alimento; e

  - Na situação em que a indicação de uso (prevista na bula do medicamento de referência) permitir a administração em jejum ou com alimento, ou se não houver orientação clara em bula, devem ser conduzidos dois estudos de bioequivalência, um em jejum e outro com alimento.

No Quadro 5.1 foram sintetizadas cada situação e suas respectivas conclusões sobre a condição de administração de acordo com a legislação vigente no Brasil (RDC n.º 742/2022).

Quadro 5.1 – Racional para definição da condição de administração em estudos de bioequivalência para formulações de liberação imediata baseado na legislação de bioequivalência vigente no Brasil (RDC n.º 742/2022)

A absorção do fármaco é influenciada pela alimentação resultando em alterações clinicamente significativas?	Há restrição/orientação de uso na bula do medicamento de referência?	Condição de administração no(s) estudo(s) de bioequivalência
Não	Não	Jejum
Não	Sim. Administrar em jejum	Jejum
Não	Sim. Administrar com alimento	Alimento
Sim	Sim. Administrar em jejum	Jejum
Sim	Sim. Administrar com alimento	Alimento
Sim	Não	1 estudo em jejum e 1 estudo com alimento
Desconhecido	Sim. Administrar em jejum ou com alimento	1 estudo em jejum e 1 estudo com alimento

Fonte: baseado na RDC n.º 742/2022 (Anvisa)

Vale destacar que, conforme legislação vigente no Brasil (RDC n.º 742/2022), além das situações anteriormente descritas, para fármacos em que um pH estomacal elevado pode acarretar diferenças na biodisponibilidade, pode ser necessária também a condução de um estudo adicional de bioequivalência contemplando a administração prévia de inibidores de bomba de prótons.

Em dezembro de 2022, foi disponibilizado para consulta pública o guia ICH M13A (*Bioequivalence for Immediate-Release Solid Oral Dosage Forms*), com a proposta de tópicos harmonizados para estudos de bioequivalência envolvendo, especificamente, formulações orais sólidas de liberação imediata. Nesse documento é descrito que os estudos de bioequivalência em condições de jejum, geralmente, podem promover maior discriminação entre os perfis farmacocinéticos de duas formulações. Entretanto, os alimentos podem ter um impacto significativo dependendo da formulação e do fármaco, o que impossibilitaria a extrapolação dos dados de um estudo de bioequivalência em jejum para a condição alimentado em determinadas situações. Assim, nesse guia, é proposta a divisão das formulações orais sólidas de liberação imediata em duas categorias: "produtos sem alto risco" (*non-high-risk products*) e "produtos com alto risco" (*high-risk products*). As orientações da condição de administração para cada categoria foram descritas a seguir.

- Produtos sem alto risco (*non-high-risk products*):
  - Para um produto em que a orientação de bula é para administração apenas em condições de jejum ou que pode ser administrado em jejum ou com alimento (sem influência da alimentação), um único estudo de bioequivalência em jejum é recomendado;
  - Para um produto em que a orientação de bula é para administração apenas com alimentos devido a razões farmacocinéticas (por exemplo, aumento da absorção ou redução da variabilidade *in vivo*), um único estudo de bioequivalência conduzido com alimento é recomendado;
  - Para um produto em que a orientação de bula é para administração apenas com alimentos devido a razões de tolerabilidade (por exemplo, irritação gástrica), um único estudo de bioequivalência realizado em jejum ou com alimento é aceitável.
- Produtos com alto risco (*high-risk products*):
  - Produtos com alto risco são aqueles em que, devido à complexidade do desenho da formulação e/ou do seu processo produtivo, diferenças de desempenho *in vivo* podem não ser detectadas com um único estudo de bioequivalência, ou seja, o resultado de um estudo de bioequivalência em jejum não pode ser extrapolado para prever o resultado da condição com alimento, ou vice-versa, e, portanto, estudos de bioequivalência em jejum e com alimento devem ser realizados (exceto em casos em que a administração em uma das condições pode levar a risco a segurança do participante de pesquisa. Nesses casos, assume-se a condição mais razoável em termos de segurança).

5.5.3.2 Formulações de liberação modificada (prolongada e retardada)

Com relação às formulações orais de liberação prolongada, os estudos de bioequivalência devem ser conduzidos em condição de jejum e com alimento. Porém, para fármacos que apresentem risco de segurança aos participantes de pesquisa em uma das situações, pode ser justificada a condução do estudo em uma única condição (RDC n.º 742/2022).

Para formulações orais de liberação retardada com revestimento gastrorresistente, deve ser conduzido o estudo de bioequivalência em jejum ou com alimento, conforme orientação prevista na bula do medicamento de referência. Caso a bula permita ambas as condições de administração (jejum e alimento), deve ser conduzido um estudo em cada condição (RDC n.º 742/2022).

No caso da agência reguladora americana (FDA), a condição de administração das formulações nos estudos de bioequivalência é descrita nos guias específicos (*FDA Product-Specific Guidances for Generic Drug Development*) disponibilizados para cada medicamento que se pretende desenvolver a versão genérica. Por meio do endereço eletrônico da agência[10] é possível consultar, dentre outras informações, o número de estudos de bioequivalência necessários, a população a ser recrutada e a condição de administração.

---

[10] Disponível em: https://www.accessdata.fda.gov/scripts/cder/psg/index.cfm. Acesso em: 1 jun. 2022.

5.5.3.3 Condição de administração vs. CIVIV

A condição de administração nos estudos de bioequivalência/biodisponibilidade relativa é um aspecto muito importante para definição dos meios biopreditivos/biorrelevantes para avaliação *in vitro* prévia das formulações teste e referência (KLEIN, 2010). Dependendo da condição de administração prevista em cada país, os ensaios de perfil de dissolução para abordagens de CIVIV devem ser configurados para mimetizar as características (pH, osmolaridade, capacidade tamponante, composição dietética etc.) dos compartimentos do trato gastrointestinal em uma das condições (jejum ou alimentado), ou em ambas. Nesse contexto, vale destacar que, dependendo das características de liberação da formulação, diferentes ambientes do trato gastrointestinal devem ser simulados e a complexidade de cada meio de dissolução vai variar dependendo das características do fármaco e de sua formulação. Por exemplo, para uma formulação de liberação prolongada que transita durante algumas horas em diferentes compartimentos do trato gastrointestinal (boca, esôfago, estômago, duodeno, cólon e íleo), as características a serem mimetizadas devem levar em consideração o tempo de permanência da matriz farmacêutica em cada um dos compartimentos e, também, a relevância de cada compartimento para liberação/dissolução do fármaco.

Markopoulos e colaboradores (2015) propuseram quatro níveis de biorrelevância para simulação da composição luminal do trato gastrointestinal (Quadro 5.2).

Quadro 5.2 – Níveis de biorrelevância para simulação do ambiente gastrointestinal para o desenvolvimento de formulações orais

Nível	Características simuladas
0	pH
1	pH e capacidade tamponante
2	pH, capacidade tamponante, componentes biliares, lipídios dietéticos e osmolaridade
3	pH, capacidade tamponante, componentes biliares, lipídios dietéticos, osmolaridade, proteínas dietéticas, enzimas e viscosidade

Fonte: baseado em Markopoulos *et al.* (2015)

Para o nível 0, soluções aquosas, cujo pH é ajustável (geralmente com um tampão), seriam utilizadas para representar o pH em uma seção específica do trato gastrointestinal. Nesse nível, a capacidade tamponante do meio pode ou não ser fisiologicamente relevante. O objetivo principal é controlar o pH durante todo o experimento. Para o nível 1, tanto o pH quanto a capacidade tamponante são configurados para refletir os valores fisiológicos, na medida do possível. Os componentes biliares e lipídeos são envolvidos no nível 2, com o objetivo de refletir a capacidade de solubilização dos fluidos luminais e suas diferenças de composição entre o estado de jejum e alimentado. Finalmente, no nível 3 (mais complexo), o meio envolveria também proteínas e enzimas, que estão, geralmente, presentes na fase aquosa do conteúdo luminal, bem como o efeito da viscosidade na liberação do fármaco. Vale ressaltar que processos como adsorção em material particulado no lúmen e degradação bacteriana do princípio ativo dissolvido não são considerados nessa classificação (MARKOPOULOS *et al.*, 2015).

5.5.4 Período de Jejum e Padronização da Dieta

Com relação ao período de jejum que deve ser obedecido por cada participante de pesquisa, nos guias ICH M13A e do FDA é preconizado um período de, no mínimo, dez horas antes e quatro horas após a administração das formulações. Enquanto, no Brasil (RDC n.º 742/2022) e guia do EMA, o período de jejum de, no mínimo, oito horas antes e quatro horas após a administração do medicamento pode ser adotado em estudos de bioequivalência/biodisponibilidade relativa.

Para estudos conduzidos na presença de alimento, a composição da refeição deve seguir o que consta na bula do medicamento de referência. Não havendo indicação, deve ser oferecida uma alimentação com elevado teor de gordura (aproximadamente 50% do conteúdo) e altamente calórica (800 – 1000 kcal). A composição deve ser, aproximadamente, 150, 250 e 500-600 kcal de proteínas, carboidratos e lipídeos, respectivamente.

Se não houver orientação na bula do medicamento de referência sobre o intervalo que deve ser respeitado entre a administração da formulação e a refeição, a alimentação no estudo de bioequivalência deve ser oferecida aos participantes de pesquisa 30 minutos antes da administração das formulações (respeitando também o período de jejum de, no mínimo, oito horas antes da administração).

Com relação ao tipo e ao volume de líquido que deve ser utilizado para administração da formulação, no Brasil é padronizado o uso de 200 mL de água (sem gás). No guia do FDA, a orientação é para 240 mL de água, e o guia do EMA faz menção que esse volume deve ser padronizado com, no mínimo, 150 mL. No ICH M13A, foi proposta a harmonização desse tema como um volume padronizado a ser determinado no intervalo de 150 a 250 mL de água.

Com relação à ingestão de líquidos durante a internação do estudo de bioequivalência, geralmente, é permitida até duas horas antes do início da administração das formulações. Duas horas após a administração é retomada a ingestão de água e quatro horas após os outros líquidos (exceto aqueles que contenham xantinas).

5.5.5 Coletas de Amostras Biológicas

Durante os períodos de internação dos participantes de pesquisa, além da administração das formulações em avaliação (teste e referência), vários outros procedimentos são realizados. Dentre eles, estão as coletas seriadas de amostra biológica para avaliação farmacocinética, sendo o plasma sanguíneo a matriz comumente utilizada.

A definição dos tempos e a quantidade de coletas sanguíneas podem variar dependendo da via de administração, das características farmacocinéticas da molécula, bem como da tecnologia farmacotécnica dos produtos em investigação. O perfil de concentração plasmática será dependente das características de absorção, distribuição, metabolismo e eliminação do fármaco, além da matriz empregada na forma farmacêutica. Assim, na definição dos tempos de coleta, deve ser levada em conta a necessidade de elucidação das diferentes fases de variação das concentrações plasmáticas dependentes da magnitude, especialmente, dos processos de absorção e eliminação. Por exemplo, na administração de um fármaco pela via oral, é necessária a elucidação de quatro fases, sendo elas:

1. Absorção > Eliminação (fase ascendente das concentrações plasmáticas);
2. Absorção = Eliminação (fase no qual se espera obter $C_{máx}$ e $T_{máx}$);

3. Absorção < Eliminação (fase descendente das concentrações plasmáticas); e
4. Absorção = Eliminação = 0 (fase no qual as concentrações plasmáticas não são mais quantificáveis).

Considerando que o parâmetro farmacocinético $C_{máx}$ é um dos desfechos primários para avaliação da bioequivalência entre duas formulações, é necessário seriar mais pontos de coleta na região de $t_{máx}$ para que a $C_{máx}$ seja elucidada corretamente. Outro aspecto a ser levado em consideração durante a definição dos tempos de coleta é a meia-vida de eliminação ($t_{1/2}$), uma vez que diversas agências regulatórias solicitam que o período de coleta deve contemplar de três a cinco meias vidas de eliminação ($t_{1/2}$) do fármaco em questão. Nesse contexto, durante a definição dos tempos de coleta, vale também considerar a variabilidade interssujeito existente para os parâmetros farmacocinéticos. Geralmente, nas bulas dos medicamentos de referência há somente o valor médio do parâmetro (ex.: $t_{1/2}$ igual a 4 h). No entanto, é importante verificar na literatura a variabilidade que esses parâmetros podem apresentar entre os indivíduos e, assim, ter como premissa um "*range*" no qual os valores dos parâmetros farmacocinéticos dos participantes de pesquisa poderão variar. Para uma melhor compreensão dessa situação, tenhamos como exemplo as possíveis coletas farmacocinéticas para um fármaco hipotético (XYZ) com valores médios de $t_{1/2}$ de 8 h (7 – 9 h) e tmáx de 1,0 h (0,5 – 1,5 h); em um desenho com coletas farmacocinéticas até 36 h após a administração, internação de 24 h e duas coletas ambulatoriais (Figura 5.11).

Figura 5.11 – Possíveis tempos de coleta sanguínea para elucidação do perfil farmacocinético de um princípio ativo hipotético (XYZ)

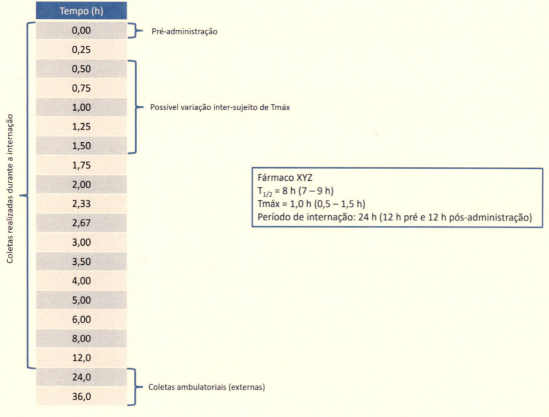

Fonte: os autores

Deve ser destacado que, como o fármaco XYZ apresenta uma variação interindividual de $t_{máx}$ de 0,5 a 1,5 h, foi necessária a interpolação de mais tempos de coleta nessa região (coletas a cada 15 min). Outro aspecto importante é o período total de coletas (36 h) diante da variação interindividual da meia-vida de eliminação ($t_{1/2}$) de 7 a 9 h. Mesmo num "pior cenário" com voluntários apresentando $t_{1/2}$ de 9 h, ainda assim o período total de coletas estabelecido para esse desenho estaria contemplado no intervalo de três a cinco meias-vida de eliminação do fármaco.

A importância de uma amostragem adequada é ainda mais pronunciada para fármacos e/ou formulações com alta variabilidade *in vivo*, como, por exemplo, produtos de liberação entérica (ex.: comprimido de liberação retardada) administrados sob condição pós-prandial ou moléculas com baixíssima biodisponibilidade oral (ex: alendronato de sódio).

Outro aspecto importante nas amostragens farmacocinéticas é com relação ao período total das coletas. Se esse período for insuficiente para elucidar a fase de eliminação do fármaco, consequentemente, a ASC_{0-t} poderá ser inferior a 80% da ASC_{0-inf} e, em aplicações regulatórias, isso provavelmente será questionado (exceto em casos de aplicação da ASC truncada). Assim, o período total de coleta deve ser estabelecido, conforme mencionado anteriormente, contemplando de três a cinco meia-vidas de eliminação do fármaco.

5.5.5.1 Armazenamento de amostras biológicas

Dentre as amostras biológicas coletadas durante a etapa clínica de um estudo de bioequivalência/biodisponibilidade relativa, podemos separá-las naquelas que são necessárias para avaliação do quadro clínico do participante de pesquisa (ex.: hematologia, exames bioquímicos, sorologia) e aquelas que são destinadas a avaliação farmacocinética (plasma sanguíneo). As amostras biológicas que serão destinadas a avaliação farmacocinética devem ser armazenadas conforme ensaios de estabilidade realizados previamente durante a validação da metodologia bioanalítica (tópico discutido mais adiante na seção 5.6.1). Ou seja, as condições de armazenamento validadas devem ser aplicadas tal qual para as amostras "reais" dos participantes de pesquisa a fim de garantir que o analito de interesse (fármaco e/ou metabólito) seja estável durante todo o seu processamento.

Numerosas estratégias para preservar a estabilidade dos analitos têm sido empregadas pelos centros de pesquisa e documentadas na literatura científica. Entre elas, destacamos o congelamento das amostras de plasma sanguíneo a temperaturas de -20°C ou -80°C (*ultrafreezer*). A adição de substâncias específicas também pode ser necessária para certos analitos, como o uso de crioprotetores no armazenamento de amostras biológicas em estudos de bioequivalência com formulações lipossomais, visando quantificar a fração livre e encapsulada do fármaco.

Outros fatores que podem assegurar a estabilidade de alguns analitos incluem a centrifugação do sangue a baixas temperaturas (4°C), o congelamento rápido do plasma sanguíneo utilizando nitrogênio líquido e/ou o processamento da amostra sob proteção da luz (para fármacos fotossensíveis). Vale ressaltar que todas as estratégias adotadas para manter a estabilidade das amostras biológicas devem ser previamente validadas pelo centro de pesquisa responsável pela etapa analítica do estudo de bioequivalência/biodisponibilidade relativa. Além disso, o período de estabilidade testado (estabilidade de longa duração) deve ser respeitado para garantir a viabilidade da determinação analítica das amostras coletadas durante a etapa clínica.

5.5.6 Registro de Eventos Adversos

Dentre os dados coletados durante a etapa clínica de um estudo de bioequivalência/biodisponibilidade relativa, estão também os registros de eventos adversos. Esse registro é muito importante não só para avaliação de segurança das formulações, mas, principalmente, para monitoramento das condições clínicas dos participantes de pesquisa durante o estudo.

Visando à padronização desses dados e, posteriormente, à realização de um compilado deles, os eventos adversos são avaliados e categorizados quanto a previsibilidade (previsto ou imprevisto), intensidade (leve, moderado ou severo), relação com o fármaco em estudo (não relacionado, improvável, possível, provável ou relacionado), intervenção (observação, internação, medicamentosa, acompanhamento clínico, repetição de exame, encaminhamento ou outros), frequência (único, intermitente ou contínuo), evolução (recuperado, recuperado com sequelas, desconhecido, não recuperado, fatal ou acompanhamento) e seriedade (grave ou não grave). Todos os eventos ocorridos no período compreendido entre a assinatura do TCLE até o momento de conclusão da etapa clínica do estudo (ou seja, até a emissão dos resultados dos exames pós-estudo) devem ser registrados em fichas específicas do centro de pesquisa e devidamente armazenados. Esses dados serão descritos no relatório clínico do estudo de bioequivalência/biodisponibilidade, e deverá haver uma discussão sobre os eventos adversos registrados para cada formulação durante o estudo.

5.6 Etapa Bioanalítica

Nos estudos de bioequivalência/biodisponibilidade relativa, a quantificação do analito (fármaco e/ou seus metabólitos) em matrizes biológicas (plasma, sangue total, urina ou outra) é realizada por meio de técnicas analíticas de alta sensibilidade e seletividade, as quais permitem que baixas concentrações do analito (ex.: pg/mL) sejam determinadas com precisão e exatidão. Entre as técnicas analíticas mais utilizadas para quantificação de fármacos envolvendo matrizes biológicas complexas, estão a cromatografia líquida de alta eficiência acoplada à espectrometria de massas (CLAE-MS/MS) e a cromatografia líquida de ultra eficiência acoplada à espectrometria de massas (CLUE-MS/MS). Atualmente, essas duas técnicas estão amplamente presentes nos laboratórios bioanalíticos para quantificação de amostras oriundas de estudos de bioequivalência/biodisponibilidade relativa e, por isso, nas próximas seções, daremos ênfase às principais características delas. Na Figura 5.12 foram representados os diferentes processos e técnicas envolvidas no preparo da amostra biológica para quantificação em estudos de bioequivalência/biodisponibilidade relativa, levando em consideração desde a centrifugação do sangue durante a etapa clínica até o processamento dos dados durante a etapa bioanalítica. Tomou-se como exemplo a extração do plasma sanguíneo por meio da técnica de precipitação proteica e posterior quantificação por CLAE-MS/MS.

Figura 5.12 – Representação geral dos processos e técnicas envolvidas no processamento da amostra biológica (plasma sanguíneo) para quantificação em estudos de bioequivalência/biodisponibilidade relativa. Extração por meio da técnica de precipitação proteica e quantificação por CLAE-MS/MS

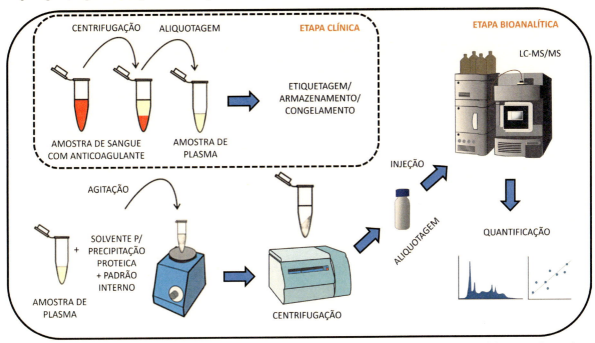

Fonte: os autores em colaboração com o Prof. Michel Leandro de Campos (Universidade Federal de Mato Grosso)

5.6.1 Desenvolvimento e Validação do Método Bioanalítico

O desenvolvimento do método é a etapa inicial para o laboratório bioanalítico que visa quantificar as amostras de um estudo de bioequivalência/biodisponibilidade relativa. É nesse momento que a equipe fará a otimização dos processos a fim de elencar as condições mais adequadas para o analito em questão. A seguir foram listados alguns parâmetros que devem ser avaliados e otimizados durante o desenvolvimento do método bioanalítico, com destaque para aqueles envolvendo a técnica de extração (1), as condições cromatográficas (2) e os parâmetros do detector de massas (MS/MS) (3):

1. Técnica de extração a ser aplicada para isolar o analito da matriz (evitando interferentes no processo de quantificação):

    - Tipo de extração (ex.: precipitação proteica, extração líquido-líquido, extração em fase sólida...);
    - Tipo e volume de solvente (ex.: acetonitrila, metanol, acetato de etila...);
    - Modo de adição do padrão interno;
    - Necessidade de acondicionamento especial (ex.: extração em banho de gelo);
    - Velocidade de centrifugação (ex.: 15.000 rpm);
    - Número de ciclos de extração;
    - Necessidade de "secagem" da amostra (ex.: secagem sob fluxo de nitrogênio).

2. Condições cromatográficas a serem estabelecidas para o processo de separação do analito e interferentes da amostra biológica por meio da técnica de CLAE ou CLUE:

   - Tipo e dimensões da coluna cromatográfica;
   - Temperatura da coluna cromatográfica;
   - Necessidade de pré-coluna;
   - Tipo de solventes e proporção da fase móvel;
   - Fluxo da fase móvel;
   - Volume de injeção da amostra processada;
   - Tempo de lavagem da agulha de injeção e tipo de solvente utilizado;
   - Temperatura do autoinjetor do equipamento de CLAE (ou CLUE);
   - Tempo de retenção do analito e padrão interno;
   - Duração da corrida cromatográfica.

3. Principais parâmetros do espectrômetro de massas (MS/MS) a serem otimizados de acordo com o analito e padrão interno:

   - Técnica de ionização (ex.: *electropray ionization* [ESI]);
   - Modo de ionização (ex: *positive íon mode* [ESI+]);
   - Relação massa/carga (m/z) dos íons precursor e produto do analito e padrão interno (*multiple reaction monitoring* [MRM]);
   - Fluxo do gás de colisão;
   - Voltagem do cone e célula de colisão.

Após a otimização e definição dos parâmetros listados anteriormente, é necessário validar a metodologia bioanalítica. Os requerimentos da validação bioanalítica podem variar entre países, entretanto iniciativas no âmbito do ICH (guia ICH M10 – *Bioanalytical Method Validation and Study Sample Analysis*) têm levado a uma harmonização dos requerimentos e, assim, possibilitado que um método validado num determinado país possa também ser aceito por outras agências reguladoras signatárias do ICH.

A validação bioanalítica deve garantir, por meio de experimentos padronizados, que o método desenvolvido atenda às exigências das aplicações analíticas e, assim, assegurar a confiabilidade dos resultados gerados. Nesse sentido, os parâmetros requeridos para validação da metodologia bioanalítica são:

- Seletividade: análise de amostras "branco" (matriz biológica isenta do analito e padrão interno), obtidas de seis fontes distintas (incluindo amostras lipêmicas e hemolisadas), para avaliação da existência de interferentes na região cromatográfica de interesse (tempo de retenção do analito e padrão interno);
- Curva de calibração (linearidade): definida avaliando-se a relação entre concentrações conhecidas do analito e as respostas obtidas do equipamento.

Figura 5.13 – Exemplo de planilha de concentrações plasmáticas gerada durante a etapa analítica de um estudo de bioequivalência 2x2x2 (XYZ = analito hipotético)

Analito	XYZ
Código do estudo	XYZ.2023
LIQ	1,000
LSQ	600,000
Unidade de concentração	ng/mL

Período	Tempo (h)	\multicolumn{7}{c}{Concentrações plasmáticas (ng/mL)}
		PP01	PP02	PP03	PP04	PP05	PP06	PP...
1	0,00	(< LIQ)	(< LIQ)	(< LIQ)	(< LIQ)	(< LIQ)	(< LIQ)	...
1	0,25	5,001	10,123	2,001	3,189	15,012	1,912	...
1	0,50	18,883	24,098	45,092	28,981	87,122	39,087	...
1	0,75	28,634	30,123	100,987	111,017	145,011	81,001	...
1	1,00	58,247	62,987	178,122	210,011	300,897	123,432	...
1	1,50	127,935	156,091	200,045	171,098	298,012	198,123	...
1	2,00	161,277	178,998	144,876	100,001	277,345	212,673	...
1	3,00	121,998	100,671	77,078	41,453	98,991	77,120	...
1	4,00	107,450	67,102	55,234	13,091	56,019	48,991	...
1	6,00	77,423	43,123	23,098	1,001	33,123	21,091	...
1	8,00	41,081	10,012	10,001	(< LIQ)	10,712	4,981	...
1	12,0	3,001	(< LIQ)	1,045	(< LIQ)	2,987	(< LIQ)	...

Período	Tempo (h)	PP01	PP02	PP03	PP04	PP05	PP06	PP...
2	0,00	(< LIQ)	(< LIQ)	(< LIQ)	(< LIQ)	(< LIQ)	(< LIQ)	...
2	0,25	9,110	15,012	1,912	6,002	9,823	9,001	...
2	0,50	21,198	87,122	39,087	19,783	24,098	55,092	...
2	0,75	172,001	145,011	81,001	24,644	47,910	101,987	...
2	1,00	110,999	300,897	123,432	54,255	62,987	118,122	...
2	1,50	99,012	298,012	198,123	117,845	116,981	277,045	...
2	2,00	44,021	277,345	212,673	151,281	178,998	134,876	...
2	3,00	12,012	98,991	66,032	111,698	98,281	71,078	...
2	4,00	7,781	56,019	47,292	97,150	53,098	52,234	...
2	6,00	1,091	31,113	20,892	71,443	44,671	29,098	...
2	8,00	(< LIQ)	15,091	3,180	40,111	3,091	9,171	...
2	12,0	(< LIQ)	1,080	(< LIQ)	2,151	(< LIQ)	3,678	...

Legenda: LIQ: limite inferior de quantificação; LSQ: limite superior de quantificação; PP: Participante de Pesquisa; (<LIQ): amostra com concentração plasmática menor que o limite inferior de quantificação
Fonte: os autores

A planilha de concentrações plasmáticas, após conferida pelo time de garantia da qualidade do centro de pesquisa, será transferida ao estatístico responsável pelo estudo. O modo de transferência do arquivo deve estar descrito no procedimento operacional padrão do centro de pesquisa e, como boa prática de rastreabilidade de dados, a planilha deve ser previamente bloqueada para edições pelo responsável da etapa analítica.

5.7 Etapa Estatística

A etapa estatística nos estudos de bioequivalência/biodisponibilidade relativa é destinada a avaliar se as formulações em estudo podem ser consideradas bioequivalentes, utilizando-se de ferramentas que têm início no tipo de planejamento do estudo, definição do tamanho amostral, análise descritiva, passando pela modelagem, análise de variância, inferências sobre os efeitos do delineamento e finalizando com testes de hipóteses e construção dos intervalos de confiança para avaliação conclusiva.

Esse processo de avaliação tem início com a transferência da planilha de concentrações plasmáticas pela equipe analítica, o estatístico deverá organizar os dados por formulação de acordo com a lista de randomização disponível no protocolo do estudo e, além disso, mantê-los numa determinada disposição para que sejam aceitos na "linguagem" do *software* para a análise farmacocinética.

Na análise descritiva dos dados com a construção das figuras, inicialmente, é possível visualizar as curvas farmacocinéticas de cada voluntário, para ambas as formulações (teste e referência). Como explorado no capítulo 4 (*Princípios da Modelização Farmacocinética*), a análise farmacocinética não compartimental é utilizada para estudos de bioequivalência. Assim, esse modo será selecionado no *software* para obtenção dos parâmetros farmacocinéticos de cada formulação em avaliação.

Na sequência abordamos os parâmetros farmacocinéticos que devem ser determinados para estudos de bioequivalência de dose única e doses múltiplas.

5.7.1 Estudos de Dose Única

Comumente, estudos de dose única são mais sensíveis para detectar diferenças de desempenho entre duas formulações em relação à taxa e à extensão de absorção. Por essa razão, esse tipo de desenho tem sido amplamente preconizado nos guias das agências reguladoras para avaliação de comparabilidade entre produtos. Na análise farmacocinética não compartimental, geralmente, são determinados os seguintes parâmetros farmacocinéticos (primários e secundários) para fins de comparabilidade:

Parâmetros primários:

- $C_{máx}$: pico de concentração máxima do fármaco e/ou metabólito – obtido diretamente do gráfico de concentração plasmática *vs.* tempo, sem interpolação dos dados;
- ASC_{0-t}: área sob a curva de concentração plasmática *vs.* tempo, calculada pelo método dos trapezoides, do tempo zero ao tempo t, em que t é o tempo relativo à última concentração do fármaco mensurada experimentalmente (acima do limite inferior de quantificação – LIQ);

Parâmetros secundários:

- ASC_{0-inf}: área sob a curva de concentração plasmática *vs.* tempo, calculada do tempo zero ao tempo infinito (ASC0-inf), em que $ASC_{0-inf} = ASC_{0-t} + Ct/k_{el}$, em que Ct é a última concentração do fármaco determinada experimentalmente (acima do LIQ) e k_{el} é a constante de eliminação da fase terminal. Vale destacar que, para fins regulatórios, a ASC_{0-t} deve ser igual ou superior a 80% da ASC_{0-inf} (exceto nos casos em que se utiliza ASC truncada);

dados para o estudo de bioequivalência no estado alimentado foram ajustados (0-4 h, 4-8 h e 8 h-t) para essa condição de administração.

Outro medicamento a ser destacado, em que a ASC parcial é considerada clinicamente relevante e utilizada para fins de avaliação de bioequivalência, é o hemitartarato de zolpidem, comprimido multicamada de liberação prolongada (Stilnox® CR) (tratamento da insônia). Assim como o Concerta®, esse produto também possui um sistema de liberação multifásico contendo uma camada de liberação imediata (60% da dose) e outra de liberação controlada (40% da dose), sendo a primeira para garantir o rápido início do sono (*sleep onset*) e a segunda para sustentá-lo durante a noite. Nesse sentido, as ASC parciais recomendadas no guia específico do FDA são: $ASC_{0-1,5h}$ e $ASC_{1,5h-t}$.

Ainda não há harmonização entre as agências reguladoras sobre a aplicação dessa métrica (ASC parcial) para conclusão sobre a bioequivalência entre formulações e, também, sobre os intervalos que devem ser utilizados para cálculo. Espera-se que, nos próximos anos, com iniciativas do âmbito do ICH, esse tópico seja amplamente discutido e requerimentos cientificamente embasados sejam definidos para orientação dos países signatários do ICH.

5.7.2 Estudos de Dose Múltipla

Estudos de dose múltipla são usados também para avaliar a bioequivalência/biodisponibilidade relativa, podendo ser em voluntários (indivíduos sadios) ou pacientes, em que a avalição farmacocinética dever ser realizada quando atingido o estado de equilíbrio.

Conforme abordado no capítulo 3 (*Fundamentos da Farmacocinética*), o estado de equilíbrio é obtido quando o acúmulo do fármaco no organismo alcança um equilíbrio entre a taxa de saída (eliminação) e a taxa de entrada (dose administrada) do fármaco, o qual resulta em concentrações máximas e mínimas oscilando dentro de uma faixa relativamente constante. Isso ocorre por volta de 4 a 5 meias-vidas de eliminação do fármaco e, portanto, esse período, geralmente, é adotado nos protocolos dos estudos de bioequivalência com administração de doses múltiplas.

Nesse tipo de desenho a análise farmacocinética não compartimental também é empregada, no entanto, diferentemente dos estudos de dose única, os seguintes parâmetros (primários e secundários) são determinados para comparabilidade entre as formulações:

Primários:

- $C_{máxSS}$: concentração máxima no estado de equilíbrio; e
- $ASC_{0-tauSS}$: área sob a curva calculada no intervalo de dose (tau) no estado de equilíbrio.

Secundários:

- C_{tauSS}: concentração do fármaco observada no final de cada intervalo de dose no estado de equilíbrio;
- C_{minSS}: concentração mínima do fármaco observada em cada intervalo de dose no estado de equilíbrio;
- C_{avSS}: concentração média do fármaco no estado de equilíbrio [($ASC_{0-tauSS}$ / tau)];
- Grau de flutuação das concentrações no estado de equilíbrio [($C_{máxSS} - C_{minSS}$) / C_{avSS}];

- *Swing*: $[(C_{máxSS} - C_{minSS}) / C_{minSS}]$; e
- $t_{máxSS}$: tempo para atingir a $C_{máxSS}$.

Vale destacar que a simbologia de cada parâmetro farmacocinético mencionado anteriormente pode variar dependendo da literatura considerada pelo leitor. Desse modo, é necessário estar atento ao significado de cada parâmetro e suas equações para adoção nos protocolos dos estudos de doses múltiplas.

5.7.3 Estudos com Desenhos Cruzados

Em um estudo de bioequivalência cruzado, duas ou mais formulações são fornecidas aos indivíduos em diferentes períodos e a sequência de tratamentos é randomizada para cada indivíduo. O modelo mais usado, quando a variabilidade intra-individual ($CV_{intra-individual}$) se apresenta com valor igual ou inferior a 30%, é o estudo cruzado de dois períodos e duas sequências (TR/RT) (Figura 5.8).

Já o modelo replicado oferece também a possibilidade de investigar a variabilidade da formulação dentro de cada indivíduo. Em um desenho cruzado totalmente replicado (Figura 5.10), cada indivíduo é estudado em quatro períodos, recebendo cada formulação (referência e teste) duas vezes ao longo do estudo. Nesse caso, os indivíduos podem ser randomizados para uma das duas sequências (TRTR ou RTRT). Além da avaliação da variabilidade de cada formulação, uma outra grande vantagem desse modelo de estudo é que o número de voluntários necessários para demonstrar a bioequivalência pode ser reduzido em até cerca de 50% em comparação ao estudo cruzado 2x2 (SCHUTZ, 2011).

5.7.3.1 *Limites e Intervalos de Confiança em Estudos de Bioequivalência*

Para avaliar a equivalência média dos perfis de concentração plasmática utilizamos as médias geométricas das razões (teste/referência), as quais devem estar contidas nos limites de confiança de 80 a 125%. Esse fato, às vezes, pode ser interpretado erroneamente como uma diferença que poderia impactar na eficácia do medicamento teste. Na verdade, os limites de confiança definem um intervalo estatístico em que a média real deve estar contida. Como, para a maioria dos fármacos, a eficácia e a segurança estão atreladas a uma faixa terapêutica, um intervalo de confiança é plenamente aceitável para garantir a intercambialidade entre o medicamento teste e o de referência (TEUSCHER, 2011). Além disso, em estudos clínicos (como os de Fase 3), os desfechos clínicos também são avaliados por meio de critérios, como a margem de não inferioridade (PINTO, 2010).

Sabe-se que os perfis farmacocinéticos de duas formulações podem variar para um mesmo indivíduo e por isso trabalha-se com uma avaliação em termos médios. Se considerarmos μR e μT as médias populacionais de alguma das medidas farmacocinéticas, as duas formulações são consideradas bioequivalentes se a diferença ($\mu R - \mu T$) ou a razão ($\mu R / \mu T$) entre as duas médias diferem por menos que os limites especificados (a regra de ± 20% é a mais utilizada) (SIQUEIRA *et al.*, 2002), em que, de acordo com o FDA e outros órgãos reguladores, diferenças na exposição sistêmica de até 20% não são clinicamente significativas (TEUSCHER, 2011).

Os parâmetros farmacocinéticos (ASC e Cmáx) apresentam uma distribuição log-normal. Isso significa que, se esses parâmetros de exposição forem transformados aplicando-se logaritmo natural

(Ln), será obtida uma distribuição normal. As distribuições normais são amplamente utilizadas na estatística e em muitas áreas da ciência. Na área de bioequivalência, a regra da simetria ± 20% tem que estar no espaço log-transformado para que o teste estatístico de bioequivalência seja válido. A seguir (Quadro 5.3) ilustramos as distribuições simétricas dos dados log-transformados.

Quadro 5.3 – Distribuições simétricas dos dados log-transformados

Teste	Referência	Razão T/R	Porcentagem	Ln(razão)
0,8	1,0	0,8	80%	-0,223
0,9	1,0	0,9	90%	-0,105
1,0	1,0	1,0	100%	0
1,1	1,0	1,1	110%	0,095
1,2	1,0	1,2	120%	0,182
1,25	1,0	1,25	125%	0,223

Fonte: adaptado de Teusher (2011)

De acordo com o Quadro 5.3, para o limite inferior (80%), calculamos o logaritmo natural de 80% como -0,223. Também podemos observar que o logaritmo natural da razão de 100% é 0 (zero). Portanto, uma distribuição simétrica em torno de 100% na razão transformada de log natural seria ± 0,223, o que corresponde a 125% como o limite superior do IC 90%.

A Tabela 5.2 apresenta a razão da média geométrica, os intervalos de confiança (IC 90%) e $CV_{intra-individual}$ para um estudo de bioequivalência de clonazepam comprimidos (DAVANÇO et al., 2019). Observa-se que os IC 90% para todos os parâmetros farmacocinéticos se encontram dentro dos limites de 80 a 125%, conforme discutido anteriormente.

Tabela 5.2 – Razão da média geométrica, intervalos de confiança (90%), poder e CVintra-sujeito obtidos em um estudo de bioequivalência de comprimidos de clonazepam administrado em voluntários sadios (N = 31, ambos os sexos) sob condição de jejum

Parâmetro*	Razão da Média Geométrica (%)	IC 90%	$CV_{intra-individual}$ (%)
$C_{máx}$	103,28	98,10 – 108,64	11,80
ASC_{0-96h}	102,50	99,87 – 105,19	5,98
ASC_{0-inf}	104,45	100,37 – 108,70	9,21

Legenda: *Parâmetros transformados em Ln; $C_{máx}$: concentração plasmática máxima; ASC_{0-96h}: área sob a curva de zero a 96 h (último tempo de coleta); ASC_{0-inf}: área sob a curva de zero extrapolada ao infinito; IC: intervalo de confiança; $CV_{intra-sujeito}$: coeficiente de variação intra-sujeito
Fonte: extraído e adaptado de Davanço et al. (2019)

A construção do IC 90% a partir dos dados de um estudo de bioequivalência depende, basicamente, dos seguintes parâmetros:

- Diferença entre as médias para os parâmetros farmacocinéticos das formulações teste e referência (μT-μR);
- Erro quadrático médio (MSE, do inglês *Mean Squared Error*) obtido da análise de variância – ANOVA;
- Número de participantes de pesquisa do estudo;
- Distribuição t de *Student*, considerando o valor de alfa = 0,05 e os graus de liberdade (n1+n2-2).

Assim, o IC 90% poderá ser calculado empregando-se a Equação 5.2 (SIQUEIRA *et al.*, 2002):

$$\left(\overline{y}_T - \overline{y}_R\right) \pm t\left(\alpha, n_1 + n_2, -2\right)\hat{\sigma}_d\sqrt{\frac{1}{n_1} + \frac{1}{n_2}} \qquad \text{Equação 5.2}$$

Em que:

$\overline{y}_T$: média dos mínimos quadrados da formulação teste;

$\overline{y}_R$: média dos mínimos quadrados da formulação referência;

$t\left(\alpha, n_1 + n_2, -2\right)$: percentil de ordem $(1-\alpha)$ da distribuição t de *Student* com $n_1 + n_2, -2$ graus de liberdade;

$\hat{\sigma}_d = \left(\frac{QM_{intra}}{2}\right)^2$.: desvio padrão ponderado da diferença de períodos de ambas as sequencias, e QM_{intra} é o desvio padrão intra-individual.

n_1: tamanho da amostra da primeira sequência do desenho 2x2

n_2: tamanho da amostra da segunda sequência do desenho 2x2

Considerando a Equação 5.2, podemos concluir que os principais elementos que podem interferir na amplitude do IC 90% de um estudo de bioequivalência são o número final de participantes de pesquisa (N), a diferença entre as formulações (razão das médias T/R) e o $CV_{intra-individual}$. Assim, com o objetivo didático de ilustrar a influência da alteração dos valores dos elementos da Equação 5.2 no IC 90%, apresentaremos a seguir duas simulações, utilizando como exemplo os dados de Cmáx do estudo de Davanço *et al.* (2019) (Tabela 5.2).

Sulação 1:

Nesta simulação (Tabela 5.3), mantivemos o número total de participantes de pesquisa (31) e alteramos apenas o $CV_{intra-individual}$, que, consequentemente, altera o desvio padrão ponderado da diferença e o IC 90%.

5.10 Dados Farmacocinéticos de Estudos Piloto e Pivotal para abordagens de CIVIV

Os dados farmacocinéticos para utilização em abordagens de CIVIV podem ter origem interna ou externa. Dados internos são aqueles provenientes da própria indústria farmacêutica (ou instituição de pesquisa) que está desenvolvendo uma formulação que se pretende registrar como medicamento genérico/similar. Dados externos podem ser aqueles oriundos de artigos científicos ou outras fontes que forneçam, minimamente, os perfis plasmáticos médios de uma determinada formulação. Não há dúvidas de que os dados internos são mais ricos em informação do que os externos, uma vez que podemos ter acesso aos valores individuais de cada parâmetro farmacocinético, bem como outros detalhes que, muitas vezes, não são publicados na literatura.

Os estudos piloto de bioequivalência/biodisponibilidade relativa têm diversas aplicações, dentre elas, podemos destacar: 1) a prova de conceito de métodos bioanalíticos recém desenvolvidos/validados, 2) a obtenção da variabilidade farmacocinética das formulações, 3) a otimização dos tempos de coleta, e 4) a estimativa da razão T/R como indicativo de bioequivalência. Adicionalmente, os estudos piloto de bioequivalência/biodisponibilidade relativa podem ser úteis em estratégias de construção de modelos de CIVIV. No ambiente de P&D da indústria farmacêutica, se as formulações foram exploradas em diversas metodologias de dissolução com características que mimetizem o trato gastrointestinal (em casos de desenvolvimento de formulações orais), as curvas farmacocinéticas de estudos piloto podem ser úteis para tentar se estabelecer uma correlação com os dados dos perfis de dissolução (DAVANÇO et al., 2020; 2021; CARDOT; GRRAIT; BEYSSAC, 2015; KAUR et al., 2015).

No início do desenvolvimento de uma formulação candidata a medicamento genérico/similar, pode ser interessante a condução de estudos farmacocinéticos com a formulação referência para se obter o perfil farmacocinético "*target*", especialmente em casos de formulações de liberação prolongada (CARDOT; GRRAIT; BEYSSAC, 2015). Paralelamente a isso, avaliando essa mesma formulação referência (preferencialmente, o mesmo lote) *in vitro* em condições biopreditivas/biorrelevantes, é possível explorar o que chamamos de "CIVIV prospectiva" (Figura 5.15A). Esse tipo de abordagem ocorre quando os dados de um estudo farmacocinético piloto com a formulação referência são correlacionados com os dados *in vitro* para suportar o desenvolvimento da formulação teste (candidata a medicamento genérico/similar).

Outro tipo de abordagem, vista com mais frequência na literatura, é a "CIVIV retrospectiva" (Figura 5.15B). Nela, um estudo pivotal já foi concluído e se pretende investigar diferentes metodologias do ensaio de perfil dissolução (variando aparato, meio e rotação) que possam refletir o comportamento *in vivo* das formulações por meio de ensaios *in vitro*. A abordagem CIVIV retrospectiva é mais comum quando o resultado do estudo de bioequivalência foi negativo ("bio-inequivalência") e se pretende identificar condições do ensaio de perfil dissolução que reflitam as diferenças entre as formulações encontradas *in vivo* e, posteriormente, planejar a reformulação da formulação teste (tema abordado no capítulo 6).

Figura 5.15 – Possíveis abordagens de CIVIV prospectiva (A) e retrospectiva (B) no cenário de desenvolvimento de medicamentos genéricos/similares

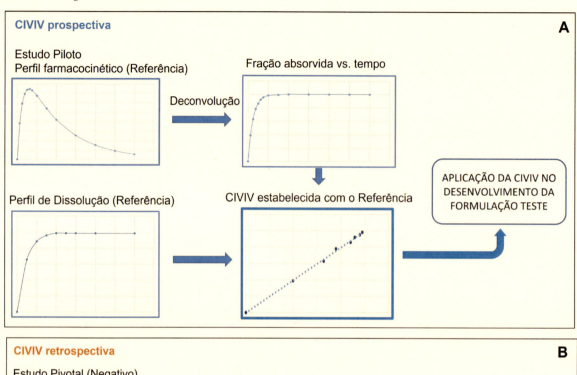

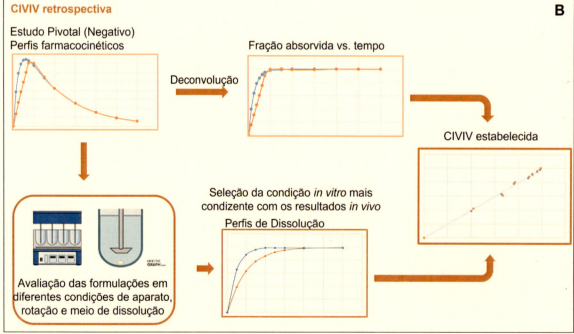

Fonte: os autores

Tanto a CIVIV prospectiva quanto a retrospectiva visam dar maior assertividade e celeridade ao processo de desenvolvimento de medicamentos genéricos/similares. A prospectiva com uma abordagem desde o início do desenvolvimento (focando, inicialmente, no medicamento referência – *target*), enquanto a retrospectiva visa suportar a reformulação do produto teste para uma nova tentativa na avaliação de bioequivalência.

Considerations. Rockville, 2014. Disponível em: https://www.fda.gov/regulatory-information/search-fda-guidance-documents/bioavailability-and-bioequivalence-studies-submitted-ndas-or-inds-general-considerations. Acesso em: 18 mar. 2023.

FANG, L. *et al*. Use of Partial Area Under the Curve in Bioavailability or Bioequivalence Assessments: A Regulatory Perspective. **Clin. Pharmacol. Ther.**, [s. l.] v. 110, p. 880-887, 2021.

KLEIN, S. The use of biorelevant dissolution media to forecast the in vivo performance of a drug. **AAPS J**, [s. l.] v. 12, n. 3, p. 397-406, sep. 2010.

ICH – International Council for Harmonisation of Technical Requirements for Pharmaceutical for Human Use. **ICH Harmonised Guideline**: Bioequivalence for Immediate-Release Solid Oral Dosage Forms M13A. [s. l.] Step 2, 20 dec. 2022. Disponível em: https://database.ich.org/sites/default/files/ICH_M13A_Step2_draft_Guideline_2022_1125.pdf. Acesso em: 18 mar. 2023.

KAUR, P. *et al*. Applications of In Vitro-In Vivo Correlations in Generic Drug Development: Case Studies. **AAPS J,** [s. l.] v. 17, n. 4, p. 1035-9, jul. 2015.

MACHIN, D. *et al*. **Sample size tables for clinical studies**. 3. ed. UK: Wiley-Blacwell, 2009.

MARKOPOULOS, C. *et al*. In-vitro simulation of luminal conditions for evaluation of performance of oral drug products: Choosing the appropriate test media. **Eur J Pharm Biopharm,** [s. l.] v. 93, p. 173-82, jun. 2015.

MORITA, M. R. *et al*. Determination of levocetirizine in human plasma by liquid chromatography-electrospray tandem mass spectrometry: application to a bioequivalence study. **J Chromatogr B Analyt Technol Biomed Life Sci,** [s. l.] v. 862, n. 1-2, p. 132-9, 1 feb. 2008.

MUTH, J. E. **Basic Statistics and Pharmaceutical Statistical Applications.** New York: Marcel Dekker, 1999.

PINTO, V. F. Estudos clínicos de não-inferioridade: fundamentos e controvérsias. **Jornal Vascular Brasileiro,** [s. l.] v. 9, n. 3, p. 145-151, 2010.

SCHUTZ, H. Statistical Design and Analysis II. **Bioavailability/Bioequivalence and Dissolution Testing.** Pre-Conference Workshop (Informa Life Sciences). Budapest, 16 may 2011. Disponível em: https://bebac.at/lectures/BudapestPCWS4.pdf. Acesso em: 15 mar. 2023.

SIQUEIRA, A. L.; WADA, C. Y.; CHIANN, C.; BERNASCONI, G. C. R.; FERREIRA, K. A. **Manual de Boas Práticas em Biodisponibilidade e Bioequivalência**. Módulo 03, Etapa Estatística. Brasília: Agência Nacional de Vigilância Sanitária, 2002.

STILNOX® – CR hemitartarato de zolpidem comprimidos multicamadas de liberação prolongada. **Bulário eletrônico** - Anvisa. Suzano: Sanofi-Aventis Farmacêutica Ltda. Disponível em: https://consultas.anvisa.gov.br/#/bulario/. Acesso em: 18 mar. 2023.

TEUSCHER, N. **Certara website**: Where Did the 80-125% Bioequivalence Criteria Come From? [s. l.] 2011. Disponível em: https://www.certara.com/knowledge-base/where-did-the-80-125-bioequivalence-criteria-come-from/. Acesso em: 17 mar. 2023.

TOTHFALUSI, L.; ENDRENYI, L. Sample sizes for designing bioequivalence studies for highly variable drugs. **J Pharm Pharm Sci,** [s. l.] v. 15, n. 1, p. 73-84, 2012.

CAPÍTULO 6

CORRELAÇÃO *IN VITRO* – *IN VIVO*: CONCEITOS GERAIS, DESENVOLVIMENTO E ABORDAGENS AVANÇADAS

Marival Bermejo, Irene Cámara-Martinez, Marta Gonzalez-Alvarez, Alejandro Ruiz-Picazo,
Bárbara Sanchez-Dengra & Isabel Gonzalez-Alvarez

6.1 Introdução

Os medicamentos devem demonstrar um desempenho *in vivo* adequado quando administrados via oral, com o objetivo de garantir um impacto terapêutico e clínico significativo. Dessa forma, para permitir a maior absorção de um fármaco é necessário ter disponíveis na etapa de desenvolvimento metodologias *in vitro* e *in silico* capazes de prever o desempenho do produto, nas diferentes etapas clínicas, após a sua administração pela via oral.

Antes de qualquer forma farmacêutica ser absorvida no lúmen intestinal, essa deve primeiro se dissolver nos fluidos gastrointestinais. Anos de estudo foram dedicados à criação de técnicas de dissolução *in vitro* que possam mimetizar o processo de dissolução *in vivo* para garantir que o fármaco apresentará a resposta terapêutica pretendida *in vivo* (BALAN *et al.*, 2010; YARO *et al.*, 2014).

A gastroenterologia bem como o desenvolvimento de novos métodos e estratégias de dissolução progrediram juntos nos últimos anos, permitindo o surgimento de novas abordagens biorrelevantes (DRESSMAN; REPPAS, 2000; NICOLAIDES *et al.*, 2001) e também de sistemas preditivos *in vivo* (TSUME *et al.*, 2014; MUDIE *et al.*, 2012). Os avanços na fisiologia intestinal foram os responsáveis pelo surgimento dessa nova área, que permitiu inúmeras aplicações, aprimorando e acelerando o desenvolvimento de fármacos e garantindo a bioequivalência das novas formulações.

As características da forma farmacêutica e as propriedades físico-químicas do fármaco, como pKa, estado de cristalização, solubilidade, lipofilicidade e assim por diante, regulam a taxa e a extensão dos processos de dissolução e absorção. Além disso, outros parâmetros relacionados a aspectos fisiológicos devem ser levados em consideração, como pH, composição e volume dos fluidos gastrointestinais, força iônica, concentração e volume de sais biliares, taxa de esvaziamento gástrico ou aspectos hidrodinâmicos. A dissolução do medicamento no lúmen gastrointestinal não pode ser resolvida com um único ensaio ou metodologia de dissolução, como é feito no controle de qualidade, devido à dificuldade de reproduzir o ambiente *in vivo*. Por esse motivo, é necessário conhecer os principais parâmetros biofarmacêuticos relacionados ao fármaco e à forma farmacêutica para o planejamento correto dos ensaios de dissolução.

A relação entre dissolução e biodisponibilidade é conhecida desde o início da década de 1950 (WAGNER; NELSON, 1963) e, atualmente, é empregado um grande esforço científico, do ponto de vista biofarmacêutico, para encontrar uma relação entre a dissolução *in vitro* e os níveis plasmáticos do fármaco *in vivo* para formulações administradas pela via oral. Esse tipo de correlação pode ser uma ferramenta potente para as empresas farmacêuticas otimizarem o processo de desenvolvimento de formulações, sendo útil para estabelecer um processo racional de tomada de decisões. Além disso, o desenvolvimento de correlações *in vitro-in vivo* (CIVIV) validadas também é importante por motivos éticos, uma vez que o uso de dados biopreditivos de dissolução *in vitro* reduz o uso de voluntários em estudos clínicos, o que diminui o investimento e o período de lançamento de uma determinada formulação ao mercado. Por esses fatos, o uso da CIVIV tem sido amplamente empregado no desenvolvimento de novas formulações.

Nos últimos dez anos, muitos trabalhos foram realizados sobre a aplicação e a utilização da CIVIV para formas farmacêuticas (COOK, 2012; LIMBERG; POTTHAST, 2013). Todos os setores (academia, indústria farmacêutica e agências regulatórias) têm se interessado pelo uso da CIVIV para alcançar diferentes objetivos. Destaca-se que a FDA publicou em 1997 três orientações regulatórias para estabelecer as condições para o desenvolvimento da CIVIV para liberação imediata (FDA/CDER, 1997), liberação prolongada (FDA, 1997a), processos de *scale-up* e alterações pós-registro: *chemistry, manufacturing and controls, in vitro dissolution testing, and in vivo bioequivalence documentation for IR and ER* (FDA, 1997b). Quinze anos depois, a Agência Europeia de Medicamentos (EMA) publicou o guia *Guideline on the pharmacokinetic and clinical evaluation of modified release dosage forms,* no qual foram incluídas as aplicações da CIVIV e as considerações para o seu desenho, desenvolvimento e validação (EMA, 2012). Após várias revisões, a versão final foi publicada em 2014 (EMA, 2014). Ambas as agências, FDA e EMA, lançaram as bases para promover o desenvolvimento e o uso da CIVIV a fim de diminuir a necessidade de estudos de biodisponibilidade *in vivo*.

Usar informações *in vitro* para prever o comportamento *in vivo* é a principal meta da CIVIV, atuando como um substituto para um estudo de biodisponibilidade *in vivo*, bem como apoiando as bioisenções. Consequentemente, os objetivos deste capítulo são esclarecer (i) as variáveis envolvidas no desenvolvimento de métodos biopreditivos de dissolução e (ii) as variáveis que podem influenciar na análise matemática de tais métodos, a fim de que as informações disponíveis sejam plenamente utilizadas de acordo com os critérios técnicos e regulatórios.

6.2 Conceitos e Definições

Segundo as diretrizes da FDA e da EMA (FDA, 1997a; EMA, 2014), as principais aplicações da CIVIV são:

- Quantificar a liberação *in vivo* e avaliar o impacto da formulação na absorção: o desenvolvimento e melhoria de uma formulação é uma parte indispensável do desenvolvimento e alterações pós-registro de qualquer medicamento. O processo de otimização pode exigir alterações no processo de fabricação, tamanho de lotes, composição da formulação ou equipamento. Se essas modificações forem dirigidas a uma formulação, a avaliação em voluntários sadios poderá ser obrigatória para verificar se o novo produto é bioequivalente ao anterior. Seria desejável, consequentemente, estabelecer testes *in vitro* que garantissem que essas alterações não modificaram a biodisponibilidade da nova formulação.

    Além disso, a CIVIV pode ser usada no controle de qualidade após processos de *scale-up* e alterações pós-registro destinadas a melhorar as formulações ou alterar os processos de fabricação, seguindo as orientações SUPAC-MR da FDA (FDA, 1997). Essa normativa apoia o aumento de escala ou alterações mínimas pós-registro, a fim de evitar a grande despesa financeira envolvida nos estudos de bioequivalência (HAYES *et al.*, 2014).

- Estabelecer especificações de dissolução e relevância clínica da dissolução *in vitro*: a CIVIV também é usada para determinar as especificações de dissolução biorrelevantes. As especificações de dissolução são definidas como as frações dissolvidas em pontos fixos de amostragem e que podem demonstrar uma dessemelhança tolerável na porcentagem dissolvida a cada ponto de amostragem, em relação à média obtida para um lote de referência (analisados nas mesmas condições). Esses testes de dissolução *in vitro* não fornecem necessariamente evidências sobre o desempenho *in vivo* do lote; porém, controlam a compatibilidade entre os diferentes lotes comparando a variação da média em relação a um lote de referência (HAYES et al., 2014).

- Permitir as solicitações de bioisenção: uma vez obtida uma CIVIV, o comportamento *in vivo* pode ser estimado por testes de dissolução *in vitro*. Então, o aumento de escala e as alterações pós-registro não exigirão novos estudos de bioequivalência, permitindo uma redução no tempo e nos custos dos processos de desenvolvimento de formulações, bem como apresentando vantagens éticas. A diretriz da FDA descreve extensivamente em quais casos uma CIVIV pode apoiar uma solicitação de bioisenção (FDA, 1997a). Geralmente, formulações contendo fármacos com índice terapêutico não estreito podem ser aprovadas sob certas condições. Todavia, a diretriz da FDA detalha algumas exceções nas quais uma CIVIV pode não sustentar uma solicitação de bioisenção (FDA, 1997a):

    - Aprovação de uma nova versão de um medicamento que já está aprovado de liberação modificada, quando a nova formulação usa um mecanismo de liberação diferente da anterior;
    - Aprovação de uma concentração maior ou menor do que as doses já demonstradas em estudos clínicos como seguras e eficazes.
    - Aceitação de um produto de liberação prolongada de um patrocinador diferente, mesmo que a forma de administração tenha o mesmo sistema de liberação do fármaco.
    - Aceitação de uma alteração de um excipiente não regulador da liberação, mas que poderia afetar o processo de absorção do fármaco.

Por outro lado, embora não mencionados diretamente nas diretrizes, os dados *in vivo* obtidos durante o desenvolvimento em estudos piloto ou pivotais de bioequivalência podem ser usados para o entendimento sobre os possíveis efeitos da formulação na taxa e na extensão da absorção do fármaco, uma vez que métodos biopreditivos retrospectivos podem ser desenvolvidos para refletir o resultado desses estudos (particularmente se o estudo não apresentou um resultado bioequivalente). A construção de uma CIVIV com esses dados permite que uma nova formulação, com maior potencial de ser bioequivalente, seja selecionada para um novo estudo, baseando-se no comportamento *in vitro* das formulações. Existem inúmeros exemplos desse tipo de abordagem, que também permitem esclarecer o mecanismo responsável pela falha da bioequivalência (GONZÁLEZ-GARCÍA et al., 2017; PRIETO-ESCOLAR et al., 2021). Exemplos sobre essa aplicação da CIVIV serão abordadas no item 6.6 deste capítulo.

6.2.1 Níveis de CIVIV

Formalmente, uma CIVIV é definida como um modelo matemático preditivo que descreve a relação entre uma característica da formulação (*in vitro*) e uma variável de resposta *in vivo* (FDA, 1997b). A característica *in vitro* é, normalmente, a taxa de dissolução ou a quantidade dissolvida, enquanto a variável de resposta *in vivo* corresponde aos níveis plasmáticos do fármaco ou à porcentagem do fármaco absorvido. A FDA estabelece quatro níveis de CIVIV (FDA, 1997b):

- Nível A: supõe uma associação ponto a ponto entre a taxa de dissolução *in vitro* e a taxa de absorção *in vivo*. Em geral, as correlações são lineares, mas as correlações não lineares, embora menos comuns, também podem ser adequadas. Com independência da metodologia usada para criar uma CIVIV de nível A, o modelo deve prever os níveis plasmáticos com base nos dados in vitro. Um exemplo é mostrado na Figura 6.1.

- Nível B: aplica a teoria da análise estatística dos momentos. O tempo médio de dissolução (MDT) *in vitro* está relacionado, por exemplo, com o tempo médio de residência (MRT) *in vivo* (Figura 6.1). Na correlação de nível B, todos os dados são usados, porém, ao contrário da CIVIV de nível A, a correlação ponto a ponto não é considerada. A correlação de nível B não apresenta o mesmo nível de evidência do que a de nível A, porque diversos perfis *in vivo* e também *in vitro* podem produzir valores semelhantes de MRT e MDT.

- Nível C: nesse tipo de correlação, a relação é feita entre um parâmetro de dissolução obtido de ensaios *in vitro* e um parâmetro farmacocinético (como, por exemplo, ASC, Cmáx ou Tmáx) para cada taxa de liberação ou dissolução. Assim, um perfil plasmático completo não é refletido por uma correlação de nível C. Um exemplo é mostrado na Figura 6.1.

- Nível C Múltipla: existe uma variante da correlação nível C, conhecida como nível C múltipla, em que é estabelecida a relação entre um ou vários parâmetros farmacocinéticos e a quantidade de fármaco dissolvido em vários momentos da curva de dissolução.

Figura 6.1 – Exemplos de CIVIV dos níveis A, B e C

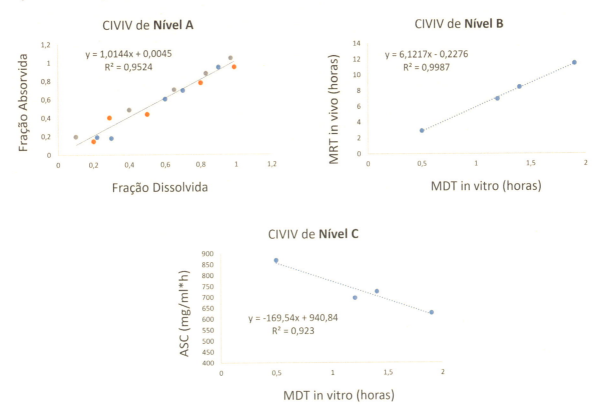

Fonte: os autores

6.2.2 Dados *in vivo* para o desenvolvimento da CIVIV

Os estudos *in vivo* são conduzidos, geralmente, com duas ou mais formulações, que apresentam o mesmo mecanismo de liberação do fármaco e com uma formulação de referência (IV ou com liberação imediata para fins de deconvolução), que são administradas para voluntários sadios em um estudo cruzado. As formulações devem exibir perfis de dissolução *in vitro* suficientemente diferentes em um meio de dissolução biopreditivo. Os estudos *in vivo* para abordagens de CIVIV, geralmente, são conduzidos em jejum, mesmo que seja recomendada a administração do fármaco com alimentos. Como abordado no capítulo 5, as concentrações do fármaco (inalterado ou um metabólito) são quantificadas no sangue ou no plasma. A extrapolação fora do espectro das formulações usadas no desenvolvimento e na validação da CIVIV não é aceitável, de acordo com as especificações regulatórias (por exemplo, na definição de especificações de dissolução ou nas solicitações de bioisenção).

O número de participantes de pesquisa que devem ser incluídos na etapa *in vivo* para o desenvolvimento de uma CIVIV depende das variabilidades intra e interindividuais da absorção do fármaco a partir da sua liberação da forma farmacêutica. Mesmo que nenhum critério possa ser especificado, na prática recomenda-se usar não menos que 12 indivíduos.

6.2.3 Dados *in vitro* para desenvolvimento da CIVIV

De acordo com uma pesquisa recente com empresas farmacêuticas, há um amplo consenso sobre o valor da CIVIV para ampliar o conhecimento a respeito dos possíveis mecanismos envolvidos nos impactos clínicos gerados a partir de alterações na formulação e/ou no processo de fabricação. Essas informações, obtidas a partir de estudos de CIVIV, poderão permitir alterações nos processos de fabricação ou na formulação, empregando-se um método de bioisenção por meio de critérios de dissolução mais amplos, e que podem fazer parte do processo denominado *Qualidade by Design* (QbD). No entanto, um dos possíveis complicadores no processo de desenvolvimento de uma CIVIV é que, para a obtenção de métodos de dissolução biopreditivos, pode ser necessário o emprego de aparatos de dissolução mais complexos em comparação com os empregados para ensaios de dissolução padrão (equipamentos de rotina). A experiência prévia com esses tipos de estudos realizados por empresas farmacêuticas indica que estabelecer uma metodologia de dissolução aceitável para formulações de liberação imediata pode, ocasionalmente, ser mais árduo do que para produtos de liberação modificada (NGUYEN *et al.*, 2017). Várias CIVIVs realizadas com base nos dados obtidos em aparatos USP I e II foram descritas para diferentes formulações de liberação prolongada, nas quais a administração do fármaco é limitada por difusão, dissolução ou erosão (SOTO *et al.*, 2010; MUNDIN *et al.*, 2012).

A predição exata do comportamento *in vivo* de fármacos administrados via oral em formulações de liberação imediata ou prolongada continua sendo um grande desafio. O desenvolvimento de métodos preditivos de dissolução é dificultado pela grande quantidade de processos fisiológicos do trato gastrointestinal que podem ter efeitos no desempenho da formulação *in vivo* (por exemplo, processos de solubilização, supersaturação e/ou precipitação, alterações no volume, pH e composição dos fluidos gastrintestinais, aspectos hidrodinâmicos e condições de pressão que afetam o esvaziamento gástrico e o trânsito intestinal etc.). Na seleção de um método preditivo de dissolução, é imprescindível contemplar como o fármaco é liberado da forma farmacêutica, identificando os principais parâmetros associados a esse processo e como podem impactar na sequência e na quantidade liberada.

Modelos que possam abordar principalmente esses parâmetros ajudarão a desenvolver formulações de liberação controlada mais eficientes (KOSTEWICZ *et al.*, 2014). O projeto OrBiTo (*Oral Biopharmaceutics Tolls*), um consórcio financiado pela União Europeia, estabeleceu recentemente uma árvore decisória para auxiliar na escolha do sistema de dissolução e do meio mais adequado, dependendo da formulação e das características do fármaco (ANDREAS *et al.*, 2018).

Nos últimos anos, alguns aparatos de dissolução não compendiais foram tecnologicamente aprimorados com o objetivo de simular os processos supramencionados (KOSTEWICZ *et al.*, 2014).

A relevância da simulação do ambiente gastrointestinal em um sistema *in vitro* foi ilustrada com vários testes realizados nos aparatos USP I e II (com protocolos de um e dois estágios – KIM *et al.*, 2017), o aparelho BioDis® (USP III) (KLEIN *et al.*, 2018; ANDREAS *et al.*, 2016) e a célula de fluxo (USP IV) (ŠTEFANIČ *et al.*, 2014; RUIZ PICAZO *et al.*, 2018), adaptados com o uso de gradientes de meio biopreditivo e tempos de trânsito adequados. Na verdade, com o uso de dispositivos mais complexos, foi demonstrado que para obter dados biopreditivos de ensaios *in vitro* de formulações de liberação imediata e modificada, é importante considerar outros aspectos fisiológicos como movimentos peristálticos, esvaziamento gástrico, passagem ileocecal e assim por diante (GARBACZ; KLEIN, 2012). Exemplos selecionados nos quais esses dispositivos mais complexos são usados são mencionados a seguir.

O principal objetivo dos modelos dinâmicos, como o modelo gástrico *Dynamic* (VARDAKOU *et al.*, 2011; VARDAKOU *et al.*, 2011) e o sistema Gastro-Duo ou *Dynamic Flow-Through* (GARBACZ *et al.*, 2015; KOZIOLEK *et al.*, 2014), é de verificar o efeito de alguns parâmetros fisiológicos gastrintestinais na formulação, reproduzindo parâmetros como composição e volume das secreções, pressão ou condições hidrodinâmicas e processos como digestão, esvaziamento gástrico ou tempos de residência nos diferentes segmentos gastrointestinais. Dispositivos internos de estresse (GARBACZ *et al.*, 2018; GAO *et al.*, 2019) foram projetados para avaliar o efeito das forças de estresse nas formulações e se as diferenças observadas para alguns produtos podem ser causadas pelas diferentes sensibilidades a esse parâmetro. Os sistemas gastro retentivos e os métodos experimentais *in vitro* e *in vivo* específicos para avaliar o respectivo comportamento de tais formulações foram recentemente revisados (SCHNEIDER; KOZIOLEK; WEITSCHIES, 2019).

Diferentes modificações dos chamados dispositivos de transferência são usadas para mimetizar as modificações observadas ao longo do trato gastrointestinal. Esses dispositivos permitem modificar o pH, o volume e a composição dos fluidos para reproduzir o trânsito nos diferentes segmentos:

- O modelo *Simulated Stomach-Duodenum* (HONIGFORD; ABURUB; FADDA, 2019).
- O *Artificial Stomach Duodenum* (ASD) (CARINO; SPERRY; HAWLEY, 2010).
- O modelo *Gastrointestinal Simulator* (GIS) (MATSUI *et al.*, 2017; BERMEJO *et al.*, 2019).
- BioGit (KOURENTAS *et al.*, 2018).
- Sistema de transferência baseado em USP_II (PATEL *et al.*, 2019).
- O modelo Golem (STUPÁK *et al.*, 2017; ČULEN *et al.*, 2015; KOZIOLEK; KOSTEWICZ; VERTZONI, 2018).

Avaliar o desempenho *in vivo* envolve reproduzir *in vitro* as condições *sink* que são observadas *in vivo* durante o processo de absorção. Nesse sentido, o aparelho de dissolução *Biphasic* baseado na USP-II (PHILLIPS *et al.*, 2012), o sistema IDAS (SILCHENKO *et al.*, 2020) ou os modelos de dissolução-permeação (MIYAJI *et al.*, 2016; TAKANO; KATAOKA; YAMASHITA, 2012) integram um compartimento de reservatório no aparelho de dissolução para mimetizar o processo de absorção, mas isso também pode ser obtido combinando-se diferentes estratégias. Por exemplo, o USP IV pode ser combinado com o módulo USP-*Biphasic* (XU *et al.*, 2018), o aparelho GIS também pode ser combinado com um compartimento bifásico para reproduzir a absorção (TSUME *et al.*, 2018) ou com um modelo de perfusão animal *in situ* para resultados mais exatos (TSUME *et al.*, 2017). Solventes orgânicos, membranas artificiais, monocamadas de células ou mesmo intestino delgado são alternativas que podem ser usadas para simular o processo de absorção.

A concentração do tampão é particularmente importante nos fármacos com dissolução dependentes do pH. O principal problema é que os tampões de fosfato recomendados pela farmacopeia não reproduzem corretamente o efeito dos fluidos gastrointestinais, então o uso de tampão de bicarbonato e outros tampões de fosfato de menor força iônica têm sido explorados para formulações com revestimento entérico e avaliação de sistemas ativados por pH (AL-GOUSOUS *et al.*, 2017). O *Auto-pH-System*™ (MERCHANT *et al.*, 2014; GOYANES *et al.*, 2015) e os sistemas *pHysio-stat* e *Physio-grad* (GARBACZ *et al.*, 2013; GARBACZ *et al.*, 2014) são alguns dos dispositivos que foram usados para resolver as limitações de se trabalhar com tampões de bicarbonato.

Sistemas de lipólise *in vitro* acoplados aos dispositivos descritos acima também foram avaliados para estudar sua influência dos processos de digestão nos excipientes (especialmente digestão de gordura) e, especialmente, para formulações de liberação imediata (DI MAIO; CARRIER, 2011). Nesse sentido, os modelos *Engineered Stomach, small INtestine* (ESIN) (GUERRA *et al.*, 2016) e TNO-TIM (SOULIMAN *et al.*, 2007; BROUWERS *et al.*, 2011) foram descritos como os mais sofisticados sistemas de dissolução de base fisiológica *in vitro*, os quais também foram usados para prever o comportamento de formulações de liberação controlada.

Apesar de os sistemas descritos anteriormente serem considerados muito complexos e exigirem protocolos extensos para a execução dos ensaios, tais sistemas provaram ser ferramentas biopreditivas importantes para mimetizar *in vitro* o comportamento *in vivo* de formulações.

Além da complexidade de reproduzir a fisiologia gastrointestinal humana, diferentes doenças gastrintestinais causam alterações em muitos dos parâmetros, tornando ainda mais complexa a tarefa de projetar sistemas *in vitro* capazes de avaliar o desempenho *in vivo* das diferentes formulações (MCCONNELL; FADDA; BASIT, 2008).

6.3 Desenvolvimento da CIVIV: Deconvolução e Convolução de Dados

Como o próprio nome sugere, uma CIVIV deve ser capaz de prever o comportamento do fármaco *in vivo* usando como base os dados experimentais obtidos *in vitro*. Para estabelecer uma CIVIV, vários métodos matemáticos podem ser usados, mas existem principalmente duas classes, conforme explicado nas diretrizes da FDA (BALAN *et al.*, 2010) e da EMA (BALAN *et al.*, 2001): métodos de dois estágios e um estágio. A seguir, são apresentadas as principais informações técnicas de cada um desses métodos.

6.3.1 Métodos de Dois Estágios

No caso de um modelo de dois estágios (também denominados "duas etapas"), as abordagens de dissolução *in vivo* são obtidas com base nos níveis plasmáticos utilizando alguns métodos matemáticos que são descritos como modelos de deconvolução. Um sistema integral de convolução é definido como um sistema matemático linear, que representa a combinação de uma função de entrada (input) e de um sistema de resposta instantânea normalizado por dose (denominado de Resposta ao Impulso Unitário) para a obtenção de uma função resposta (denominada de C(t)). Em termos não matemáticos, isso corresponde à combinação da função de distribuição, que seria o perfil i.v. após uma dose = 1, com uma entrada via extravascular, para gerar o perfil plasmático extravascular conforme representado na Figura 6.2. O processo de deconvolução implicaria em extrair a função de entrada (input) quando as outras duas funções são conhecidas (resposta – C(t) e resposta ao impulso unitário – i.v).

Figura 6.2 – Representação ilustrativa do conceito de deconvolução e convolução

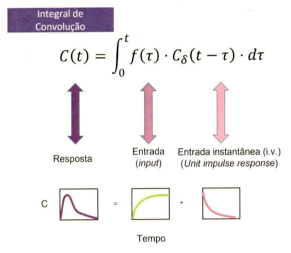

Fonte: os autores

Os principais métodos de deconvolução estão resumidos na Figura 6.3 e descritos em detalhes na próxima seção.

Figura 6.3 – Representação ilustrativa dos principais métodos de deconvolução/convolução nas abordagens de CIVIV "two-steps"

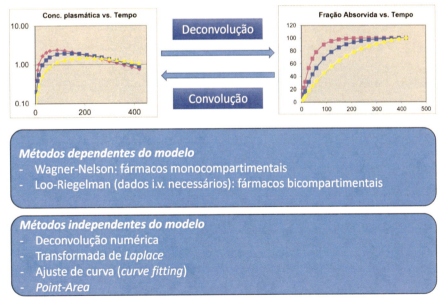

Fonte: os autores

6.3.1.1 Métodos de deconvolução modelo dependentes

Como a FDA exige uma metodologia matemática que aplique os métodos de dois estágios (*two-stages methods*) para validar uma CIVIV, esses são os métodos mais utilizados. Portanto, como o nome sugere, existem duas etapas neste método. Uma delas é aplicada para calcular a evolução temporal da dissolução ou absorção *in vivo*, por exemplo, fração absorvida vs. tempo (deconvolução). Em seguida, com o modelo já criado, vinculando o perfil de dissolução (ou liberação *in vitro*) e o perfil de absorção *in vivo*, as concentrações plasmáticas podem ser preditas a partir de dados *in vitro (convolução)*. Para se obter sistemas lineares usando o procedimento matemático descrito anteriormente, duas caraterísticas devem ser consideradas: a da superposição e a do tempo invariável (*time-invariant*) (CORRIGAN; DEVLIN; BUTLER, 2003).

6.3.1.2 Deconvolução aplicando o método de Wagner-Nelson (modelos monocompartimentais)

Essa abordagem pode ser usada, exclusivamente, para fármacos que apresentam modelos farmacocinéticos monocompartimentais (EROGLU *et al.*, 2012). O motivo para isso é que a análise de Wagner-Nelson assume um modelo não cinético para o processo de absorção, bem como o princípio de balanço de massas. O método de Wagner-Nelson não requer os parâmetros da administração i.v., pois o k_{el} pode ser calculado usando os dados da fase final da curva obtida após a administração oral, assumindo que este parâmetro é idêntico para a administração intra e extravascular. A Equação 6.1 demonstra a equação de Wagner-Nelson que é utilizada para se determinar a fração absorvida em cada momento.

$$F_{abs} = \frac{A_t}{A_\infty} = \frac{C_t + k_{el} \cdot ASC_0^t}{k_{el} \cdot ASC_0^\infty} \qquad \text{Equação 6.1}$$

Na Equação 6.1, F_{abs} representa a fração da dose absorvida, que é calculada usando A_t, que indica a quantidade de fármaco absorvida até o tempo t, e A_∞ que expressa a quantidade máxima de fármaco absorvido (calculada em tempo infinito). Para obter a primeira variável, os seguintes parâmetros podem ser usados: C_t que representa a concentração do fármaco em cada tempo t, k_{el} que indica o coeficiente de taxa de eliminação e ASC_0^t que indica a área sob a curva do tempo 0 até o tempo t. Para obter a segunda variável, os seguintes parâmetros são utilizados: k_{el} que indica o coeficiente de taxa de eliminação e ASC_0^∞ que representa a ASC total do tempo 0 ao infinito. Maiores detalhes sobre o cálculo da fração absorvida utilizando o modelo de Wagner-Nelson serão discutidos no capítulo 7 desta obra.

6.3.1.3 Deconvolução aplicando o método de Loo-Riegelman (modelos bicompartimentais)

Assim como o método de Wagner-Nelson, a análise utilizando o modelo de Loo-Riegelman é baseada na teoria do balanço de massas, mas diferente do último método, este só pode ser empregado para fármacos que apresentam modelos farmacocinéticos de dois compartimentos (GHOSH *et al.*, 2008). Sendo assim, para quantificar a concentração do compartimento periférico, as seguintes equações são empregadas:

$$P_t = k_{12} \cdot e^{-k_{21} \cdot t} \cdot \int_0^t C \cdot e^{k_{21} \cdot t} \cdot \partial t \qquad \text{Equação 6.2}$$

$$P_t = P_{t-1} \cdot e^{-k_{21} \cdot \Delta t} + \frac{k_{12}}{k_{21}} \cdot C_{t-1} \cdot \left(1 - e^{-k_{21} \cdot \Delta t}\right) + \frac{k_{12}}{2} \cdot \Delta C \cdot \Delta t \qquad \text{Equação 6.3}$$

A Equação 6.3 mostra uma solução aproximada da Equação 6.2, quando os intervalos entre as amostras são pequenos e lineares. Por outro lado, a Equação 6.2 mostra a equação de Loo-Rielgeman que foi publicada por Wagner em 1967 (GUHMANN et al., 2012). Maiores detalhes sobre o cálculo da fração absorvida utilizando o modelo de Loo-Riegelman serão discutidos no capítulo 7 desta obra.

6.3.1.4 Métodos de convolução modelo independentes

No caso dos métodos de deconvolução modelo independentes, o fator mais importante é que podem ser aplicados em sistemas lineares sem a necessidade de que a disposição do fármaco seja descrita por um modelo farmacocinético, como nos casos anteriores (modelos mono ou bicompartimentais). Esse sistema é composto por duas partes: o impulso de entrada que representa a etapa de absorção, e a parte de resposta que é representada por uma variável mensurável e cujo valor depende do impulso de entrada. A função de entrada que tem maior relevância é o impulso unitário (δ), sendo que a resposta é descrita como a função de resposta ao impulso unitário ou Cδ. A definição da resposta ao impulso unitário é o resultado de um impulso dividido por sua magnitude (HONÓRIO et al., 2013; KESISOGLOU et al., 2014). Na Equação 6.4 é mostrada a integral de convolução, que pode ser usada para medir C, que corresponde à concentração do fármaco no tempo t. Para calcular essa concentração são necessários os seguintes parâmetros: f que indica a taxa de dissolução e C_δ que representa a função de resposta ao impulso unitário.

$$C(t) = \int_0^t f(t) \cdot C_\delta \cdot (t - \tau) \cdot d\tau \qquad \text{Equação 6.4}$$

Para determinar uma função de entrada, a deconvolução pode ser empregada, considerando a resposta ao impulso unitário e a correspondente resposta do sistema. A resposta ao impulso unitário pode ser adquirida levando-se em consideração a administração de referência. Assim para conduzir essa etapa, é usual utilizar dados da administração intravenosa (IV) ou optar por uma formulação de liberação imediata. A seguir, são apresentados três procedimentos matemáticos para o cálculo da deconvolução (transformada de *Laplace*, ajuste de curva e método de *point-area*).

6.3.1.5 Deconvolução por Transformada de Laplace

A deconvolução por transformada de Laplace consiste em convoluir duas funções:

1. As funções de transformada são multiplicadas.
2. A transformada inversa é determinada.
3. A transformada de Laplace de cada função é calculada.

As transformadas de Laplace simplificam a obtenção da resposta da integral de convolução. Um exemplo de transformadas de Laplace são apresentadas abaixo para a função de entrada f (t) e também para a resposta ao impulso unitário C_δ (Equações 6.5 e 6.6):

$$f(t) = F \cdot D \cdot k_a \cdot e^{-k_a \cdot t} \rightarrow l[f(t)] = \frac{F \cdot D \cdot k_a}{(s + k_a)} \qquad \text{Equação 6.5}$$

$$C_\delta(t) = \frac{1}{D} \cdot \frac{D \cdot e^{-k_{el} \cdot t}}{Vd} \rightarrow l[C_\delta(t)] = \frac{1}{V_d \cdot (s + k_{el})} \qquad \text{Equação 6.6}$$

Em seguida, as funções serão transformadas e, posteriormente, aplicada a transformada inversa para obtenção das funções de resposta (Equações 6.7 e 6.8):

$$l[f(t)] \cdot l[C_\delta(t)] = \frac{F \cdot D \cdot k_a}{V_d \cdot (k_a - k_{el})} \qquad \text{Equação 6.7}$$

$$l^{-1}\left[\frac{F \cdot D \cdot k_a}{V_d \cdot (s + k_a) \cdot (s + k_{el})}\right] = \frac{F \cdot D \cdot k_a}{V_d \cdot (k_a - k_{el})} \cdot \left(e^{-k_{el} \cdot t} - e^{-k_a \cdot t}\right) \qquad \text{Equação 6.8}$$

6.3.1.6 Deconvolução por ajuste de curva

No método de ajuste de curvas (*curve fitting*), os parâmetros que caracterizam o comportamento farmacocinético são calculados por meio do ajuste simultâneo dos perfis de concentração plasmática após uma administração intravenosa e extravascular. Por exemplo, para um fármaco de um compartimento, para o qual estão disponíveis dados intravenosos e dados orais, a função exponencial (dados i.v.) e a função *Bateman* (dados orais) podem ser ajustadas simultaneamente a ambos os conjuntos de dados, mantendo em comum os parâmetros de disposição (kel, a constante de eliminação e o Vd, o volume de distribuição) para se obter a constante de absorção ka. Em resumo, a deconvolução por ajuste de curva implica no ajuste simultâneo de curvas a função de resposta, ou seja, da curva plasmática após a administração oral e da resposta ao impulso unitário que corresponde a resposta após um *bolus* dividido pela dose (i.v.). Dessa forma obtemos os parâmetros de disposição para poder extrair os parâmetros da função impulso. O mesmo método pode ser aplicado a funções de disposição multiexponenciais, sendo que a função de entrada também pode ser representada como uma função poliexponencial.

6.3.1.7 Deconvolução pelo método de point-area

A principal suposição na abordagem de deconvolução por *point-area* é que a função de entrada é constante em um intervalo curto (KHALED *et al.*, 2013). As taxas de absorção R são calculadas com base nos dados de concentração plasmática e dos valores parciais de ASC (Equação 6.9).

$$R_n = \frac{C_n - \sum_{i=2}^{n} R_{i-1} \cdot ASC_{\delta n-i+1}^{n-1+2}}{ASC_0^1} \qquad \text{Equação 6.9}$$

Um exemplo dos cálculos é representado na Figura 6.4.

Figura 6.4 – Exemplo de cálculos por meio do método de *point-area*

Método de *Point-area*

Tempo (min)	Conc. Plasm	25	ASC(Tn-1-Tn)	
5	2,250	14,51	98,77	AUC(T0-T1)
10	3,302	8,56	57,68	AUC(T1-T2)
15	3,699	5,19	34,38	AUC(T2-T3)
20	3,749	3,27	21,16	AUC(T3-T4)
25	3,621	2,18	13,63	AUC(T4-T5)
30	3,411	1,56	9,34	AUC(T5-T6)
35	3,169	1,19	6,87	AUC(T6-T7)
40	2,924	0,98	5,44	AUC(T7-T8)
45	2,688	0,86	4,60	AUC(T8-T9)
50	2,468	0,78	4,10	AUC(T9-T10)
55	2,266	0,73	3,78	AUC(T10-T11)
60	2,083	0,70	3,57	AUC(T11-T12)

		R*dT	Suma(R*dT)	*100	100-A
R1	0,02278	0,11392	0,1139	11,39	88,61
R2	0,02012	0,10060	0,2145	21,45	78,55
R3	0,01777	0,08884	0,3034	30,34	69,66
R4	0,01384	0,06918	0,3725	37,25	62,75
R5	0,01494	0,07471	0,4473	44,73	55,27
R6	0,01225	0,06127	0,5085	50,85	49,15
R7	0,01083	0,05413	0,5627	56,27	43,73
R8	0,00956	0,04782	0,6105	61,05	38,95
R9	0,00845	0,04226	0,6527	65,27	34,73
R10	0,00747	0,03734	0,6901	69,01	30,99
R11	0,00660	0,03300	0,7231	72,31	27,69
R12	0,00583	0,02917	0,7523	75,23	24,77

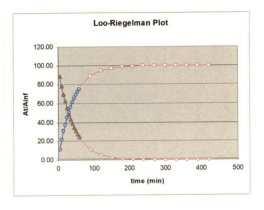

$$R_n = \frac{c_n - \sum_{i=2}^{n} R_{i-1} \cdot ASC_{\delta n-i+1}^{n-i+2}}{ASC_0^1}$$

Fonte: os autores

As equações utilizadas para os cálculos sucessivos de *point-area* são as apresentadas a seguir (Quadro 6.1):

Quadro 6.1 – Equações utilizadas nos cálculos sucessivos do método de *point-area*

Etapa	Equação
1	$R1 = \dfrac{C1}{ASC(0-1)}$
2	$R2 = \dfrac{C2 - \left(R1 * ASC(1-2)\right)}{ASC(0-1)}$
3	$R3 = \dfrac{C3 - \left(R1 * ASC(2-3) + R2 * ASC(1-2)\right)}{ASC(0-1)}$
4	$R4 = \dfrac{C4 - \left(R1 * ASC(3-4) + R2 * ASC(2-3) + R3 * ASC(1-2)\right)}{ASC(0-1)}$

Fonte: os autores

Multiplicando cada taxa pelo intervalo de tempo (R*dT), obtemos as concentrações que entram no sistema, e dessa forma, podem ser calculadas as concentrações cumulativas e, posteriormente, os resíduos.

6.3.2 Métodos de Um Estágio

Métodos baseados em convolução

Para vincular diretamente a liberação *in vivo* e a dissolução *in vitro*, existem métodos baseados em convolução cuja modelagem ocorre em uma única etapa (KESISOGLOU *et al.*, 2014; SIRISUTH; AUGSBURGER; EDDINGTON, 2002). Em vários artigos, foram descritas mais detalhadamente as bases teóricas e equações matemáticas desse método (CORRIGAN; DEVLIN; BUTLER, 2003; KESISOGLOU *et al.*, 2014; KOVAČEVIĆ *et al.*, 2009; SIRISUTH; AUGSBURGER; EDDINGTON, 2002; SUNESEN *et al.*, 2005). Uma administração de referência para esses métodos não é obrigatória, mas pode ser útil. A principal vantagem desse modelo é que a modelagem é baseada na capacidade de prever o comportamento *in vivo*, uma vez que a relação entre os dados de liberação *in vitro* e os dados de concentração plasmática do fármaco é estabelecida em uma única etapa (KESISOGLOU *et al.*, 2014; OSTROWSKI; WILKOWSKA; BĄCZEK, 2009).

Nesse contexto, ao estabelecer a função que relaciona a taxa de entrada (liberação ou absorção) *in vivo* – F_{i2} com a taxa de dissolução *in vitro* – F_{i1}, o objetivo principal da CIVIV é alcançado. Então, um modelo linear é a escolha mais simples (Equação 6.10):

$$F_{i2}(t) = F_{i1}(t) \qquad \text{Equação 6.10}$$

A relação entre a dissolução *in vitro* e *in vivo* pode ser declarada como uma relação entre as funções relacionadas, como as funções de risco reversas (Equação 6.11), as funções de chances (Equação 6.12) e as funções de risco (Equação 6.13) (YARO *et al.*, 2014). Nas equações a seguir, α_i indica a constante de proporcionalidade para a unidade.

$$F_{i2k}(t) = \left(F_{i1}(t)\right)^{\alpha_{ik}} \qquad \text{Equação 6.11}$$

$$\frac{F_{i2k}(t)}{1 - F_{i2k}(t)} = \alpha_{ik} \cdot \frac{F_{i1}(t)}{1 - F_{i1}(t)} \qquad \text{Equação 6.12}$$

$$1 - F_{i2k}(t) = \left(1 - F_{i1}(t)\right)^{\alpha_{ik}} \qquad \text{Equação 6.13}$$

As equações 6.11-13, apresentadas supra, podem ser escritas seguindo o desenvolvimento matemático proposto por O'Hara *et al.* (2001), conforme a Equação 6.14:

$$g\left(F_{i2k}(t)\right) = \log(\alpha) + g\left(F_1(t)\right) \qquad \text{Equação 6.14}$$

Na equação 6.14, g(-) indica a função de vinculação que mapeia [0, 1] para [-∞, +∞], e é o *logit*, *log-log* complementar ou *log-log*, dependendo de qual dos três modelos mostrados acima está sendo considerado. A função de vinculação garante que ambas as taxas (absorção *in vivo* e dissolução *in vitro*) estejam no intervalo [0, 1].

Para explicar as diferenças nos tempos dos perfis para a liberação *in vitro* e *in vivo*, a escala de tempo (*time scaling*) é frequentemente usada. Para dados *in vivo*, é recomendado assumir que na maioria dos casos há uma ligeira diferença de tempo ou atraso em relação a liberação *in vitro*, uma vez que o processo de absorção *in vivo* pode ser mais lento em comparação com a liberação *in vitro*. Na Equação 6.15, θ_0 e θ_1 indicam a escala de tempo e o fator de escala, e presumem que os perfis de tempo da liberação *in vivo* e *in vitro* são semelhantes.

$$g(F_{i2k}(t)) = \theta_0 + \theta_1 t + g(F_1(t)) \qquad \text{Equação 6.15}$$

Erros aleatórios não são incluídos nas equações. Conforme detalhado por vários pesquisadores (KESISOGLOU *et al.*, 2014; YARO *et al.*, 2014; NICOLAIDES *et al.*, 2001), o erro associado aos perfis *in vivo* e o erro associado à dissolução *in vitro* são diferentes. Por esse motivo, isso pode ser modelado de forma independente. Na Equação 6.16, u_i e s_{ik} descrevem a variação que existe *in vitro* entre as formulações e aquela que existe *in vivo* entre as combinações das formulações e os sujeitos de pesquisa, respectivamente. Assim, tais variáveis indicam efeitos aleatórios independentes no tempo.

$$g(F_{i2k}(t)) = \theta_0 + \theta_1 t + g(F_1(t)) + u_i + s_{ik} \qquad \text{Equação 6.16}$$

Modelos baseados em equações diferenciais

O uso de uma solução numérica que diretamente relaciona modelos baseados em equações diferenciais, elimina a necessidade de se realizar uma etapa de convolução ou deconvolução. Assim, as concentrações plasmáticas mensuradas são diretamente correlacionadas aos dados *in vitro* de fração dissolvida. Modelos baseados em convolução e também os modelos compartimentais são matematicamente equivalentes quando o sistema que está sendo modelado é linear (TSUME *et al.*, 2014). No entanto, destaca-se que o modelo de equação diferencial fornece uma abordagem compartimental, enquanto os métodos baseados em convolução não apresentam essa abordagem.

Uma das premissas dos métodos baseados em convolução e deconvolução é que o sistema a ser modelado seja linear (MUDIE *et al.*, 2012; WAGNER *et al.*, 1963), mas o método baseado em convolução tem se demonstrado verdadeiro (NICOLAIDES *et al.*, 2001), apesar da suposição de linearidade estar supostamente errada.

Para fármacos que apresentam cinéticas não lineares, é obrigatório incluir o mecanismo de não linearidade no modelo. É claro que tanto os modelos de deconvolução quanto os baseados em convolução não atendem a essas necessidades, mas o uso de equações diferenciais e uma abordagem compartimental pode ser uma solução possível. Além disso, o usuário pode definir a relação CIVIV para incorporar efeitos aleatórios, fatores de escala, dependência de tempo etc. (KOVAČEVIĆ *et al.*, 2009).

Gaynor *et al.* (2011) apresentam uma abordagem compartimental para um fármaco de cinética não linear. Os autores descrevem um modelo com cinco compartimentos para demonstrar a CIVIV, em que dois compartimentos explicam os dados de dissolução *in vitro* e os outros três correspondem aos dados *in vivo*. Esse modelo incorpora a cinética de Michaelis-Menten para descrever o processo de eliminação.

6.4 Capacidade preditiva e validação da CIVIV

A avaliação da capacidade preditiva de uma CIVIV é avaliada imediatamente após o estabelecimento de um modelo de CIVIV, com o objetivo de garantir que o modelo é capaz de prever o desempenho *in vivo* de uma formulação. Ou seja, se a capacidade da CIVIV de prever os dados *in vivo* é adequada considerando os erros de predição aceitáveis. São considerados 2 tipos de avaliação da capacidade preditiva do modelo: 1) baseada na capacidade preditiva interna (considerando o cálculo retroativo dos dados iniciais) ou 2) a externa (baseada em um conjunto novo de dados). O erro de predição é determinado usando os parâmetros *in vivo* observado (como ASC e Cmáx) e os parâmetros *in vivo* estimados por meio da CIVIV estabelecida.

6.4.1 Validação interna

A comparação entre o parâmetro *in vivo* usado para desenvolver a CIVIV e o parâmetro *in vivo* predito a partir da CIVIV estabelecida, permite a avaliação do erro de predição (EP) e dos resultados da validação interna. O EP pode ser obtido usando a Equação 6.17.

$$EP(\%) = \frac{(Valor\,observado - Valor\,predito)}{Valor\,observado} \times 100 \qquad \text{Equação 6.17}$$

As diretrizes da FDA e da EMA estabelecem que o modelo é válido quando o EP(%) individual de Cmáx e ASC_{0-t} para cada produto não for superior a 15 % e o EP médio de Cmáx e ASC_{0-t} for inferior a 10%.

6.4.2 Validação externa

A validação externa é executada em um conjunto de dados que não foi usado para construir a CIVIV. Segundo as diretrizes da FDA e EMA (FDA, 1997a; EMA, 2014), quando há um EP menor que 10% significa boa capacidade preditiva da CIVIV; EP entre 10 e 20% denota capacidade preditiva inconclusiva e, nesse caso, estudos adicionais usando um novo conjunto de dados são necessários; e um EP maior que 20% demonstra uma capacidade preditiva insuficiente. Embora a EMA enfatize a validação externa como a etapa final da CIVIV, a FDA não exige validação externa se a CIVIV já tiver passado pela validação interna (FDA, 1997a; EMA, 2014).

6.5 "Armadilhas" comuns no desenvolvimento da CIVIV

Perfis plasmáticos individuais ou médios

De acordo com o método de Wagner-Nelson, os dados de uma administração i.v. do fármaco não seriam necessários para o desenvolvimento de uma CIVIV. Essa é uma das principais vantagens econômicas e éticas do método de Wagner-Nelson. Além disso, o tratamento dos dados é simples e a deconvolução é realizada de um modo experimental e analítico. O uso de dados médios e equações integradas pode ser aplicado em muitos pacotes computacionais usados mundialmente. Por esses motivos, o método de Wagner-Nelson é amplamente usado e reportado na literatura para a construção das CIVIVs (FDA, 1997b; MUNDIN *et al.,* 2012). Os dados médios, na maioria dos casos, são uma das principais limitações dos métodos de Wagner-Nelson e Loo-Rielgeman. Ao calcular a média dos dados brutos, surge um dos obstáculos mais significativos para esse tipo de método. Nesses casos, não é possível o cálculo das variabilidades intraindividuais e/ou das formulações. Assim, se a CIVIV falhar, é questionável se a falha foi consequência da perda de informações devido ao uso dos dados médios. Cardot e Davit (CARDOT; DAVIT, 2012) explicam os impactos das informações perdidas ao calcular a média dos dados *in vitro* e/ou *in vivo*.

Nos ensaios de comparação de perfis de dissolução empregando os parâmetros f1 e f2, é comum calcular a média dos dados *in vitro* para tal análise (ANDREAS *et al.*, 2018). A principal justificativa para calcular a média dos dados *in vitro* é que esse é um procedimento reprodutível em um ambiente controlável (temperatura, pH, composição do meio, propriedades hidrodinâmicas etc.) que leva a resultados limitados e com baixa variabilidade.

Em relação aos dados *in vivo*, as variabilidades intra e interindividuais também devem ser estudadas. Quando um participante de pesquisa apresenta perfis *in vivo* diferentes para diferentes lotes de formulações, essas diferenças podem ser decorrentes de uma grande variabilidade intra-individual ou das reais diferenças entre as formulações. Nesse caso, uma CIVIV não é capaz de indicar qual é a variável responsável por tais diferenças. Por outro lado, quando a variabilidade intra-individual é baixa, deve-se avaliar se a curva média reflete ou não os comportamentos individuais.

O uso da estratégia da farmacocinética baseada em fisiologia (PBPK) vem aumentando nos últimos anos, principalmente devido as grandes evidências de que a PBPK pode ajudar no planejamento, na seleção de excipientes e no desenvolvimento de fármacos (KIM *et al.*, 2017). Como os parâmetros que afetam o comportamento *in vivo* não podem ser evidenciados, em alguns casos, somente pelos ensaios de dissolução *in vitro*, a construção de modelos PBPK também incorporam predições *in silico*, experimentos adicionais *in vitro* e/ou dados *in vivo* (KLEIN *et al.*, 2008). Isso vem contribuindo para que as empresas farmacêuticas tenham apresentado uma infinidade de dossiês para agências regulatórias nos últimos anos, nos quais os modelos PBPK são implementados (JANTRATID *et al.*, 2009). Na última revisão do Guia sobre avaliação farmacocinética e clínica de formas farmacêuticas de liberação modificada, publicado pela EMA, foi reconhecida a aplicação desse tipo de análise para a predição da cinética do fármaco no organismo.

A deconvolução conquistou popularidade como uma aproximação independente do modelo nos últimos anos porque rejeita a suposição de dependência do modelo. Isso permite maior liberdade (OSTROWSKI; WILKOWSKA; BĄCZEK, 2009; YARO *et al.*, 2014; NICOLAIDES *et al.*, 2001, entre outros). A decisão do uso de dados médios ou individuais é um importante tema de pesquisa, pois esse tema permanece controverso. Gaynor *et al.* (2009) investigaram e compararam o mesmo conjunto de dados usando um método baseado em deconvolução com dados individuais e médios. Assim, Gaynor decidiu que "o cálculo da média dos dados observados antes da deconvolução leva a previsões ainda menos exatas do que aquelas obtidas quando a deconvolução ocorre no nível individual de cada sujeito de pesquisa".

Existem diferenças regulatórias quando se trata de abordar essa questão. A FDA (KOZIOLEK; KOSTEWICZ; VERTZONI, 2018) prefere os métodos de duas etapas (métodos de deconvolução e dependentes de modelo) para obter uma CIVIV, alguns trabalhos enfatizam os pontos fracos desse método de deconvolução (KESISOGLOU *et al.*, 2014; SUNESEN *et al.*, 2005; NICOLAIDES *et al.*, 2001, entre outros). No entanto, a EMA (BALAN *et al.*, 2001) sugere métodos de deconvolução apenas para análise preliminar, que podem ser usados antes do desenvolvimento de um modelo de uma etapa (ou estágio).

Algumas das desvantagens da deconvolução podem ser:

- A média dos dados em cada ponto geralmente é obtida antes da análise, assim como os métodos dependentes do modelo, resultando em perda significativa de informações.
- Os dados *in vivo* e *in vitro* devem estar disponíveis ao mesmo tempo. E apenas os dados obtidos no mesmo tempo (t) podem ser empregados.
- Dependendo das amostras e métodos, o processo de deconvolução pode ser instável.
- A deconvolução supõe a fração do fármaco dissolvida *in vivo* ao invés da concentração plasmática, fato esse que é mais interessante e fornece mais informações.

A linearidade do sistema e a invariância no tempo são violadas, Em vez disso, os métodos de convolução não usam dados *in vivo* e *in vitro* coletados no mesmo tempo, mas usam dados observados individualmente, bem como preveem a concentração plasmática diretamente em um estágio. Porém, a convolução assume invariância no tempo e linearidade do sistema.

As equações diferenciais oferecem maior liberdade e permitem a modelagem de fármacos que apresentam cinéticas não lineares, mesmo quando há uma variação de tempo. Além disso, essa abordagem semimecanística permite o emprego de dados individuais para incorporar a variabilidade intra e interssujeitos. A EMA inclui a sugestão de equações diferenciais e métodos de convolução para obter resultados de CIVIV mais precisos e exatos (BALAN *et al.*, 2001). Essa opinião é compartilhada por Gaynor *et al.* (2008), que esclarecem uma significativa diferença na precisão e exatidão entre os métodos baseados em deconvolução e de convolução.

Do ponto de vista regulatório, uma CIVIV não poderia ser empregada fora do espaço de desenho (*design space*) estudado para desenvolver a correlação, mas, quando a CIVIV é empregada como uma ferramenta de desenvolvimento, certo grau de extrapolação pode ser considerado cuidadosamente para desenhar novas formulações (BALAN *et al.*, 2001).

O emprego de perfis *in vitro* individuais em vez de dados médios de dissolução também foi sugerido para estabelecer especificações de dissolução (SILCHENKO *et al.*, 2020). Uma simulação foi aplicada para mostrar que a abordagem individual era mais sensível e capaz de detectar diferenças entre formulações, em contraste com a abordagem clássica. Além disso, a nova metodologia apresenta limites de especificação de dissolução mais amplos do que a abordagem clássica, sendo capaz de evidenciar qualquer formulação de um novo lote que poderia gerar perfis *in vivo* cujas razões de Cmax e/ou ASC estariam fora dos limites de 0,8-1,25, considerando as variabilidades *in vitro e in vivo* dos novos lotes desenvolvidos.

Escala de tempo (time scaling) e correção Lag time: Levy plot

Na abordagem de duas etapas, as frações absorvidas e dissolvidas nos mesmos tempos são necessárias, mas se a escala de tempo *in vivo* for diferente da escala de tempo *in vitro*, é obrigatório ser estabelecida uma função de escala. Esse processo é conhecido como *Levy plot*.

A fisiologia do trato gastrointestinal influencia o tempo de absorção (uma vez que a suposição básica para a CIVIV é que a dissolução *in vivo* seja o fator limitante da absorção) e pode levar à presença de tempos de latência devido ao esvaziamento gástrico ou devido às características da formulação. A absorção em outras vias de administração às vezes é projetada para durar dias ou semanas, enquanto a dissolução no teste *in vitro* é projetado para durar horas.

A abordagem de *time scaling* permite aplicar uma correção para a diferença de tempo e permite a correlação mesmo se a taxa *in vivo* for mais lenta do que a taxa *in vitro*. Por outro lado, permite explorar se todas as formulações compartilham a mesma relação. Todas as formulações devem ter a mesma relação de escala de tempo para uma CIVIV.

O *Levy plot* é um gráfico de análise que mapeia os tempos de absorção *in vivo* e dissolução *in vitro* por fração dissolvida. A Figura 6.5 mostra o seu processo de construção.

Figura 6.5 – Processo de construção do *Levy plot* para abordagens de CIVIV

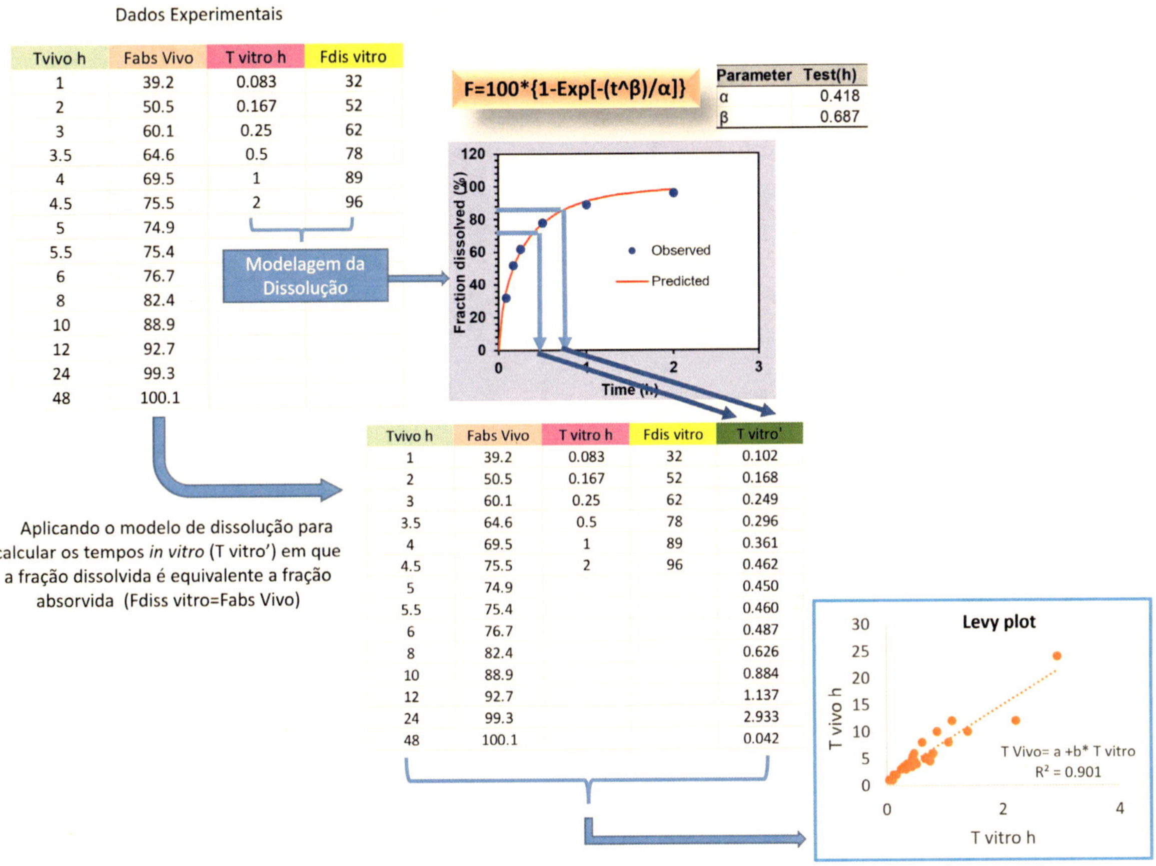
Dados Experimentais
Tvivo h | Fabs Vivo | T vitro h | Fdis vitro
1 | 39.2 | 0.083 | 32
2 | 50.5 | 0.167 | 52
3 | 60.1 | 0.25 | 62
3.5 | 64.6 | 0.5 | 78
4 | 69.5 | 1 | 89
4.5 | 75.5 | 2 | 96
5 | 74.9
5.5 | 75.4
6 | 76.7
8 | 82.4
10 | 88.9
12 | 92.7
24 | 99.3
48 | 100.1
Modelagem da Dissolução
F=100*{1-Exp[-(t^β)/α]}
Parameter | Test(h)
α | 0.418
β | 0.687
Fraction dissolved (%)
Time (h)
Observed
Predicted
Tvivo h | Fabs Vivo | T vitro h | Fdis vitro | T vitro'
1 | 39.2 | 0.083 | 32 | 0.102
2 | 50.5 | 0.167 | 52 | 0.168
3 | 60.1 | 0.25 | 62 | 0.249
3.5 | 64.6 | 0.5 | 78 | 0.296
4 | 69.5 | 1 | 89 | 0.361
4.5 | 75.5 | 2 | 96 | 0.462
5 | 74.9 | 0.450
5.5 | 75.4 | 0.460
6 | 76.7 | 0.487
8 | 82.4 | 0.626
10 | 88.9 | 0.884
12 | 92.7 | 1.137
24 | 99.3 | 2.933
48 | 100.1 | 0.042
Aplicando o modelo de dissolução para calcular os tempos *in vitro* (T vitro') em que a fração dissolvida é equivalente a fração absorvida (Fdiss vitro=Fabs Vivo)
Levy plot
T vivo h
T vitro h
T Vivo= a +b* T vitro
R² = 0.901

Fonte: os autores

Uma vez construído o *Levy plot*, o perfil *in vitro* pode ser ampliado para os tempos *in vivo*. Os perfis de dissolução em escala são ajustados novamente ao modelo de dissolução e adquirem os parâmetros de dissolução em escala, conforme representado na Figura 6.6.

Figura 6.6 – Aplicação do Levy plot para reescalar os perfis *in vitro* a partir dos quais os parâmetros *in vitro* escalonados podem ser estimados

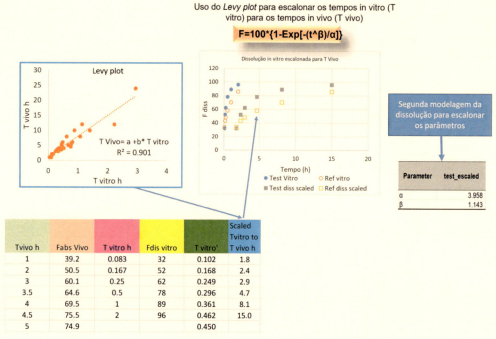

Fonte: os autores.

Como mostrado na Figura 6.7, os novos parâmetros escalonados *in vitro* são por fim empregados para calcular as frações dissolvidas nos tempos desejados para construir a CIVIV.

Figura 6.7 – Cálculo das frações dissolvidas nos tempos *in vivo* (com os parâmetros escalonados *in vitro*) para construir a CIVIV entre a fração absorvida vs fração dissolvida.

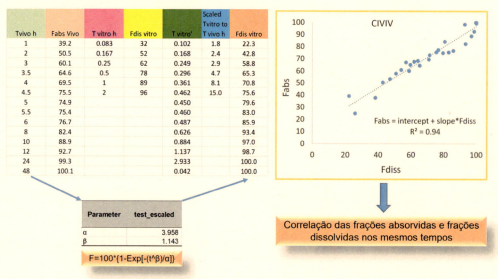

Fonte: os autores

Um exemplo prático será apresentado no capítulo 7 desta obra, demonstrando detalhadamente cada um desses cálculos.

6.6 Aplicação da CIVIV: exemplos no desenvolvimento de medicamentos genéricos

Conforme mencionado previamente, os dados *in vivo*, sejam oriundos de estudos pilotos ou pivotais, podem ser usados no desenvolvimento de uma CIVIV com o objetivo de orientar na seleção de formulações com probabilidade de aprovação nos estudos de bioequivalência. Nesta seção, são resumidos alguns exemplos desse tipo de aplicação.

Candesartana

O primeiro exemplo apresentado é o desenvolvimento de uma CIVIV para formulações de candesartana cilexetila. Nesse caso, os dados de bioequivalência foram obtidos de dois estudos diferentes, os quais foram combinados para o desenvolvimento de CIVIV de um e de dois estágios (GONZÁLEZ-GARCÍA *et al.*, 2018). A candesartana é um fármaco classe II do SCB (alta permeabilidade e baixa solubilidade), e essa classificação foi confirmada em nosso laboratório com testes adicionais de permeabilidade e solubilidade. Para transformar as concentrações plasmáticas médias em frações absorvidas, foi empregada a equação de Loo-Riegelman. Diferentes experimentos de taxa de dissolução foram realizados em diferentes aparatos (USP II e IV) e sob diferentes condições experimentais. Os perfis foram comparados utilizando o fator de semelhança f2. Para sobrepor os processos de absorção e dissolução, foi necessário estabelecer um Levy plot, para estimar o fator de escala de tempo. O ensaio de dissolução da candesartana no aparelho USP IV, com mudança do tampão de pH em três etapas (1,2 para 4,5 e 6,8) e com Tween 20 a 0,2% no meio de dissolução, foi o que refletiu mais precisamente o comportamento *in vivo* das diferentes formulações. A nova ferramenta desenvolvida demonstrou ser útil para predizer as diferenças *in vivo* e pode ser empregada com uma ferramenta de análise de risco para a escolha das formulações candidatas aos estudos de bioequivalência.

Carbamazepina

Uma CIVIV foi desenvolvida para carbamazepina com dados de diferentes estudos de bioequivalência de formulações de liberação imediata. Estudos de perfil de dissolução foram realizados em condições previamente publicadas com diferentes formulações e com excipientes comumente usados. Dois estudos de bioequivalência foram realizados empregando-se 24 voluntários sadios do sexo masculino que tomaram a formulação de referência (Tegretol® 400 mg) ou uma das formulações teste (teste 1 ou 2). Dois laboratórios diferentes foram encarregados de realizar os perfis de dissolução das diferentes formulações de liberação imediata de carbamazepina. Para desenvolver a CIVIV, foram consideradas análises de dados médios ou individuais. Com os dados obtidos nos perfis de dissolução e os dados *in vivo* dos estudos de bioequivalência, as correlações de nível A, B e C foram construídas com sucesso. Uma boa correlação foi obtida com as quatro combinações dos dados (*in vitro* e *in vivo*). O meio de dissolução biopreditivo foi aquele que incorporou lauril sulfato de sódio (LSS 1%) no meio de dissolução. Assim, foi demonstrado que o meio de dissolução contendo LSS 1% forneceu boa predição *in vivo* na CIVIV de um e dois estágios (BERMEJO *et al.*, 2020; GONZÁLEZ-GARCIA *et al.*, 2017).

Telmisartana

Uma CIVIV de nível A de dois estágios para o fármaco telmisartana foi desenvolvida e validada. Para o desenvolvimento dessa CIVIV, foram usadas três formulações diferentes, sendo: X1 e X2 como formulações genéricas e Micardis® como produto de referência. Além disso, uma formulação teste (Y1) foi usada como controle externo. As frações absorvidas foram obtidas por deconvolução dos perfis plasmáticos médios usando o método de Loo-Riegelman. Inúmeros experimentos de perfis de dissolução foram realizados em diferentes condições nos aparatos USP II e USP IV. As frações dissolvidas obtidas a partir dos perfis de dissolução, em todas as condições experimentais, foram comparadas pelo cálculo de *f2* (fator de semelhança). Entre todas as condições testadas, foram escolhidos o aparato e as condições que refletem a mesma ordem dos dados *in vivo*. Para tentar sobrepor os processos de dissolução e absorção, um *Levy plot* foi construído para estimar a escala de tempo. O perfil de dissolução em USP IV, com fluxo de 8 mL/min e mudança de pH em três etapas (1,2, 4,5 e 6,8 com 0,05% de Tween 80), foi o experimento mais adequado para refletir o comportamento *in vivo*. Esse ensaio foi biopreditivo para as formulações testadas. A ferramenta desenvolvida pode ser usada para uma análise de risco ao selecionar uma formulação candidata para um futuro estudo de bioequivalência (RUIZ PICAZO *et al.*, 2018).

Montelucaste

O montelucaste tem baixa solubilidade no intervalo de pH entre 1,2 e 4,5; motivo pelo qual é considerado um fármaco com características físico-químicas de um ácido fraco. Assim, a absorção de montelucaste pode ser limitada pelo processo de dissolução. Para a construção de uma CIVIV de nível A, foi desenvolvido um método de dissolução biopreditivo. Quatro diferentes formulações de montelucaste (três de teste e uma de referência) e dados de dois estudos clínicos (PRIETO-ESCOLAR *et al.*, 2021) foram usados para a construção da CIVIV. Para simular o comportamento *in vivo*, foram realizados testes de perfil de dissolução com células de fluxo contínuo (USP IV). Os meios usados foram pH de 1,2 a 4,5 e depois para 6,8 com tampões padronizados da farmacopeia, aos quais foi adicionado um surfactante (dodecil sulfato de sódio). O fluxo usado foi 5 mL/min. As frações absorvidas obtidas pelo método de Loo-Riegelman foram usadas juntamente com os perfis de dissolução, para estabelecer uma CIVIV de nível A. Devido à diferença entre os tempos de amostragem dos ensaios *in vivo* e *in vitro*, foi necessário escalar o tempo usando *Levy plot* para se obter uma CIVIV linear. A CIVIV também foi desenvolvida com base em equações diferenciais de uma etapa com uma função de escala de tempo. Esse método acabou por ser biopreditivo, como os métodos sugeridos previamente, mas também demonstrou a capacidade de discriminar entre diferentes taxas de liberação *in vitro*.

Ibuprofeno e Pseudoefedrina

Em um estudo de bioequivalência entre duas formulações (teste e referência) contendo a combinação ibuprofeno (200 mg) e cloridrato de pseudoefedrina (30 mg) a ASC e a Cmáx da pseudoefedrina foram bioequivalentes. No entanto, como a Cmáx de ibuprofeno do produto de referência teve valores mais altos em condições de jejum, as formulações não foram bioequivalentes para esse fármaco (CÁMARA-MARTINEZ *et al.*, 2022). A diferença entre as formulações foi que o produto de referência continha fosfato de cálcio tribásico. A presença de fosfato de cálcio tribásico provoca um aumento do pH da superfície do comprimido, o que resulta em um aumento da solubilidade de ibuprofeno nas condições gastrointestinais. Para calcular o pH da superfície da partícula, um modelo mecanístico foi desenvolvido baseado em equilíbrios de ionização e balanço de massas. As discrepâncias no pH da superfície entre as formulações teste e referência foram pronunciadas em ácido clorídrico 0,1 M e 0,01 M e em maleato diluído 7 mM pH 6,5 e fosfato 5 mM pH 6,7 (mas insignificante em tampão de fosfato compendial pH 6,8). Para construir uma CIVIV de uma etapa, apenas os testes de dissolução com pré-tratamento ácido foram usados, demonstrando o potencial desse tipo de ensaio de dissolução. Esses tipos de experimentos têm se provado biopreditivos e, portanto, se apresentam como métodos adequados para a construção da CIVIV, especialmente para fármacos classe IIa.

6.7 Sugestões sobre CIVIV das agências regulatórias

A maioria dos modelos de CIVIV requer três formulações com diferentes taxas de liberação, como, por exemplo, lenta, média e rápida (OSTROWSKI; WILKOWSKA; BĄCZEK, 2009; COOK, 2012; FDA/CDER, 1997). Embora EMA e FDA sugiram o uso de pelo menos duas formulações, se três ou mais formulações forem avaliadas para o estudo *in vivo* e *in vitro*, melhores serão os resultados obtidos na validação externa, bem como maior robustez do modelo estabelecido.

Para produtos de liberação modificada, o critério é que os excipientes que controlam a liberação devem ser muito semelhantes ou idênticos. Para estimar como os fatores de dissolução influenciam a liberação do fármaco, é sugerido obter conjuntos de dados de dissolução em diferentes condições experimentais.

Para considerar a variabilidade residual e interindividual, a orientação atual da EMA exige uma abordagem de convolução individual de uma etapa. Muitos autores consideram que esse seria o modelo mais robusto. Sanchez-Dengra *et al.* (SÁNCHEZ-DENGRA *et al.*, 2021) usaram dados simulados para explorar qual método, de uma ou duas etapas, seria o mais adequado para se obter uma CIVIV válida. CIVIVs de duas etapas válidas e biopreditivas foram obtidas quando as taxas de dissolução *in vivo* e *in vitro* tinham uma relação linear. Além disso, não foi possível obter uma CIVIV válida de duas etapas quando a relação entre as taxas de dissolução era não linear. Entretanto, o método de uma etapa permitiu obter uma CIVIV válida independentemente se a relação entre as taxas de dissolução era linear ou não linear.

6.8 Considerações finais

A CIVIV pode ser uma ferramenta extremamente útil no desenvolvimento de medicamentos, não apenas do ponto de vista regulatório (para evitar estudos de bioequivalência), mas também como ferramenta de desenvolvimento de novas formulações. Para verificar se esta abordagem é adequada, a classificação biofarmacêutica, bem como a identificação das etapas limitantes para a absorção são consideradas essenciais, visto que não há método e/ou meio de dissolução biopreditivo universal. A seleção de um método biopreditivo, em geral, pode ser guiada pelas características da formulação (liberação imediata *vs.* liberação prolongada ou formas farmacêuticas desintegrantes *vs.* não desintegrantes), pela classificação biofarmacêutica e propriedades de físico-químicas do fármaco.

Em relação aos métodos para a construção de uma CIVIV, os modelos de duas etapas são os mais fáceis de executar e implementar. Contudo, os modelos de uma etapa, com a modelagem de equações diferenciais e convoluções, podem oferecer mais flexibilidade para incluir eventos dependentes do tempo, bem como as diferenças na dissolução e/ou absorção do fármaco durante o trânsito gastrointestinal.

Referências

AL-GOUSOUS, J. et al. Unpredictable Performance of PH-Dependent Coatings Accentuates the Need for Improved Predictive in Vitro Test Systems. **Mol Pharm**, [s. l.] v. 14, p. 4209-4219, 2017.

ANDREAS, C. J. et al. Introduction to the OrBiTo Decision Tree to Select the Most Appropriate in Vitro Methodology for Release Testing of Solid Oral Dosage Forms during Development. **European Journal of Pharmaceutics and Biopharmaceutics,** [s. l.] v. 130, p. 207-213, 2018.

ANDREAS, C. J. et al. Can Dosage Form-Dependent Food Effects Be Predicted Using Biorelevant Dissolution Tests? Case Example Extended Release Nifedipine. **European Journal of Pharmaceutics and Biopharmaceutics,** [s. l.] v. 105, p. 193-202, 2016.

BALAN, G. et al. In Vitro–in Vivo Correlation (IVIVC) Models for Metformin after Administration of Modified-release (MR) Oral Dosage Forms to Healthy Human Volunteers. **J Pharm Sci**, [s. l.] v. 90, p. 1176-1185, 2001.

BALAN, G. et al. In-Vitro In-Vivo Correlation Models for Glibenclamide after Administration of Metformin/Glibenclamide Tablets to Healthy Human Volunteers. **Journal of Pharmacy and Pharmacology**, [s. l.] v. 52, p. 831-838, 2010.

BERMEJO, M. et al. Exploring Bioequivalence of Dexketoprofen Trometamol Drug Products with the Gastrointestinal Simulator (GIS) and Precipitation Pathways Analyses. **Pharmaceutics,** [s. l.] v. 11, n. 122, 2019.

BERMEJO, M. et al. In Vivo Predictive Dissolution (IPD) for Carbamazepine Formulations: Additional Evidence Regarding a Biopredictive Dissolution Medium. **Pharmaceutics**, [s. l.] v. 12, p. 558, 2020.

BOUZOM, F. et al. Physiologically Based Pharmacokinetic (PBPK) Modelling Tools: How to Fit with Our Needs? **Biopharm Drug Dispos**, [s. l.] v. 33, p. 55-71, 2012.

BROUWERS, J. et al. Food-Dependent Disintegration of Immediate Release Fosamprenavir Tablets: In Vitro Evaluation Using Magnetic Resonance Imaging and a Dynamic Gastrointestinal System. **European Journal of Pharmaceutics and Biopharmaceutics**, [s. l.] v. 77, p. 313-319, 2011.

BUCHWALD, P. Direct, Differential-Equation-Based in-Vitro-in-Vivo Correlation (IVIVC) Method. **Journal of Pharmacy and Pharmacology**, [s. l.] v. 55, p. 495-504, 2003.

CÁMARA-MARTINEZ, I. et al. Level A IVIVC for Immediate Release Tablets Confirms in Vivo Predictive Dissolution Testing for Ibuprofen. **Int J Pharm**, [s. l.] v. 614, 2022.

CARDOT, J. M.; DAVIT, B. M. In Vitro-in Vivo Correlations: Tricks and Traps. **AAPS Journal**, [s. l.] v. 14, p. 491-499, 2012.

CARINO, S. R.; SPERRY, D. C.; HAWLEY, M. Relative Bioavailability of Three Different Solid Forms of PNU-141659 as Determined with the Artificial Stomach-Duodenum Model. **J Pharm Sci**, [s. l.] v. 99, p. 3923-3930, 2010.

COOK, J. A. Development Strategies for IVIVC in an Industrial Environment. **Biopharm Drug Dispos,** [s. l.] v. 33, p. 349-353, 2012.

CORRIGAN, O. I.; DEVLIN, Y.; BUTLER, J. Influence of Dissolution Medium Buffer Composition on Ketoprofen Release from ER Products and in Vitro–in Vivo Correlation. **Int J Pharm**, [s. l.] v. 254, p. 147-154, 2003.

COSTELLO, C. et al. A Time Scaling Approach to Develop an in Vitro-in Vivo Correlation (IVIVC) Model Using a Convolution-Based Technique. **J Pharmacokinet Pharmacodyn**, [s. l.] v. 38, 2011.

ČULEN, M. et al. Development of in Vitro - In Vivo Correlation/Relationship Modeling Approaches for Immediate Release Formulations Using Compartmental Dynamic Dissolution Data from "Golem": A Novel Apparatus. **Biomed Res Int**, [s. l.] 2015.

D'SOUZA, S. et al. In Vitro–in Vivo Correlation from Lactide-Co-Glycolide Polymeric Dosage Forms. **Prog Biomater**, [s. l.] v. 3, 2014.

DI MAIO, S.; CARRIER, R. L. Gastrointestinal Contents in Fasted State and Post-Lipid Ingestion: In Vivo Measurements and in Vitro Models for Studying Oral Drug Delivery. **Journal of Controlled Release**, [s. l.] v. 151, p. 110-122, 2011.

DRESSMAN, J. B.; REPPAS, C. In Vitro-in Vivo Correlations for Lipophilic, Poorly Water-Soluble Drugs. **Eur J Pharm Sci**, [s. l.] v. 11, suppl. 2, p. 73-80, 2000.

DUNNE, A. Approaches to Developing in Vitro-in Vivo Correlation Models. In: Chilukuri, D.M; Sunkara, G.; Young, D., **Pharmaceutical Product Development**: In Vitro-In Vivo Correlation, Informa Healtchcare, New York, USA 2007.

DUNNE, A.; O'HARA, T.; DEVANE, J. A New Approach to Modelling the Relationship Betweenin Vitro Andin Vivo Drug Dissolution/Absorption. **Stat Med**, [s. l.] v. 18, p. 1865-1876, 1999.

DUTTA, S. et al. Once-a-Day Extended-Release Dosage Form of Divalproex Sodium III: Development and Validation of a Level A in Vitro-in Vivo Correlation (IVIVC). **J Pharm Sci**, [s. l.] v. 94, 2005.

EMA – European Medicines Agency. **Guideline on the Pharmacokinetic and Clinical Evaluation of Modified Release Dosage Forms (EMA/CPMP/EWP/280/96).** Committee for Medicinal Products for Human Use (CHMP), London, United Kingdom, 2014.

EMAMI, J. In Vitro - in Vivo Correlation: From Theory to Applications. **J Pharm Pharm Sci**, [s. l.] v. 9, p. 169-189, 2006.

EMARA, L. H.; EL-MENSHAWI, B. S.; ESTEFAN, M. Y. In Vitro-in Vivo Correlation and Comparative Bioavailability of Vincamine in Prolonged-Release Preparations. **Drug Dev Ind Pharm**, [s. l.] v. 26, 2000.

EROGLU, H. et al. Preparation and In Vitro/In Vivo Evaluation of Microparticle Formulations Containing Meloxicam. **AAPS PharmSciTech,** [s. l.] v. 13, p. 46-52, 2012.

FDA. **Food and Drug Administration Guidance for Industry SUPAC-MR:** Modified Release Solid Oral Dosage Forms. Rockville, 1997.

FDA. **Guidance for Industry Extended Release Oral Dosage Forms**: Development, Evaluation, and Application of In Vitro/In Vivo Correlations, Rockville: U.S. Department of Health and Human Services, 1997a.

FDA. **SUPAC-MR**: Modified Release Solid Oral Dosage Forms Scale-Up and Postapproval Changes: Chemistry, Manufacturing, and Controls; In Vitro Dissolution Testing and In Vivo Bioequivalence Documentation. Rockville, USA FDA, 1997b.

FDA/CDER. Dissolution Testing of Immediate Release Solid Oral Dosage Forms. **Evaluation,** Rockville, USA v. 4, p. 15-22, 1997.

FDA; CDER; YEATON. **Ayse Dissolution Testing and Acceptance Criteria for Immediate** - Release Solid Oral Dosage Form Drug Products Containing High Solubility Drug Substances Guidance for Industry, Rockville, USA 2018.

GAO, Z. *et al*. Effects of Dissolution Medium PH and Simulated Gastrointestinal Contraction on Drug Release From Nifedipine Extended-Release Tablets*. **J Pharm Sci**, [*s. l.*] v. 108, p. 1189-1194, 2019.

GARBACZ, G.; KLEIN, S. Dissolution Testing of Oral Modified-Release Dosage Forms. **Journal of Pharmacy and Pharmacology,** [*s. l.*] v. 64, p. 944-968, 2012.

GARBACZ, G. *et al*. An Automated System for Monitoring and Regulating the PH of Bicarbonate Buffers. **AAPS PharmSciTech**, [*s. l.*] v. 14, p. 517-522, 2013.

GARBACZ, G. *et al*. A Dynamic System for the Simulation of Fasting Luminal PH-Gradients Using Hydrogen Carbonate Buffers for Dissolution Testing of Ionisable Compounds. **European Journal of Pharmaceutical Sciences**, [*s. l.*] v. 51, p. 224-231, 2014.

GARBACZ, G. *et al*. Dissolution of Mesalazine Modified Release Tablets under Standard and Bio-Relevant Test Conditions. **Journal of Pharmacy and Pharmacology,** [*s. l.*] v. 67, p. 199-208, 2015.

GARBACZ, G. *et al*. Irregular Absorption Profiles Observed from Diclofenac Extended Release Tablets Can Be Predicted Using a Dissolution Test Apparatus That Mimics in Vivo Physical Stresses. **European Journal of Pharmaceutics and Biopharmaceutics,** [*s. l.*] v. 70, p. 421-428, 2008.

GAYNOR, C. *et al*. A Population Approach to in Vitro-in Vivo Correlation Modelling for Compounds with Nonlinear Kinetics. **J Pharmacokinet Pharmacodyn**, [*s. l.*] v. 38, 2011.

GAYNOR, C.; DUNNE, A.; DAVIS, J. A Comparison of the Prediction Accuracy of Two IVIVC Modelling Techniques. **J Pharm Sci**, [*s. l.*] v. 97, 2008.

GAYNOR, C.; DUNNE, A.; DAVIS, J. The Effects of Averaging on Accuracy of IVIVC Model Predictions. **J Pharm Sci**, [*s. l.*] v. 98, 2009.

GHOSH, A. *et al*. Extended Release Dosage Form of Glipizide: Development and Validation of a Level A in Vitro-in Vivo Correlation. **Biol Pharm Bull**, [s. l.] v. 31, p. 1946-1951, 2008.

GIBIANSKY, L.; GIBIANSKY, E. Target-Mediated Drug Disposition Model and Its Approximations for Antibody-Drug Conjugates. **J Pharmacokinet Pharmacodyn**, [*s. l.*] v. 41, 2014.

GILLESPIE, W. R. Convolution-Based Approaches for in Vivo-in Vitro Correlation Modeling. **Adv Exp Med Biol**, [s. l.] v. 423, p. 53-65, 1997.

GONZALEZ-ALVAREZ, I. *et al*. An In Vivo Predictive Dissolution Methodology (IPD Methodology) with a BCS Class IIb Drug Can Predict the In Vivo Bioequivalence Results: Etoricoxib Products. **Pharmaceutics,** [*s. l.*] v. 13, n. 507, 2021.

GONZÁLEZ-GARCÍA, I. *et al*. Defining Level A IVIVC Dissolution Specifications Based on Individual in Vitro Dissolution Profiles of a Controlled Release Formulation. **European Journal of Pharmaceutical Sciences**, [*s. l.*] v. 119, p. 200-207, 2018.

GONZÁLEZ-GARCÍA, I. *et al*. IVIVC Approach Based on Carbamazepine Bioequivalence Studies Combination. **Pharmazie**, [*s. l.*] v. 72, p. 449-455, 2017.

GOYANES, A. *et al.* W. Gastrointestinal Release Behaviour of Modified-Release Drug Products: Dynamic Dissolution Testing of Mesalazine Formulations. **Int J Pharm,** [s. l.] v. 484, p. 103-108, 2015.

GUERRA, A. *et al.* Development and Validation of a New Dynamic Computer-Controlled Model of the Human Stomach and Small Intestine. **Biotechnol Bioeng,** [s. l.] v. 113, p. 1325-1335, 2016.

GUHMANN, M. *et al.* Design of Biorelevant Test Setups for the Prediction of Diclofenac In Vivo Features After Oral Administration. **Pharm Res,** [s. l.] v. 30, p. 1483-1501, 2013.

HAYES, S. *et al.* Interpretation and Optimization of the Dissolution Specifications for a Modified Release Product with an In Vivo–In Vitro Correlation (IVIVC). **J Pharm Sci,** [s. l.] v. 93, p. 571-581, 2004.

HENS, B. *et al.* Evaluation and Optimized Selection of Supersaturating Drug Delivery Systems of Posaconazole (BCS Class 2b) in the Gastrointestinal Simulator (GIS): An in Vitro-in Silico-in Vivo Approach. **European Journal of Pharmaceutical Sciences**, [s. l.] v. 115, p. 258-269, 2018.

HONIGFORD, C. R.; ABURUB, A.; FADDA, H. M. A Simulated Stomach Duodenum Model Predicting the Effect of Fluid Volume and Prandial Gastric Flow Patterns on Nifedipine Pharmacokinetics From Cosolvent-Based Capsules. **J Pharm Sci,** [s. l.] v. 108, p. 288-294, 2019.

HONÓRIO, T. Da S. *et al.* In Vitro–In Vivo Correlation of Efavirenz Tablets Using GastroPlus®. **AAPS PharmSciTech,** [s. l.] v. 14, p. 1244-1254, 2013.

JANTRATID, E. *et al.* Application of Biorelevant Dissolution Tests to the Prediction of in Vivo Performance of Diclofenac Sodium from an Oral Modified-Release Pellet Dosage Form. **European Journal of Pharmaceutical Sciences,** [s. l.] v. 37, p. 434-441, 2009.

KAKHI, M.; MARROUM, P.; CHITTENDEN, J. Analysis of Level A in Vitro-in Vivo Correlations for an Extended-Release Formulation with Limited Bioavailability. **Biopharm Drug Dispos,** [s. l.] v. 34, 2013.

KESISOGLOU, F. *et al.* Development of In Vitro – In Vivo Correlation for Extended-Release Niacin After Administration of Hypromellose-Based Matrix Formulations to Healthy Volunteers. **J Pharm Sci,** [s. l.] v. 103, p. 3713-3723, 2014.

KHALED, A. A. A. *et al.* Development of in Vitro-in Vivo Correlation for Encapsulated Metoprolol Tartrate. **Acta Pol Pharm,** [s. l.] v. 70, p. 743-747, 2013.

KIM, T. H. *et al.* Development of a Physiologically Relevant Population Pharmacokinetic in Vitro-in Vivo Correlation Approach for Designing Extended-Release Oral Dosage Formulation. **Mol Pharm,** [s. l.] v. 14, p. 53-65, 2017.

KLEIN, S. *et al.* Use of the BioDis to Generate a Physiologically Relevant IVIVC. **Journal of Controlled Release,** [s. l.] v. 130, p. 216-219, 2008.

KOSTEWICZ, E. S. *et al.* In Vitro Models for the Prediction of in Vivo Performance of Oral Dosage Forms. **European Journal of Pharmaceutical Sciences,** [s. l.] v. 57, p. 342-366, 2014.

KOURENTAS, A. *et al.* The BioGIT System: A Valuable In Vitro Tool to Assess the Impact of Dose and Formulation on Early Exposure to Low Solubility Drugs After Oral Administration. **AAPS Journal,** [s. l.] v. 20, 2018.

KOVAČEVIĆ, I. *et al.* Justification of Biowaiver for Carbamazepine, a Low Soluble High Permeable Compound, in Solid Dosage Forms Based on IVIVC and Gastrointestinal Simulation. **Mol Pharm,** [s. l.] v. 6, p. 40-47, 2009.

KOZIOLEK, M. et al. Development of a Bio-Relevant Dissolution Test Device Simulating Mechanical Aspects Present in the Fed Stomach. **European Journal of Pharmaceutical Sciences,** [s. l.] v. 57, p. 250-256, 2014.

KOZIOLEK, M.; KOSTEWICZ, E.; VERTZONI, M. Physiological Considerations and In Vitro Strategies for Evaluating the Influence of Food on Drug Release from Extended-Release Formulations. **AAPS PharmSciTech,** [s. l.] v. 19, p. 2885-2897, 2018.

LEE, Y. J.; KIM, M. S. Elimination of the Multiple Collision Effect from a Mass-Analyzed Ion Kinetic Energy Profile in Collision-Induced Dissociation of High Mass Ions. **Int J Mass Spectrom Ion Process,** [s. l.] v. 171, 1997.

LIMBERG, J.; POTTHAST, H. Regulatory Status on the Role of in Vitro Dissolution Testing in Quality Control and Biopharmaceutics in Europe. **Biopharm Drug Dispos,** [s. l.] v. 34, p. 247-253, 2013.

LIU, Y. et al. A Multi-Mechanistic Drug Release Approach in a Bead Dosage Form and In Vitro/In Vivo Correlations. **Pharm Dev Technol,** [s. l.] v. 8, 2003.

LOO, J. C. K.; RIEGELMAN, S. New Method for Calculating the Intrinsic Absorption Rate of Drugs. **J Pharm Sci,** [s. l.] v. 57, p. 918-928, 1968.

MACHA, S. et al. In Vitro - in Vivo Correlation for Nevirapine Extended Release Tablets. **Biopharm Drug Dispos,** [s. l.] v. 30, p. 542-550, 2009.

MALEWAR, N.; AVACHAT, M.; POKHARKAR, V.; KULKARNI, S. Controlled Release of Ropinirole Hydrochloride from a Multiple Barrier Layer Tablet Dosage Form: Effect of Polymer Type on Pharmacokinetics and IVIVC. **AAPS PharmSciTech,** [s. l.] v. 14, 2013.

MATSUI, K. et al. Utilization of Gastrointestinal Simulator, an in Vivo Predictive Dissolution Methodology, Coupled with Computational Approach to Forecast Oral Absorption of Dipyridamole. **Mol Pharm,** [s. l.] v. 14, p. 1181-1189, 2017.

MCCONNELL, E. L.; FADDA, H. M.; BASIT, A. W. Gut Instincts: Explorations in Intestinal Physiology and Drug Delivery. **Int J Pharm,** [s. l.] v. 364, p. 213-226, 2008.

MERCHANT, H. A. et al. Predicting the Gastrointestinal Behaviour of Modified-Release Products: Utility of a Novel Dynamic Dissolution Test Apparatus Involving the Use of Bicarbonate Buffers. **Int J Pharm,** [s. l.] v. 475, p. 585-591, 2014.

MIYAJI, Y. et al. Advantage of the Dissolution/Permeation System for Estimating Oral Absorption of Drug Candidates in the Drug Discovery Stage. **Mol Pharm,** [s. l.] v. 13, p. 1564-1574, 2016.

MODI, N. B. et al. Application of in Vitro-in Vivo Correlations (IVIVC) in Setting Formulation Release Specifications. **Biopharm Drug Dispos,** [s. l.] v. 21, 2000.

MUDIE, D. M. et al. Mechanistic Analysis of Solute Transport in an in Vitro Physiological Two-Phase Dissolution Apparatus. **Biopharm Drug Dispos,** [s. l.] v. 33, p. 378-402, 2012.

MUNDIN, G. E. et al. Validated in Vitro/in Vivo Correlation of Prolonged-Release Oxycodone/Naloxone with Differing Dissolution Rates in Relation to Gastrointestinal Transit Times. **Expert Opin Drug Metab Toxicol,** [s. l.] v. 8, p. 1495-1503, 2012.

NAEEM AAMIR, M. et al. Development and in Vitro-in Vivo Relationship of Controlled-Release Microparticles Loaded with Tramadol Hydrochloride. **Int J Pharm**, [s. l.] v. 407, 2011.

NGUYEN, M. A. et al. A Survey on IVIVC/IVIVR Development in the Pharmaceutical Industry – Past Experience and Current Perspectives. **European Journal of Pharmaceutical Sciences**, [s. l.] v. 102, p. 1-13, 2017.

NICOLAIDES, E. et al. Biorelevant Dissolution Testing to Predict the Plasma Profile of Lipophilic Drugs after Oral Administration. **Pharm Res**, [s. l.] v. 18, p. 380-388, 2001.

O'HARA, T. et al. In Vivo-in Vitro Correlation (IVIVC) Modeling Incorporating a Convolution Step. **J Pharmacokinet Pharmacodyn**, [s. l.] v. 28, 2001.

OKUMU, A.; DIMASO, M.; LÖBENBERG, R. Computer Simulations Using GastroPlus™ to Justify a Biowaiver for Etoricoxib Solid Oral Drug Products. European **Journal of Pharmaceutics and Biopharmaceutics**, [s. l.] v. 72, p. 91-98, 2009.

OKUMU, A.; DIMASO, M.; LÖBENBERG, R. Dynamic Dissolution Testing To Establish In Vitro/In Vivo Correlations for Montelukast Sodium, a Poorly Soluble Drug. **Pharm Res**, [s. l.] v. 25, p. 2778-2785, 2008.

OSTROWSKI, M.; WILKOWSKA, E.; BĄCZEK, T. In Vivo–in Vitro Correlation for Amoxicillin Trihydrate 1000 Mg Dispersible Tablet. **Drug Dev Ind Pharm**, [s. l.] v. 35, p. 981-985, 2009.

OSTROWSKI, M.; WILKOWSKA, E.; BACZEK, T. The Influence of Averaging Procedure on the Accuracy of IVIVC Predictions: Immediate Release Dosage Form Case Study. **J Pharm Sci**, [s. l.] v. 99, 2010.

PATEL, S. et al. Integration of Precipitation Kinetics From an In Vitro, Multicompartment Transfer System and Mechanistic Oral Absorption Modeling for Pharmacokinetic Prediction of Weakly Basic Drugs. **J Pharm Sci**, [s. l.] v. 108, p. 574-583, 2019.

PHILIP, A. K.; PATHAK, K. Wet Process-Induced Phase-Transited Drug Delivery System: A Means for Achieving Osmotic, Controlled, and Level A IVIVC for Poorly Water-Soluble Drug. **Drug Dev Ind Pharm**, [s. l.] v. 34, 2008.

PHILLIPS, D. J. et al. Toward Biorelevant Dissolution: Application of a Biphasic Dissolution Model as a Discriminating Tool for HPMC Matrices Containing a Model BCS Class II Drug. **Dissolut Technol**, [s. l.] 2012.

PRIETO-ESCOLAR, M. et al. One and Two-Step in Vitro-in Vivo Correlations Based on Usp Iv Dynamic Dissolution Applied to Four Sodium Montelukast Products. **Pharmaceutics**, [s. l.] v. 13, 2021.

ROSSENU, S. et al. A Nonlinear Mixed Effects IVIVC Model for Multi-Release Drug Delivery Systems. **J Pharmacokinet Pharmacodyn**, [s. l.] v. 35, 2008.

ROSSI, R. C. et al. Development and Validation of Discriminating Method of Dissolution for Fosamprenavir Tablets Based on in Vivo Data. **J Pharm Biomed Anal**, [s. l.] v. 54, p. 439-444, 2011.

ROSTAMI-HODJEGAN, A. et al. A New Rapidly Absorbed Paracetamol Tablet Containing Sodium Bicarbonate. II. Dissolution Studies and In Vitro/In Vivo Correlation. **Drug Dev Ind Pharm**, [s. l.] v. 28, p. 533-543, 2002.

ROWLAND, M.; BALANT, L.; PECK, C. Physiologically Based Pharmacokinetics in Drug Development and Regulatory Science: A Workshop Report **AAPS Journal**, Washington: Georgetown University, v. 6, 2004.

RUIZ PICAZO, A. *et al.* In Vitro Dissolution as a Tool for Formulation Selection: Telmisartan Two-Step IVIVC. **Mol Pharm,** [s. l.] v. 15, p. 2307-2315, 2018.

RUIZ PICAZO, A. *et al.* In Vitro Dissolution as a Tool for Formulation Selection: Telmisartan Two-Step IVIVC. **Mol Pharm,** [s. l.] v. 15, p. 2307-2315, 2018.

RUIZ PICAZO, A. *et al.* In Vitro Dissolution as a Tool for Formulation Selection: Telmisartan Two-Step IVIVC. **Mol Pharm,** [s. l.] v. 15, p. 2307-2315, 2018.

SAIBI, Y.; SATO, H.; TACHIKI, H. Developing In Vitro–In Vivo Correlation of Risperidone Immediate Release Tablet. **AAPS PharmSciTech,** [s. l.] v. 13, p. 890-895, 2012.

SÁNCHEZ-DENGRA, B. *et al.* Two-Step in Vitro-in Vivo Correlations: Deconvolution and Convolution Methods, Which One Gives the Best Predictability? Comparison with One-Step Approach. **European Journal of Pharmaceutics and Biopharmaceutics,** [s. l.] v. 158, p. 185-197, 2021.

SCHNEIDER, F.; KOZIOLEK, M.; WEITSCHIES, W. In Vitro and in Vivo Test Methods for the Evaluation of Gastroretentive Dosage Forms. **Pharmaceutics,** [s. l.] v. 11, 2019.

SHAH, V. P. *et al.* A Theoretical Basis for a Biopharmaceutic Drug Classification: The Correlation of in Vitro Drug Product Dissolution and in Vivo Bioavailability. Backstory of BCS. **AAPS J,** [s. l.] v. 16, p. 894-898, 2014.

SILCHENKO, S. *et al.* In Vitro Dissolution Absorption System (IDAS2): Use for the Prediction of Food Viscosity Effects on Drug Dissolution and Absorption from Oral Solid Dosage Forms. **European Journal of Pharmaceutical Sciences,** [s. l.] v. 143, 2020.

SIRISUTH, N.; AUGSBURGER, L. L.; EDDINGTON, N. D. Development and Validation of a Non-Linear IVIVC Model for a Diltiazem Extended Release Formulation. **Biopharm Drug Dispos,** [s. l.] v. 23, p. 1-8, 2002.

SOTO, E. *et al.* Population in Vitro-in Vivo Correlation Model for Pramipexole Slow-Release Oral Formulations. **Pharm Res,** [s. l.] v. 27, p. 340-349, 2010.

SOTO, E. *et al.* Population in Vitro-in Vivo Correlation Model for Pramipexole Slow-Release Oral Formulations. **Pharm Res,** [s. l.] v. 27, 2010.

SOULIMAN, S. *et al.* Investigation of the Biopharmaceutical Behavior of Theophylline Hydrophilic Matrix Tablets Using Usp Methods and an Artificial Digestive System. **Drug Dev Ind Pharm,** [s. l.] v. 33, p. 475-483, 2007.

ŠTEFANIČ, M. *et al.* Prediction of the in Vivo Performance of Enteric Coated Pellets in the Fasted State under Selected Biorelevant Dissolution Conditions. **European Journal of Pharmaceutical Sciences,** [s. l.] v. 62, p. 8-15, 2014.

STUPÁK, I. *et al.* Optimization of Dissolution Compartments in a Biorelevant Dissolution Apparatus Golem v2, Supported by Multivariate Analysis. **Molecules,** [s. l.] v. 22, 2017.

SUNESEN, V. H. *et al.* In Vivo in Vitro Correlations for a Poorly Soluble Drug, Danazol, Using the Flow-through Dissolution Method with Biorelevant Dissolution Media. **European Journal of Pharmaceutical Sciences,** [s. l.] v. 24, p. 305-313, 2005.

TAKANO, R.; KATAOKA, M.; YAMASHITA, S. Integrating Drug Permeability with Dissolution Profile to Develop IVIVC. **Biopharm Drug Dispos,** [s. l.] v. 33, p. 354-365, 2012.

TSUME, Y. *et al*. The Combination of GIS and Biphasic to Better Predict In Vivo Dissolution of BCS Class IIb Drugs, Ketoconazole and Raloxifene. **J Pharm Sci**, [s. l.] v. 107, p. 307-316, 2018.

TSUME, Y. *et al*. The Impact of Supersaturation Level for Oral Absorption of BCS Class IIb Drugs, Dipyridamole and Ketoconazole, Using in Vivo Predictive Dissolution System: Gastrointestinal Simulator (GIS). **European Journal of Pharmaceutical Sciences**, [s. l.] v. 102, p. 126-139, 2017.

TSUME, Y. *et al*. The Biopharmaceutics Classification System: Subclasses for in Vivo Predictive Dissolution (IPD) Methodology and IVIVC. **European Journal of Pharmaceutical Sciences**, [s. l.] v. 57, p. 152-163, 2014.

VAN KUILENBURG, A. B. P.; MARING, J. G. Evaluation of 5-Fluorouracil Pharmacokinetic Models and Therapeutic Drug Monitoring in Cancer Patients. **Pharmacogenomics**, [s. l.] v. 14, 2013.

VARDAKOU, M. *et al*. Achieving Antral Grinding Forces in Biorelevant In Vitro Models: Comparing the USP Dissolution Apparatus II and the Dynamic Gastric Model with Human In Vivo Data. **AAPS PharmSciTech,** [s. l.] v. 12, p. 620-626, 2011.

VARDAKOU, M. *et al*. Predicting the Human in Vivo Performance of Different Oral Capsule Shell Types Using a Novel in Vitro Dynamic Gastric Model. **Int J Pharm,** [s. l.] v. 419, p. 192-199, 2011.

VAUGHAN, D. P.; DENNIS, M. Mathematical Basis of Point-area Deconvolution Method for Determining in Vivo Input Functions. **J Pharm Sci**, [s. l.] v. 67, 1978.

VENG-PEDERSEN, P. *et al*. Carbamazepine Level-A in Vivo-in Vitro Correlation (IVIVC): A Scaled Convolution Based Predictive Approach. **Biopharm Drug Dispos**, [s. l.] v. 21, p. 1-6, 2000.

WAGNER, J. G. Drug Accumulation. **J Clin Pharmacol J New Drugs**, [s. l.] v. 7, p. 84-88, 1967.

WAGNER, J. G.; NELSON, E. Per Cent Absorbed Time Plots Derived from Blood Level and/or Urinary Excretion Data. **J Pharm Sci**, [s. l.] v. 52, 1963.

XU, H. *et al*. Developing Quantitative In Vitro–In Vivo Correlation for Fenofibrate Immediate-Release Formulations With the Biphasic Dissolution-Partition Test Method. **J Pharm Sci,** v. 107, p. 476-487, 2018.

YARO, P. *et al*. In Vitro–in Vivo Correlations for Three Different Commercial Immediate-Release Indapamide Tablets. **Drug Dev Ind Pharm**, [s. l.] v. 40, p. 1670-1676, 2014.

ZHAO, P. *et al*. Applications of Physiologically Based Pharmacokinetic (PBPK) Modeling and Simulation during Regulatory Review. **Clin Pharmacol Ther**, [s. l.] v. 89, 2011.

CAPÍTULO 7

CIVIV NA PRÁTICA: APLICAÇÃO DE MÉTODOS CONVENCIONAIS DE DECONVOLUÇÃO

Daniel Rossi de Campos & Marcelo Gomes Davanço

7.1 Introdução

Os métodos convencionais de deconvolução (Wagner-Nelson, Loo-Riegelman e de deconvolução numérica), quando possível, têm sido utilizados como primeira escolha para a construção de modelos de correlação *in vitro – in vivo* (CIVIV) pela sua simplicidade e praticidade quando comparados as abordagens mecanísticas (DAVANÇO et al., 2020).

Os métodos de Wagner-Nelson e Loo-Riegelman assumem várias suposições importantes como, por exemplo:

- Divisão do organismo em um ou mais compartimentos;
- Deconvolução da taxa de entrada sistêmica, que é composta pela dissolução, trânsito gastrointestinal, permeação e metabolismo de primeira passagem;
- São restritos a serem aplicados a fármacos que sofrem eliminação linear.

Um outro aspecto importante relacionado, especificamente, ao método de Wagner-Nelson é que essa abordagem trata o corpo como um único compartimento (monocompartimental), não sendo apropriado para fármacos que seguem uma cinética de múltiplos compartimentos. Da mesma forma, não assume que a absorção segue a cinética de ordem zero ou de primeira ordem. Por outro lado, tem a vantagem de calcular a fração absorvida (F_{abs}) sem a necessidade de dados de concentração plasmática da administração intravascular (i.v.). Contrariamente, o método Loo-Riegelman assume uma abordagem de dois compartimentos, o que requer dados da administração i.v. para o cálculo da F_{abs}.

Diferentemente dos métodos de Wagner-Nelson e Loo-Riegelman, os métodos de deconvolução numérica são independentes do modelo, não fazendo suposições sobre o número de compartimentos ou cinética de absorção. Assim como o método de Loo-Riegelman, as abordagens numéricas requerem dados de solução oral, formulação de liberação imediata ou i.v. para o cálculo da F_{abs}. Além disso, esses métodos assumem que o fármaco sofre distribuição e eliminação lineares e invariável no tempo; e que o local de entrada é o mesmo para todas as formulações, sendo a taxa de entrada constante (semelhante à infusão). Dependendo de qual resposta ao impulso unitário (UIR, *unit impulse response*) está sendo usada, os métodos numéricos deconvoluem uma função composta de dissolução, trânsito gastrointestinal, permeação e metabolismo de primeira passagem (MUTHUKRISHMAN, 2016).

Os métodos convencionais de deconvolução (Wagner-Nelson, Loo-Riegelman e deconvolução numérica) são apropriados para modelos de CIVIV que envolvam fármacos e/ou formas farmacêuticas não complexas. Em determinadas situações como, por exemplo, envolvendo fármacos e/ou forma farmacêuticas complexas, pode ser necessário estimar separadamente os processos envolvidos na absorção (dissolução *in vivo*, trânsito gastrointestinal, permeação, metabolismo na parede intestinal e de primeira passagem). Nesses casos, a adoção de modelos mecanísticos para as abordagens de CIVIV é mais apropriada, uma vez que possibilita isolar a dissolução *in vivo* da taxa de entrada para melhor correlação com os dados de dissolução *in vitro* (os modelos mecanísticos serão abordados nos capítulos 8 e 9).

A proposta deste capítulo é fornecer aos leitores, principalmente aqueles iniciantes na área, o passo a passo para a deconvolução dos dados provenientes de estudos farmacocinéticos (ex.: bioequivalência) com a finalidade de construção de modelos de CIVIV. Por questões didáticas, o método selecionado foi o de Wagner-Nelson, tendo em vista a maior simplicidade dos cálculos e a possibilidade de aplicá-lo sem a necessidade de um *software* específico. Neste capítulo também foram abordadas as etapas anteriores e posteriores a deconvolução, incluindo o cálculo dos parâmetros farmacocinéticos, tratamento dos dados *in vitro* (modelagem do perfil de dissolução), aplicação de *time scaling*, construção do modelo de CIVIV e avaliação da capacidade preditiva do modelo. Além disso, foi apresentado, resumidamente, um exemplo da aplicação do método de Loo-Riegelman para deconvolução dos dados *in vivo*.

7.2 Pré-requisitos para Uso dos Dados *in vivo*

Para o uso dos dados *in vivo* para a construção de modelos de CIVIV, alguns cuidados devem ser tomados para não se criar expectativas ou retroceder no desenvolvimento do medicamento devido a um modelo matemático baseado em dados frágeis ou incorretos. Deve-se levar em consideração alguns fatores importantes do desenho do estudo farmacocinético (ex.: estudo de bioequivalência) para confiabilidade nos dados *in vivo* que serão utilizados na construção do modelo como, por exemplo:

- Amostragem utilizada para elucidação do perfil farmacocinético: deve-se levar em consideração se o período coletado foi adequado para estimar os principais parâmetros farmacocinéticos e se os tempos de coleta sanguínea na região de Cmáx (tmáx) foram suficientes para elucidação desse parâmetro;

- Sensibilidade do método bioanalítico aplicado para quantificação das amostras biológicas: especialmente para fármacos que apresentem baixos níveis plasmáticos (ex.: pg/mL);

- Número final de participantes de pesquisa (N) do estudo: deve-se levar em consideração se o fármaco é de baixa ou alta variabilidade *in vivo* e se a média das concentrações plasmáticas poderia ser utilizada na construção do modelo de CIVIV;

- Escolha do método de deconvolução: de acordo com as características do fármaco e da forma farmacêutica, deve-se optar pelo método que melhor se adapte ao cenário do projeto (casos complexos podem requerer modelos mecanísticos).

Todos esses fatores devem ser avaliados previamente as tentativas de CIVIV. Às vezes, nos deparamos com modelos matemáticos que não reproduzem aquilo que planejamos e isso pode estar relacionado a dados *in vivo* completamente desconexos devido a falhas experimentais ou desenhos inadequados.

7.3 Aplicação do Método de Wagner-Nelson para Deconvolução dos Dados *in vivo*

Para exemplificar a aplicação do método de Wagner-Nelson para deconvolução dos dados *in vivo*, foram utilizados os valores médios de concentração plasmática (Quadro 7.1) oriundos de um estudo de bioequivalência entre duas formulações (teste e referência) de liberação imediata contendo um fármaco classe II do Sistema de Classificação Biofarmacêutica (SCB) (DAVANÇO *et al.*, 2021). O modelo de Wagner-Nelson foi aplicado nessa deconvolução, visto que a disposição cinética do fármaco se apresentou como um modelo monocompartimental. Quando a disposição cinética é bicompartimental, o método a ser utilizado é o de Loo-Riegelman, o qual foi descrito resumidamente na seção 7.4.

Quadro 7.1 – Dados de concentração plasmática *vs.* tempo provenientes de um estudo de bioequivalência envolvendo duas formulações (teste e referência) liberação imediata contendo um fármaco classe II do SCB

Tempo (h)	Concentração Plasmática Média (ng/mL)	
	Referência	Teste
0	26,55	8,28
1	1335,03	2504,50
2	2002,53	3182,47
3	2814,47	3745,54
3,5	3040,33	3997,89
4	3175,54	4282,01
4,5	3489,01	4633,90
5	3353,85	4554,19
5,5	3463,24	4549,10
6	3478,38	4597,87
8	3623,61	4803,86
10	3742,21	5061,52
12	3995,05	5135,85
24	4027,35	4597,84
48	2958,66	3115,19
72	1939,705	2077,58

Fonte: os autores

A seguir foram descritos o passo a passo (1 – 5) para o cálculo da F_{abs} por meio do método de Wagner-Nelson.

1.ª Etapa: transformação dos valores de concentração plasmática para logaritmo natural (Ln) e cálculo da constante de eliminação (kel).

Antes de iniciar a deconvolução dos dados *in vivo* pelo método de Wagner-Nelson, é necessário calcular alguns parâmetros farmacocinéticos que serão utilizados neste processo. Primeiramente, deve-se transformar dos valores de concentração plasmática para logaritmo natural (Ln) a fim de se obter a constante de eliminação (kel). Esse simples passo pode ser feito por meio da aplicação da função "Ln" do Excel (*Ln* (x), em que x é o valor de concentração plasmática em cada tempo (Quadro 7.2).

Quadro 7.2 – Transformação dos dados de concentração plasmática em Ln

Tempo (h)	Concentração Plasmática (ng/mL)			
	Referência Valores originais	Referência Valores transformados (Ln)	Teste Valores originais	Teste Valores transformados (Ln)
0	26,55	3,27	8,28	2,11
1	1335,03	7,19	2504,50	7,82
2	2002,53	7,60	3182,47	8,06
3	2814,47	7,94	3745,54	8,22
3,5	3040,33	8,01	3997,89	8,29
4	3175,54	8,06	4282,01	8,36
4,5	3489,01	8,15	4633,90	8,44
5	3353,85	8,11	4554,19	8,42
5,5	3463,24	8,14	4549,10	8,42
6	3478,38	8,15	4597,87	8,43
8	3623,61	8,19	4803,86	8,47
10	3742,21	8,22	5061,52	8,52
12	3995,05	8,29	5135,85	8,54
24	4027,35	8,30	4597,84	8,43
48	2958,66	7,99	3115,19	8,04
72	1939,705	7,57	2077,58	7,63

Fonte: os autores

A partir dos valores transformados em Ln de cada formulação, devem ser obtidos os valores de kel. Como abordado no Capítulo 4, kel é a inclinação do decaimento exponencial das concentrações plasmáticas. Existem algumas formas de se obter esse parâmetro por meio de uma planilha de Excel, como, por exemplo, inserindo a função "INCLINAÇÃO" e selecionando o intervalo de concentração plasmática (transformados em Ln) e seus respectivos tempos que se pretende calcular a inclinação da reta (exemplo, =INCLINAÇÃO (D17:D19; B17:B19)). Geralmente, utiliza-se, no mínimo, os três últimos pontos do perfil farmacocinético para se calcular kel. No exemplo que estamos apresentando, utilizamos os tempos 24, 48 e 72 horas (Quadro 7.3). Aplicando a fórmula "INCLINAÇÃO", o valor obtido de kel será negativo (exemplo, kel = - 0,01522), uma vez que estamos trabalhando com a fase de decaimento da curva. Para se evitar o valor negativo, basta adequar a equação com um sinal de menos no início (exemplo, =-INCLINAÇÃO (D17:D19; B17:B19)).

Quadro 7.3 – Obtenção de kel por meio da função "INCLINAÇÃO" da planilha do Excel

Tempo (h)	Concentração Plasmática (ng/mL)			
	Referência Valores originais	Referência Valores transformados (Ln)	Teste Valores originais	Teste Valores transformados (Ln)
0	26,55	3,27	8,28	2,11
1	1335,03	7,19	2504,50	7,82
2	2002,53	7,60	3182,47	8,06
3	2814,47	7,94	3745,54	8,22
3,5	3040,33	8,01	3997,89	8,29
4	3175,54	8,06	4282,01	8,36
4,5	3489,01	8,15	4633,90	8,44
5	3353,85	8,11	4554,19	8,42
5,5	3463,24	8,14	4549,10	8,42
6	3478,38	8,15	4597,87	8,43
8	3623,61	8,19	4803,86	8,47
10	3742,21	8,22	5061,52	8,52
12	3995,05	8,29	5135,85	8,54
24	4027,35	8,30	4597,84	8,43
48	2958,66	7,99	3115,19	8,04
72	1939,705	7,57	2077,58	7,63
	Kel (h^{-1})	0,01522	Kel (h^{-1})	0,01655

Fonte: os autores

Outra forma de se calcular kel, por meio de uma planilha de Excel, é plotando os dados de concentração plasmática (valores originais) *vs.* tempo em um gráfico e selecionando a equação exponencial (Figuras 7.1 e 7.2). Esse modo de obtenção de kel serve também para observar o decaimento da fase terminal e confirmar se o modelo mais adequado é o monocompartimental. Plotando a linha de tendência e o coeficiente de determinação (R^2), é possível constatar se o decaimento das concentrações na fase terminal obedece a uma única constante.

Figura 7.1 – Cálculo de kel da formulação referência por meio da plotagem gráfica das concentrações plasmáticas e inserção da linha de tendência exponencial (valor de kel realçado em vermelho na equação da reta)

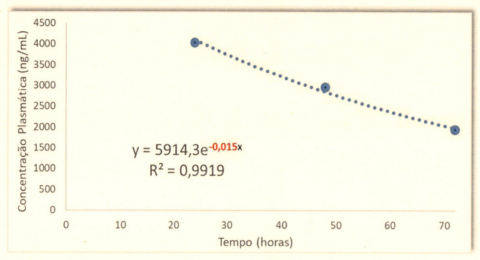

Fonte: os autores

Figura 7.2 – Cálculo de kel da formulação teste por meio da plotagem gráfica das concentrações plasmáticas e inserção da linha de tendência exponencial (valor de kel realçado em vermelho na equação da reta)

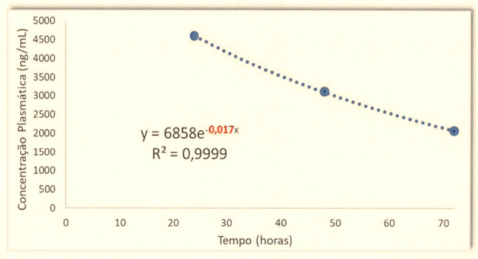

Fonte: os autores

Da mesma forma, é possível plotar no gráfico os valores de concentração plasmática transformados em Ln para obtenção de kel (Figuras 7.3 e 7.4). No entanto, uma vez que os dados estão em escala logarítmica, deve ser selecionada a linha de tendência linear para obtenção da equação matemática.

Figura 7.3 – Cálculo de kel da formulação referência por meio da plotagem gráfica das concentrações plasmáticas (transformadas em Ln) e inserção da linha de tendência linear (valor de kel realçado em vermelho na equação)

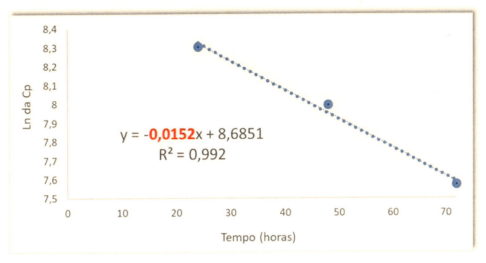

Fonte: os autores

Figura 7.4 – Cálculo de kel da formulação teste por meio da plotagem gráfica das concentrações plasmáticas (transformadas em Ln) e inserção da linha de tendência linear (valor de kel realçado em vermelho na equação)

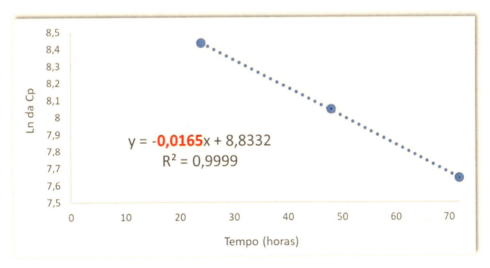

Fonte: os autores

É possível observar que, pelos três modos utilizados para o cálculo de kel, os resultados obtidos são muitos próximos. Pequenas variações ocorrem por arredondamento de casas decimais pré-configurado pelo Excel. Vale mencionar que o leitor poderá revisitar detalhadamente o modo de cálculo de kel e ASC por meio do capítulo 4 desta obra.

2.ª Etapa: cálculo da ASC_{0-t} (método dos trapezoides) e ASC_{0-inf}

Após obtenção dos valores de kel para cada formulação, deve ser calculada a ASC_{0-t} e, posteriormente, a $ASC_{0-inf.}$ Conforme demonstrado no capítulo 4, o cálculo da ASC_{0-t} é feito pelo método dos trapezoides (Equação 7.1). A equação para o cálculo da ASC_{0-t} pode ser facilmente configurada em uma planilha de Excel. Para isso, é necessário selecionar as colunas de concentração plasmática e tempo para o cálculo de cada trapézio do perfil farmacocinético. Após isso, soma-se todas as áreas calculadas para obtenção do valor da ASC_{0-t} (Quadro 7.4).

$$ASC_{0-t} = \sum \left(\frac{C_{n-1} + C_n}{2} \right) \cdot \left(t_n - t_{n-1} \right)$$

Equação 7.1

Em que Cn tn é qualquer um dos pares de concentração e tempo do conjunto observado, desde que Cn-1 e tn-1 sejam o par de concentração e tempo imediatamente anterior.

Quadro 7.4 – Cálculo da ASC_{0-t} por meio dos métodos dos trapezoides

Tempo (h)	Referência		Teste	
	Conc. Plasmática (ng/mL)	ASC_{0-t} (ng/mL*h)	Conc. Plasmática (ng/mL)	ASC_{0-t} (ng/mL*h)
0	26,55	0	8,28	0
1	1335,03	680,7965	2504,50	1256,393
2	2002,53	1668,783	3182,47	2843,49
3	2814,47	2408,505	3745,54	3464,012
3,5	3040,33	1463,703	3997,89	1935,862
4	3175,54	1553,969	4282,01	2069,979
4,5	3489,01	1666,14	4633,90	2228,981
5	3353,85	1710,719	4554,19	2297,025
5,5	3463,24	1704,276	4549,10	2275,826
6	3478,38	1735,408	4597,87	2286,745
8	3623,61	7101,996	4803,86	9401,737
10	3742,21	7365,829	5061,52	9865,387
12	3995,05	7737,268	5135,85	10197,38
24	4027,35	48134,45	4597,84	58402,22
48	2958,66	83832,28	3115,19	92556,44
72	1939,705	58780,48	2077,58	62313,27
	Kel (h^{-1})	0,01522	Kel (h^{-1})	0,01655
	ASC_{0-t} (somatória)	227545	ASC_{0-t} (somatória)	263395

Fonte: os autores

Para o cálculo da ASC_{0-inf} (Quadro 7.5), utiliza-se a somatória das áreas de cada trapézio (ASC_{0-t}), a última concentração plasmática quantificável (Cn) e kel, conforme Equação 7.2. No nosso exemplo, a Cn foi em 72 horas.

$$ASC_{0-inf} = ASC_{0-t} + \frac{C_n}{kel}$$

Equação 7.2

Quadro 7.5 – Cálculo da ASC_{0-inf} por meio dos valores da ASC_{0-t}, última concentração plasmática quantificável (Cn) e kel

Tempo (h)	Referência		Teste	
	Conc. Plasmática (ng/mL)	ASC0-t (ng/mL*h)	Conc. Plasmática (ng/mL)	ASC0-t (ng/mL*h)
0	26,55	0	8,28	0
1	1335,03	680,7965	2504,50	1256,393
2	2002,53	1668,783	3182,47	2843,49
3	2814,47	2408,505	3745,54	3464,012
3,5	3040,33	1463,703	3997,89	1935,862
4	3175,54	1553,969	4282,01	2069,979
4,5	3489,01	1666,14	4633,90	2228,981
5	3353,85	1710,719	4554,19	2297,025
5,5	3463,24	1704,276	4549,10	2275,826
6	3478,38	1735,408	4597,87	2286,745
8	3623,61	7101,996	4803,86	9401,737
10	3742,21	7365,829	5061,52	9865,387
12	3995,05	7737,268	5135,85	10197,38
24	4027,35	48134,45	4597,84	58402,22
48	2958,66	83832,28	3115,19	92556,44
72	1939,705	58780,48	2077,58	62313,27
	Kel (h^{-1})	0,01522	Kel (h^{-1})	0,01655
	ASC_{0-t} (somatória)	227545	ASC_{0-t} (somatória)	263395
	C_n (72h)	1939,705	C_n (72h)	2077,58
	ASC_{0-inf} (ng/mL*h)	354987	ASC_{0-inf} (ng/mL*h)	388931

Fonte: os autores

Como veremos a seguir, os valores obtidos de kel, ASC_{0-t} e ASC_{0-inf}, podem ser inseridos na equação do método de Wagner-Nelson para construção do perfil de F_{abs} vs. tempo para cada formulação.

3.ª Etapa: cálculo da F_{abs} pelo Método de Wagner-Nelson

Conforme abordado no capítulo 6, a deconvolução pelo método de Wagner-Nelson se aplica, exclusivamente, para fármacos que se comportam com cinética monocompartimental. Esse método não necessita de parâmetros adicionais oriundos da administração i.v. do fármaco, ou seja, é assumido que a eliminação ocorre na mesma taxa nas administrações intra e extravascular. A Equação 7.3 representa a equação do método de Wagner-Nelson utilizada para o cálculo da F_{abs} em cada tempo (WAGNER; NELSON, 1964). No Quadro 7.6 foram apresentados os resultados de Fabs obtidos para cada formulação.

$$F_{abs}(t) = \frac{C_t + kel \times ASC_{0-t}}{kel \times ASC_{0-inf}}$$ _Equação 7.3

Quadro 7.6 – Cálculo da F_{abs} pelo método de Wagner-Nelson

Tempo (h)	Referência Conc. Plasm. (ng/mL)	ASC$_{0-t}$ (ng/mL*h)	F$_{abs}$ (%)	Teste Conc. Plasm. (ng/mL)	ASC$_{0-t}$ (ng/mL*h)	F$_{abs}$ (%)
0	26,55	0	0,00	8,28	0	0,00
1	1335,03	680,7965	24,90	2504,50	1256,393	39,23
2	2002,53	1668,783	37,73	3182,47	2843,49	50,50
3	2814,47	2408,505	53,43	3745,54	3464,012	60,14
3,5	3040,33	1463,703	58,02	3997,89	1935,862	64,55
4	3175,54	1553,969	60,96	4282,01	2069,979	69,50
4,5	3489,01	1666,14	67,24	4633,90	2228,981	75,54
5	3353,85	1710,719	65,22	4554,19	2297,025	74,89
5,5	3463,24	1704,276	67,72	4549,10	2275,826	75,40
6	3478,38	1735,408	68,49	4597,87	2286,745	76,74
8	3623,61	7101,996	73,18	4803,86	9401,737	82,36
10	3742,21	7365,829	77,45	5061,52	9865,387	88,90
12	3995,05	7737,268	84,31	5135,85	10197,38	92,68
24	4027,35	48134,45	98,46	4597,84	58402,22	99,34
48	2958,66	83832,28	102,30	3115,19	92556,44	100,10
72	1939,705	58780,48	100,00	2077,58	62313,27	100,00

	Kel (h^{-1})	0,01522		Kel (h^{-1})	0,01655
	ASC$_{0-t}$ (somatória)	227545		ASC$_{0-t}$ (somatória)	263395
	C$_n$ (72h)	1939,705		C$_n$ (72h)	2077,58
	ASC$_{0-inf}$ (ng/mL*h)	354987		ASC$_{0-inf}$ (ng/mL*h)	388931

Fonte: os autores

A deconvolução dos dados de concentração plasmática vs. tempo (Figura 7.5A) para F_{abs} vs. tempo (Figura 7.5B) é uma etapa importante do processo de construção de uma CIVIV. É importante prestar atenção ao formato da curva de F_{abs} vs. tempo obtida, pois os perfis de dissolução *in vitro* devem ser parecidos para se ter maior probabilidade de se estabelecer uma CIVIV. Se os valores de F_{abs} ficarem muito superiores a 100% após a deconvolução (ex.: 125%), pode ser necessário adotar outras metodologias de deconvolução (ex.: Loo-Riegelman).

Figura 7.5 – Deconvolução dos dados de concentração plasmática *vs.* tempo (A) para F_{abs} *vs.* tempo (B) por meio do método de Wagner-Nelson

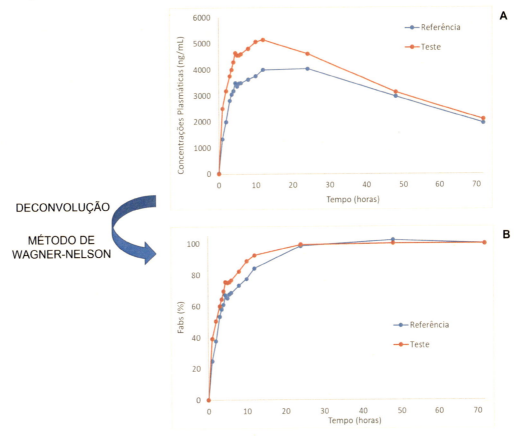

Fonte: os autores

4.ª Etapa: modelagem dos dados *in vitro*

Os dados *in vitro* utilizados para construção da CIVIV, geralmente, são provenientes de perfis de dissolução realizados em condições biopreditivas e/ou biorrelevantes; e expressos como fração dissolvida (F_{diss}). Os ensaios de perfil de dissolução, normalmente, são realizados com poucos tempos de coleta devido a questões operacionais. Assim, para se ter uma quantidade maior de dados no perfil de dissolução, é recomendável a modelagem deles por meio de funções matemáticas (ex.: *Weibull*) para estimar a porcentagem dissolvida em tempos que não foram coletados experimentalmente. Além disso, a modelagem é importante para elucidação do mecanismo de liberação do fármaco mediante a formulação e, posteriormente, para compará-lo com mecanismo de liberação observado *in vivo* (por meio do perfil da F_{abs} calculada anteriormente).

A seguir, consideraremos como exemplo os dados de perfil de dissolução (Quadro 7.7 e Figura 7.6) das mesmas formulações teste e referência utilizadas para a deconvolução. É importante destacar que utilizar os mesmos lotes nos ensaios *in vitro* e *in vivo* contribuirá, significativamente, para maior assertividade na escolha de um meio de dissolução biopreditivo e, consequentemente, na construção do modelo de CIVIV. Trabalhar com diferentes lotes do medicamento teste e/ou referência na seleção do meio biopreditivo pode gerar certa "confusão", uma vez que variações observadas nos perfis de dissolução poderiam ser provenientes de diferenças de desempenho inter-lotes, e não dos ajustes na configuração metodológica.

Quadro 7.7 – Dados médios de dissolução das formulações teste e referência conduzidos em condições biopreditivas

Tempo (h)	Fração dissolvida	
	Teste	Referência
0,083 (5 min)	32	34
0,166 (10 min)	52	43
0,25 (15 min)	62	48
0,50	78	58
1,00	89	70
2,00	96	86

Fonte: os autores

Figura 7.6 – Perfis de dissolução das formulações teste e referência conduzidos em condições biopreditivas

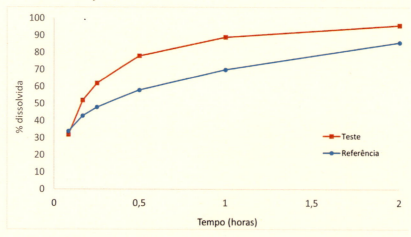

Fonte: os autores

Na modelagem dos dados *in vitro*, deve-se buscar aquele modelo que melhor se adapta aos resultados experimentais obtidos (exemplos, *First order, Higuchi, Weibull, Korsmeyer-Peppas, Hixson-Crowell*). Esse tipo de modelagem pode ser realizada utilizando o suplemento *DDsolver* do Excel ou um *software* específico para o tratamento dos dados de dissolução. No exemplo que estamos considerando, os dados tiveram melhor modelagem por meio da função *Weibull* (Equação 7.4).

$$Fdiss = 100 \times \left(1 - exp^{\left(-\frac{\left(t^\beta\right)}{\alpha}\right)}\right)$$ Equação 7.4

Em que F_{diss} é a fração dissolvida, t o tempo, α e β os parâmetros do modelo.

Os dados obtidos na modelagem por *Weibull* foram apresentados no Quadro 7.8 e Figura 7.7. Como pode ser observado, a amostragem da dissolução é amplificada significativamente após a modelização dos dados. Isso contribui para um melhor entendimento do comportamento das formulações, bem como para a correlação com os dados *in vivo*.

Quadro 7.8 – Dados de dissolução modelados pela função *Weibull* para a formulação teste e referência e os respectivos parâmetros (α e β) do modelo

Tempo (h)	Porcentagem dissolvida (valores preditos por Weibull)	
	Teste	Referência
0,00	0,00	0,00
0,04	23,03	24,39
0,08	34,40	32,12
0,12	42,71	37,43
0,16	49,29	41,54
0,20	54,68	44,91
0,24	59,23	47,78
0,28	63,12	50,27
0,32	66,49	52,47
0,36	69,44	54,44
0,40	72,05	56,23
0,44	74,36	57,85
0,48	76,42	59,35
0,52	78,27	60,73
0,56	79,94	62,01
0,60	81,45	63,20
0,64	82,81	64,32
0,68	84,05	65,37
0,72	85,18	66,36
0,76	86,22	67,29
0,80	87,16	68,17
0,84	88,03	69,00
0,88	88,83	69,79
0,92	89,56	70,55

Tempo (h)	Porcentagem dissolvida (valores preditos por Weibull)	
	Teste	Referência
0,96	90,24	71,27
1,00	90,87	71,96
1,04	91,44	72,61
1,08	91,98	73,24
1,12	92,48	73,84
1,16	92,94	74,42
1,20	93,36	74,97
1,24	93,76	75,51
1,28	94,13	76,02
1,32	94,48	76,51
1,36	94,80	76,99
1,40	95,10	77,45
1,44	95,38	77,89
1,48	95,64	78,32
1,52	95,89	78,74
1,56	96,12	79,14
1,60	96,33	79,53
1,64	96,54	79,90
1,68	96,72	80,27
1,72	96,90	80,62
1,76	97,07	80,96
1,80	97,23	81,29
1,84	97,37	81,62
1,88	97,51	81,93
1,92	97,64	82,24
1,96	97,76	82,53
2,00	97,88	82,82
α	0,418	0,787
β	0,687	0,470

Fonte: os autores

Figura 7.7 – Modelagem dos dados experimentais de dissolução (A) por meio do modelo de Weibull para predição da dissolução em diferentes pontos (B)

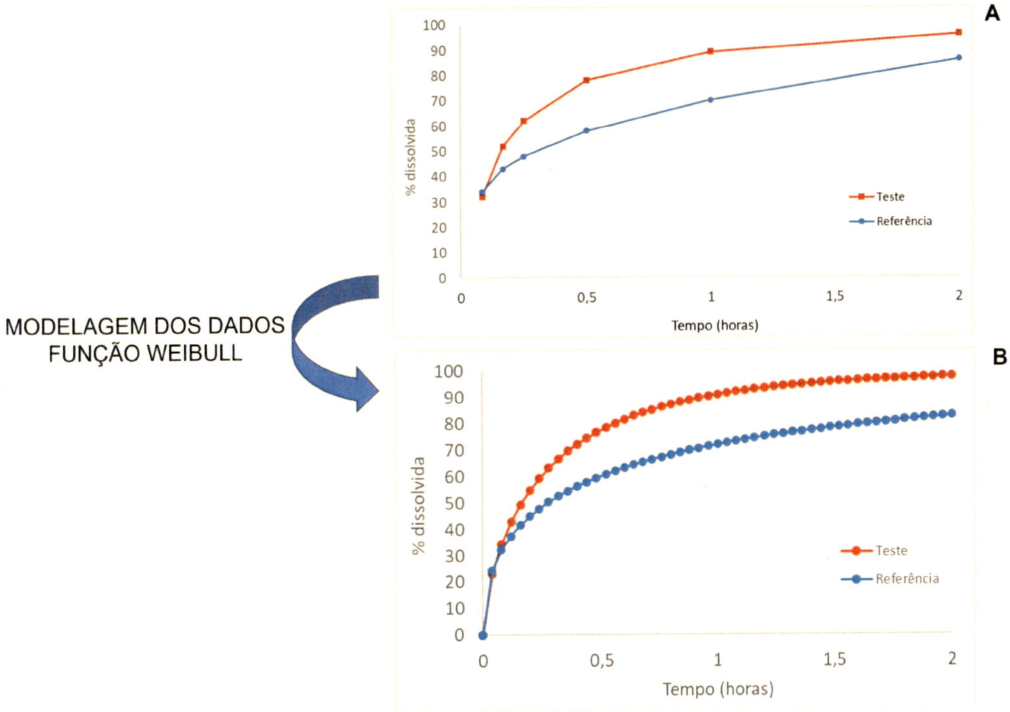

Fonte: os autores

5.ª Etapa: construção do modelo de CIVIV

Conforme descrito no capítulo 6, nas abordagens de construção de CIVIV de duas etapas (*two-stages approach*), é necessário que as F_{abs} e F_{diss} estejam nos mesmos tempos para serem correlacionadas. Com isso, se a escala de tempo *in vivo* for diferente da escala de tempo *in vitro*, é obrigatório estabelecer uma função de escala (*time scaling*). Esse processo é conhecido como *Levy plot*, um gráfico que mapeia os tempos de absorção *in vivo* (F_{abs}) e dissolução *in vitro* (F_{diss}). A abordagem de escala permite aplicar uma correção para a diferença de tempo e permite construir a CIVIV mesmo se a taxa *in vivo* for mais lenta do que a taxa *in vitro*. Vale destacar que, para se estabelecer a CIVIV, é necessário que todas as formulações tenham a mesma relação de escala de tempo (CARDOT; DAVIT, 2012).

No exemplo que estamos considerando, a escala de tempo dos dados *in vitro* é em minutos e dos dados *in vivo* em horas. Assim, faz-se necessária a aplicação do *time scaling* para equalizar as diferentes escalas. Para isso, os parâmetros α e β da função *Weibull* obtidos na modelização dos dados de dissolução (4.ª etapa) foram aplicados na Equação 7.5 para obtenção dos tempos *in vitro* (t_{vitro}) (Quadro 7.9) que correspondem à porcentagem de dissolução nos mesmos valores das F_{abs}.

$$tvitro = \sqrt[\beta]{\alpha * (-1) * ln \frac{100 - Fabs}{100}}$$ Equação 7.5

Em que α e β são os parâmetros do modelo, F_{abs} é a fração absorvida e t vitro é o tempo in vitro que ocorreu a dissolução no mesmo valor da F_{abs}.

Quadro 7.9 – Cálculo dos valores de "t vitro" por meio dos parâmetros (α e β) da função *Weibull* para os mesmos valores de F_{abs}

Formulação	t vivo	Fabs	t vitro
TESTE	1,0	39,23	0,1020
	2,0	50,50	0,1684
	3,0	60,14	0,2488
	3,5	64,55	0,2963
	4,0	69,50	0,3608
	4,5	75,54	0,4623
	5,0	74,89	0,4499
	5,5	75,40	0,4596
	6,0	76,74	0,4866
	8,0	82,36	0,6264
	10,0	88,90	0,8838
	12,0	92,68	1,1372
	24,0	99,34	2,9325
REFERÊNCIA	1,0	24,90	0,0421
	2,0	37,73	0,1226
	3,0	53,43	0,3390
	3,5	58,02	0,4444
	4,0	60,96	0,5271
	4,5	67,24	0,7578
	5,0	65,22	0,6740
	5,5	67,72	0,7795
	6,0	68,49	0,8152
	8,0	73,18	1,0760
	10,0	77,45	1,3999
	12,0	84,31	2,2246
	24,0	98,46	12,5291

Fonte: os autores

A partir dos valores obtidos no cálculo de "t vitro" (Quadro 7.9), é possível construir o *Levy plot* (Figura 7.8) envolvendo os tempos *in vivo* (eixo y) e *in vitro* (eixo x).

Figura 7.8 – *Levy plot* construído por meio dos dados do Quadro 7.8 (T vivo vs T vitro)

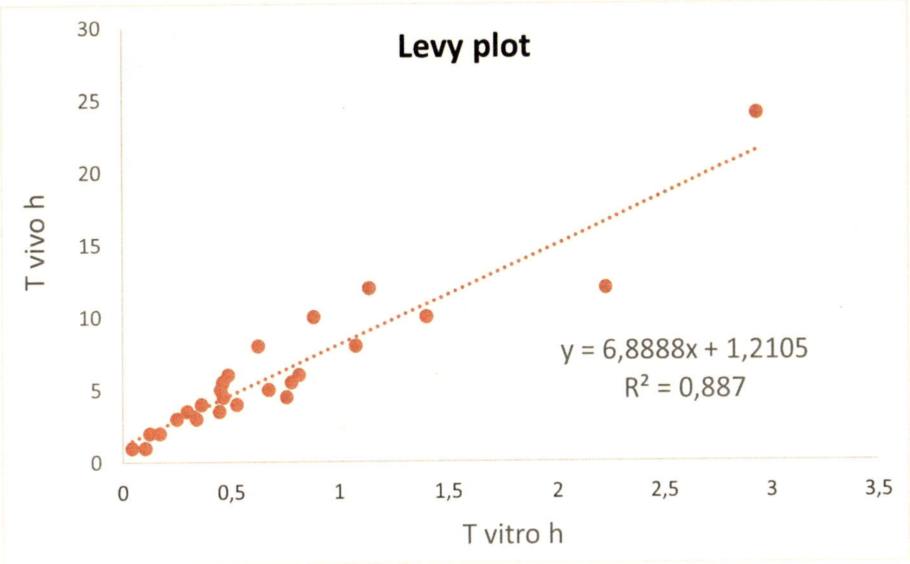

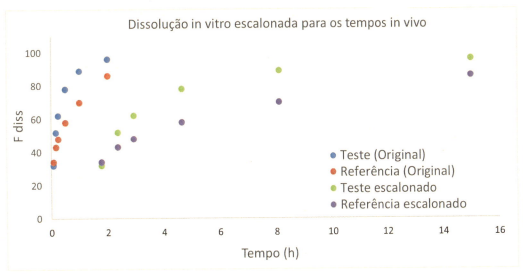

Fonte: os autores

Com o *Levy plot* construído, é possível aplicar a equação obtida para escalonar o perfil de dissolução para os tempos equivalentes *in vivo* (Figura 7.9) e, assim, é possível construir o modelo de CIVIV com a F_{diss} e F_{abs} nos mesmos tempos.

Figura 7.9 – Perfis de dissolução originais e escalonadas para as formulações teste e referência

Fonte: os autores

Após isso, os perfis de dissolução escalonados podem ser modelados novamente (nesse exemplo, pela função *Weibull*) e, assim, obtidos novos parâmetros α e β (α_esc e β_esc) (Quadro 7.10).

Quadro 7.10 – Modelagem pela função *Weibull* dos perfis de dissolução escalonados para a formulação teste e referência

Tempo (h)	Porcentagem dissolvida (escalonada) Teste	Porcentagem dissolvida (escalonada) Referência
0,00	0,00	0,00
0,30	6,18	12,35
0,60	13,13	19,09
0,90	20,05	24,39
1,20	26,72	28,85
1,50	33,05	32,73
1,80	38,99	36,19
2,10	44,53	39,30
2,40	49,67	42,13
2,70	54,41	44,72
3,00	58,77	47,12
3,30	62,77	49,34
3,60	66,42	51,41
3,90	69,75	53,35
4,20	72,79	55,16
4,50	75,54	56,87
4,80	78,04	58,48
5,10	80,30	59,99
5,40	82,35	61,43
5,70	84,20	62,79
6,00	85,86	64,08
6,30	87,36	65,31
6,59	88,71	66,48
6,89	89,93	67,59
7,19	91,01	68,65
7,49	91,99	69,67
7,79	92,87	70,63
8,09	93,65	71,56
8,39	94,35	72,45
8,69	94,98	73,30
8,99	95,54	74,11
9,29	96,04	74,89
9,59	96,48	75,65
9,89	96,88	76,37
10,19	97,23	77,06

Tempo (h)	Porcentagem dissolvida (escalonada)	
	Teste	Referência
10,49	97,55	77,73
10,79	97,83	78,37
11,09	98,08	78,99
11,39	98,30	79,58
11,69	98,50	80,15
11,99	98,67	80,71
12,29	98,82	81,24
12,59	98,96	81,76
12,89	99,08	82,25
13,19	99,19	82,73
13,49	99,29	83,20
13,79	99,37	83,64
14,09	99,45	84,08
14,39	99,51	84,50
14,69	99,57	84,90
14,99	99,62	85,29
α_esc	3,958	3,327
β_esc	1,143	0,684

Fonte: os autores

Com os dados de dissolução modelados e os novos parâmetros da função *Weibull* (α_esc e β_esc), é possível calcular a dissolução em qualquer tempo da curva por meio da Equação 7.4 (citada na 4.ª etapa). Como mencionado anteriormente, a CIVIV deve ser construída com os dados de F_{diss} e F_{abs} plotados nos mesmos tempos. Assim, mediante a equação da função *Weibull* contemplando os parâmetros escalonados, deve ser calculada as F_{diss} nos mesmos tempos da F_{abs} (Quadro 7.11). Com esses dados, constrói-se o modelo de CIVIV (Figura 7.10). Vale destacar que, para que o modelo seja válido e aplicável para as duas formulações (teste e referência), os dados de F_{diss} e F_{abs} de ambas as formulações devem ser utilizados para construção do modelo. Um coeficiente de determinação (R^2) superior a 0,90 é recomendado na correlação entre os dados.

Quadro 7.11 – Dados de F_{abs} e F_{diss} (escalonados) para construção do modelo de CIVIV

Tempo (h)	Teste		Referência	
	Fabs (%)	Fdiss* (%)	Fabs (%)	Fdiss* (%)
1,00	39,23	22,33	24,90	25,96
2,00	50,50	42,76	37,73	38,31
3,00	60,14	58,80	53,43	47,14
3,50	64,55	65,27	58,02	50,76
4,00	69,50	70,83	60,96	53,99
4,50	75,54	75,57	67,24	56,89
5,00	74,89	79,60	65,22	59,52
5,50	75,40	83,01	67,72	61,91
6,00	76,74	85,89	68,49	64,10
8,00	82,36	93,41	73,18	71,28
10,00	88,90	97,01	77,45	76,62
12,00	92,68	98,68	84,31	80,72
24,00	99,34	99,99	98,46	92,90
48,00	100,10	100,00	102,30	98,58
72,00	100,00	100,00	100,00	99,63

Legenda: *Dados de dissolução calculados por meio dos parâmetros escalonados da função Weibull.
Fonte: os autores

Figura 7.10 – Modelo de CIVIV construído envolvendo as F_{abs} e F_{diss} das formulações teste e referência

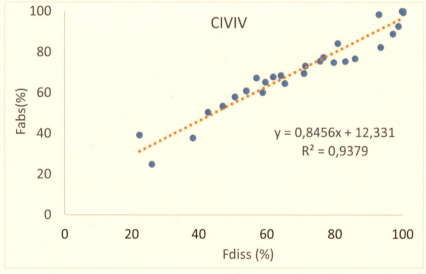

Fonte: os autores

6.ª Etapa: avaliação da Capacidade Preditiva do Modelo

A avaliação da capacidade preditiva do modelo pode ser feita por meio da comparação entre os dados *in vivo* observados (obtidos experimentalmente) e preditos. Geralmente, as métricas farmacocinéticas utilizadas para essa avaliação são os parâmetros primários dos estudos de bioequivalência (ex.: Cmáx e ASC_{0-t}). Primeiramente, deve-se avaliar a capacidade do modelo na predição dos dados que foram utilizados para construí-lo, ou seja, utilizando os dados de dissolução dos mesmos lotes das formulações teste e referência que foram considerados na construção do modelo. Esse processo é denominado validação interna. Posteriormente, realiza-se a validação externa, que tem como objetivo avaliar se o modelo é capaz de predizer o perfil farmacocinético de um lote que não foi envolvido na construção do modelo.

Utilizando o exemplo que temos trabalhado ao longo deste capítulo, a primeira etapa para avaliação da capacidade preditiva do modelo é realizando o processo de convolução dos dados *in vitro* para obtenção da F_{abs} predita e aplicar na equação inversa de Wagner-Nelson (Equação 7.6) (GOHEL *et al.*, 2005) para obtenção dos perfis de concentração plasmática predito para as formulações teste e referência (Quadro 7.12 e Figura 7.11).

$$C_{t+1} = \frac{\left(\dfrac{2 \times \blacktriangle F abs \times D}{Vd}\right) + C_t \times \left(2 - kel \times \blacktriangle t\right)}{\left(2 + kel \times \blacktriangle t\right)} \qquad \text{Equação 7.6}$$

Em que

Ct+1: concentração plasmática no tempo (t + 1) e então Ct é a concentração plasmática em tempo de amostragem anterior (t);

▲t: intervalo de tempo entre um tempo de amostragem e o próximo;

F_{abs}: frações preditas por meio do modelo de CIVIV (deve ser aplicada na equação em decimal e não em porcentagem);

D: dose administrada do fármaco;

kel: constante de eliminação;

Vd: volume de distribuição aparente estimado por meio da equação Vd = D / ($ASC_{0\text{-inf}}$ x kel).

Quadro 7.12 – F_{abs} e concentrações plasmáticas preditas através da convolução dos dados *in vitro* pela equação do modelo de CIVIV e inversa de Wagner-Nelson

Tempo (h)	Teste F_{abs} Predita	Teste Conc. Plasmática Predita	Referência F_{abs} Predita	Referência Conc. Plasmática Predita
1,0	31,21	1829,62	34,28	2009,78
2,0	48,49	2813,65	44,72	2590,20
3,0	62,05	3564,50	52,19	2987,10
3,5	67,52	3858,26	55,25	3143,60
4,0	72,22	4104,28	57,98	3279,35
4,5	76,23	4307,94	60,43	3397,87
5,0	79,64	4474,48	62,66	3501,80
5,5	82,52	4608,79	64,68	3593,23
6,0	84,95	4715,34	66,53	3673,80
8,0	91,32	4938,09	72,60	3911,72
10,0	94,36	4960,58	77,12	4052,18
12,0	95,77	4887,24	80,59	4127,41
24,0	96,88	4096,81	90,89	3964,69
48,0	96,89	2785,30	95,68	2933,19
72,0	96,89	1893,44	96,58	2038,39

Fonte: os autores

Figura 7.11 – Perfis de concentração plasmática preditos e experimentais (observados) das formulações teste e referência

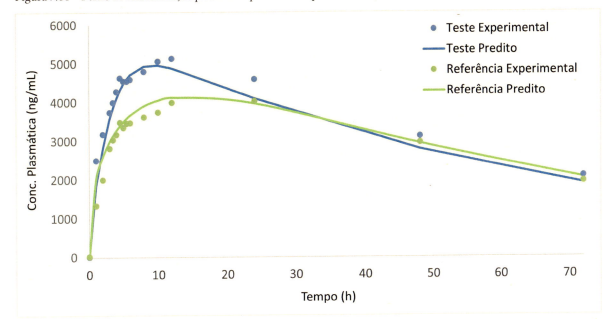

Fonte: os autores

Nesse exemplo, a validação interna da capacidade preditiva do modelo de CIVIV foi feita por meio da avaliação do erro de predição (EP) dos parâmetros Cmáx e ASC_{0-t} (Quadro 7.13), calculado mediante a Equação 7.7 (FDA, 1997).

$$EP(\%) = \frac{(Valor\ observado - Valor\ predito)}{Valor\ observado} x100 \qquad \text{Equação 7.7}$$

Quadro 7.13 – Avaliação do erro de predição (EP%), os parâmetros Cmáx e ASC_{0-t} para validação interna do modelo de CIVIV

Formulação	Parâmetro	Experimental	Predito	EP (%)
Teste	Cmáx	5135,85	4960,58	3,41
Referência	(ng/mL)	3995,05	4127,41	-3,31
Teste	ASC_{0-t}	388.931,00	374.575,00	3,69
Referência	(ng/mL*h)	354.986,60	368.207,00	-3,72

Fonte: os autores

Para o exemplo que estamos trabalhando ao longo deste capítulo, não houve uma formulação "externa" (lotes subsequentes) para que fosse possível realizar a validação externa do modelo. Se houvesse uma ou mais formulações disponíveis (além daquelas que foram utilizadas para construção do modelo), a validação externa seguiria os mesmos procedimentos de cálculo de EP que fizemos para a validação interna. A seguir foram apresentados os critérios de aceitação conforme guia do FDA.

Critérios de aceitação para validação interna:

- Média absoluta do EP das formulações envolvidas na construção do modelo deve ser menor ou igual a 10% para Cmáx e ASC para aceitação da capacidade preditiva do modelo. Além disso, o EP de cada formulação individualmente não deve exceder 15%.

- Se esses critérios não foram atingidos, ou seja, a validação interna do modelo é inconclusiva, a validação externa deve ser realizada como avaliação final da capacidade preditiva do modelo de CIVIV.

Critérios de aceitação para validação externa:

- EP deve ser menor ou igual a 10%;

- EP entre 10 – 20% indica uma capacidade preditiva inconclusiva do modelo e novos dados devem ser avaliados para verificar a consistência do modelo;

- EP maior que 20%, geralmente, indica capacidade preditiva inadequada.

De acordo com o guia do FDA, exceto para fármacos de índice terapêutico estreito, a validação externa do modelo de CIVIV pode ser omitida desde que a validação interna atenda aos critérios de aceitação. Entretanto, quando a validação interna é inconclusiva, a validação externa se torna necessária.

Deve-se considerar que, quando a CIVIV está sendo utilizada como substituta de estudos de bioequivalência, é necessário que o modelo seja capaz de predizer o desempenho *in vivo* de lotes subsequentes da formulação. Portanto, se faz necessária a validação externa para esse tipo de aplicação.

7.4 Aplicação do Método de Loo-Riegelman para Deconvolução dos Dados *in vivo*

Como explicado anteriormente, a deconvolução utilizando o método de Loo-Riegelman deve ser considerada quando o fármaco contempla uma disposição cinética bicompartimental. Assim, além dos cálculos já explicados no modelo de Wagner-Nelson, o modelo de Loo-Riegelman apresenta uma função correspondente a concentração do fármaco nos tecidos (ou compartimento periférico), o que gera maior complexidade quando não há disponível um *software* específico para os cálculos. Além disso, esse modelo exige dados da disposição do fármaco quando administrado pela via i.v., os quais são representados pelas microconstantes k10, k12 e k21 (verificar seção 4.3.2. deste livro). Portanto, nesta seção, será demonstrado o cálculo da F_{abs} pelo método de Loo-Riegelman de maneira segmentada com objetivo de facilitar o entendimento e demonstrar a possibilidade de realização dos cálculos utilizando uma planilha de Excel. Os dados utilizados como exemplo foram de um fármaco com disposição cinética bicompartimental administrado sob a forma de comprimido de liberação retardada (revestimento gastrorresistente) (DE CAMPOS, 2010).

Primeiramente, deve-se calcular a concentração tecidual do fármaco (compartimento periférico) aplicando as constantes k12 e k21 (provenientes da administração i.v.) por meio da Equação 7.8 (BERMEJO, 2002).

$$P(t) = P_{t-1} \times e^{-k21 \times "t} + \frac{k12}{k21} \times C_{t-1} \left(1 - e^{-k21 \times "t}\right) + \frac{k12}{2} \times "C \times "t \qquad \text{Equação 7.8}$$

Em que,

P: quantidade de fármaco no compartimento periférico no tempo t;
P$_{t-1}$: quantidade de fármaco no compartimento periférico no tempo t-1;
k12: microconstante de eliminação do compartimento 1;
k21: microconstante de eliminação do compartimento 2;
Δt: variação do tempo (t-1 – t);
C$_{t-1}$: concentração plasmática no tempo t-1;
ΔC – variação da concentração plasmática (C$_{t-1}$ – C$_t$).

Após isso, deve-se calcular a F$_{abs}$ por meio da equação de Loo-Riegelman (Equação 7.9) (EMAMI, 2006).

$$F_{abs}(t) = \frac{C_t + k10 \times ASC_{0-t} + P_t}{k10 \times ASC_{0-inf}}$$ Equação 7.9

Em que,

F$_{abs}$: fração absorvida no tempo t;
C$_t$: concentração plasmática no tempo t;
k$_{10}$: microconstante de eliminação do compartimento central (modelo bicompartimental);
ASC$_{0-t}$: área sob a curva de zero ao tempo t;
P$_t$: quantidade de fármaco no compartimento periférico (calculada por meio da Equação 7.8);
ASC$_{0-inf}$: área sob a curva de zero ao infinito (calculada por meio da equação: ASC$_{0-inf}$ = ASC$_{0-t}$ + Cn/β, em que Cn é a última concentração quantificável e β é a constante de eliminação na disposição cinética bicompartimental).

Para facilitar o entendimento e simplificar o cálculo de cada elemento da Equação 7.9, o Quadro 7.14 apresenta uma sequência didática das etapas para o cálculo da F$_{abs}$ pelo método de Loo-Riegelman. Maiores detalhes sobre os cálculos podem ser obtidos nas publicações de Emami (2006) e Notari (1987).

Quadro 7.14 – Etapas (1-6) para o cálculo da F_{abs} pelo método de Loo-Riegelman

Dados Experimentais		Etapas					
		1	2	3	4	5*	6
Tempo (min)	C_t (ng/mL)	ASC_{0-t} (cumulativa)	$k10 \times ASC_{0-t}$	$C_t + (k10 \times ASC_{0-t})$	$ASC_{0-inf} \times k10$	P(t)	F_{abs}
0	0,00	0,00	0,00	0,00		0,00	0,00
30	0,00	0,00	0,00	0,00		0,00	0,00
60	42,42	636,24	261,50	303,91		0,12	0,21
90	255,62	5106,74	2098,87	2354,49		0,81	1,61
120	742,85	20083,78	8254,44	8997,29		2,55	6,15
150	1404,92	52300,42	21495,47	22900,40		5,26	15,66
180	1808,63	100503,68	41307,01	43115,64	146266,76	7,60	29,48
210	1428,47	149060,19	61263,74	62692,21		7,40	42,87
240	1236,26	189031,26	77691,85	78928,11		6,59	53,97
270	1154,61	224894,38	92431,59	93586,20		6,01	63,99
300	791,88	254091,73	104431,70	105223,58		4,73	71,94
360	431,40	290790,08	119514,72	119946,12		1,87	82,01
480	179,61	327450,40	134582,12	134761,72		-0,82	92,13
720	55,91	355712,59	146197,87	146253,79		-2,01	99,99

k10	0,411	Constantes obtidas da administração i.v.
k12	0,000195	
k21	0,039543	
α	0,411	Constantes obtidas da administração oral (modelo bicompartimental)
β	0,3336	

*O elemento P(t) foi calculado previamente por meio da Equação 7.8.
Fonte: os autores

A Figura 7.12 representa o gráfico de F_{abs} vs. tempo, calculada utilizando o modelo de Loo-Riegelman.

Figura 7.12 – Perfil da F_{abs} obtida pelo método de Loo-Riegelman para um fármaco com disposição cinética bicompartimental e administrado sob a forma de comprimido de liberação retardada (revestimento gastrorresistente)

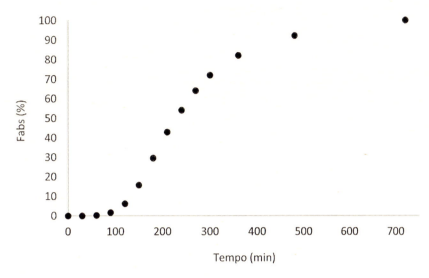

Fonte: os autores

Por meio da Figura 7.12 é possível perceber que a formulação apresenta um retardo inicial na absorção do fármaco (comumente chamado de *Tlag*), bem característico de formulação com revestimento gastrorresistente. Consequentemente, esse retardo gera uma curva sigmoidal para a F_{abs}.

Como explicado anteriormente, devido à disposição cinética bicompartimental do fármaco utilizado nesse exemplo, o método de Wagner-Nelson são seria aplicável. Na Figura 7.13, apresentamos também o perfil de F_{abs} obtido com esses mesmos dados mediante o método de Wagner-Nelson para demonstrar a sua inadequabilidade (valores de F_{abs} superiores a 100%).

Figura 7.13 – Comparação entre os perfis de F_{abs} obtidos pelo método de Loo-Riegelman e Wagner-Nelson (valores superiores a 100%) para um fármaco com disposição cinética bicompartimental e administrado sob a forma de comprimido de liberação retardada (revestimento gastrorresistente)

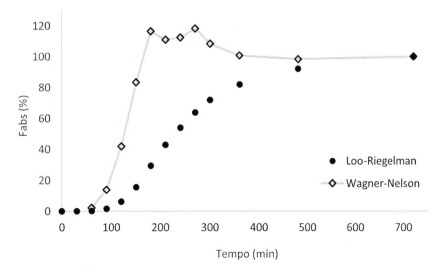

Fonte: os autores

Portanto, antes de iniciar a construção do modelo de CIVIV, é necessária uma avaliação minuciosa sobre as características farmacocinéticas da molécula em questão para que seja possível selecionar o modelo de deconvolução mais apropriado.

7.5 Considerações Finais

Os métodos convencionais de deconvolução (Wagner-Nelson, Loo-Riegelman e deconvolução numérica) são menos complexos quando comparados aos modelos mecanísticos. Em especial, os métodos de Wagner-Nelson (explorado em detalhes neste capítulo) e o de Loo-Riegelman têm a vantagem de possibilitar o cálculo da F_{abs} de maneira mais simplificada e sem a necessidade de um *software* específico. Apesar disso, os métodos convencionais são apropriados para modelos de CIVIV que envolvam somente fármacos e/ou formas farmacêuticas não complexas. Em determinadas situações, como, por exemplo, envolvendo fármacos e/ou forma farmacêuticas complexas, pode ser necessário estimar de forma isolada os processos envolvidos na absorção (dissolução *in vivo*, trânsito gastrointestinal, permeação, metabolismo na parede intestinal e de primeira passagem). Nesses casos, a adoção de modelos mecanísticos é recomendada, uma vez que possibilita isolar a dissolução *in vivo* da taxa de entrada para melhor correlação com os dados de dissolução *in vitro*.

Vale destacar que, nos últimos anos, programas computacionais têm sido desenvolvidos com *interfaces* de fácil manuseio, o que possibilita a deconvolução dos dados *in vivo* com certa agilidade para abordagens de CIVIV. Esses programas incluem também módulos de deconvolução pelos métodos convencionais abordados neste capítulo, possibilitando a seleção do mais adequado para cada situação.

Referências

BERMEJO, M. **Dissolution Methodologies and IVIVC**. ODD Lake Tahoe, mar. 2002. Disponível em: https://www.uv.es/~mbermejo/DissolutionC.pdf. Acesso em: 26 mar. 2023.

CARDOT, J. M.; DAVIT, B. M. In vitro-in vivo correlations: tricks and traps. **AAPS J**, [s. l.] v. 14, n. 3, p. 491-9, sep. 2012.

DAVANÇO, M. G. **Correlação in vitro** – in vivo no desenvolvimento de medicamentos genéricos: aplicação para formulações de desvenlafaxina e carbamazepina. 2021. Tese (Doutorado em Ciências da Saúde) – Programação de Pós-graduação *Stricto Sensu* em Ciências da Saúde, Universidade São Francisco. Bragança Paulista, 2021.

DAVANÇO, M. G.; CAMPOS, D. R.; CARVALHO, P. O. In vitro - In vivo correlation in the development of oral drug formulation: A screenshot of the last two decades. **Int J Pharm**, [s. l.] v. 30, n. 580, p. 119-210, apr. 2020.

DE CAMPOS, D. R. *et al*. Evaluation of pantoprazole formulations in different dissolution apparatus using biorelevant medium. **Arzneimittelforschung**, [s. l.] v. 60, n. 1, p. 42-47, jan. 2010.

EMAMI, J. In vitro – In vivo correlation: from theory to applications. **J Pharm Pharm Sci**, [s. l.] v. 9, n. 2, p. 169-189, jun. 2006.

FDA – Food and Drug Administration. **Guidance for Industry Extended Release Oral Dosage Forms:** Development, Evaluation, and Application of In Vitro/In Vivo Correlations. Rockville, USA 1997. Disponível em: http://academy.gmp-compliance.org/guidemgr/files/1306fnl.pdf. Acesso em: 16 mar. 2023.

GOHEL, M. *et al*. Simplified Mathematical Approach for Back Calculation in Wagner-Nelson Method. **Pharm. Rev.**, [*s. l.*] v. 3, 2005.

MUTHUKRISHMAN, V. Conventional & Mechanistic IVIVC: Complementary or Clashing Methods? Certara blog. February 9, 2016 Disponível em: https://www.certara.com/blog/conventional-mechanistic-ivivc-complementary-or-clashing-methods-2/. Acesso em: 14 de janeiro de 2022.

NOTARI, R. E. **Biopharmaceutics and Clinical Pharmacokinetics**. 4. ed. New York: Marcel Dekker, 1987.

WAGNER, J. G.; NELSON, E. Kinetic analysis of blood levels and urinary excretion in the absorptive phase after single doses of drug. **J Pharm Sci**, [*s. l.*] v. 53, p. 1392-403, nov. 1964.

CAPÍTULO 8

FARMACOMETRIA APLICADA AO DESENVOLVIMENTO DE MEDICAMENTOS

Andréa Diniz, Edilainy Rizzieri Caleffi-Marchesini & Gustavo Finatti Sakamoto

8.1 Introdução

No âmbito farmacêutico, o principal objetivo do setor de Pesquisa e Desenvolvimento (P&D) é a transformação de ideias em fármacos para o desenvolvimento, registro e comercialização de medicamentos. Moléculas candidatas a fármacos que estejam aptas a passar para fases mais avançadas do desenvolvimento (cerca de 3 em 10.000) passam por inúmeras etapas antes de uma possível comercialização (GIBSON, 2009).

A partir da descoberta do fármaco (*drug discovery*), as etapas são longas e de alto custo, passando pelo desenvolvimento do medicamento (*drug development*) e registro, até chegar à prateleira da farmácia. Estima-se que o processo de desenvolvimento de um novo medicamento gira em torno de US$ 2 bilhões investidos ao longo de 10-15 anos (DIMASI; GRABOWSKI; HANSEN, 2016).

O racional estratégico tradicional para a descoberta de fármacos e desenvolvimento de medicamentos acumula, historicamente, baixas taxas de sucesso quanto a aprovação e comercialização de novos produtos (HAY *et al.*, 2014; YAMAGUCHI; KANEKO; NARUKAWA, 2021; SALAZAR; GORMLEY, 2017). Na prática, o setor farmacêutico enfrenta uma necessidade imediata de melhorar o seu desempenho operacional e a qualidade dos seus produtos (GRANGEIA *et al.*, 2020).

Nas últimas décadas, a indústria farmacêutica tem testemunhado uma mudança de paradigma quanto ao ciclo de vida de um medicamento. Impulsionada por avanços na pesquisa científica, inovações tecnológicas e desenvolvimento de programas computacionais (*softwares*), novas abordagens estratégicas vêm sendo adotadas para que as tomadas de decisões do tipo "seguir ou desistir" (termo do inglês *go/no-go*) sejam mais suportadas por informações oriundas de ciência translacional e preditivas.

A Farmacometria (do inglês *Pharmacometrics*, PM ou PMx) é o ramo da ciência que se preocupa com a translação de processos complexos (e.g., fisiológicos, patológicos, bioquímicos, físico-químicos etc.). Portanto, é, naturalmente, uma área de pesquisa multidisciplinar, englobando áreas de conhecimento como a Farmacocinética, Farmacodinâmica, Tecnologia Farmacêutica, Biofarmácia, Controle de Qualidade, Farmacologia Clínica, Farmacoeconomia, Estatística, Patologia, Ciência da Computação, Engenharia e Ciência Regulatória (SRINIVASAN *et al*, 2020).

O foco do presente capítulo é apresentar como a Farmacometria pode guiar o desenvolvimento de medicamentos.

8.2 Conceitos e Definições

Williams e Ette (2000) definiram a Farmacometria como

> [...] a ciência do desenvolvimento e aplicação de métodos matemáticos e estatísticos para caracterizar, entender e predizer o comportamento farmacocinético e farmacodinâmico de um fármaco, quantificar incertezas acerca das informações sobre esse comportamento, e racionalizar a tomada de decisões guiada pelo conhecimento.

Em linhas gerais, a Farmacometria abrange a intersecção das áreas de tecnologia farmacêutica, farmacocinética, farmacodinâmica, estatística e métodos computacionais. Seja no âmbito acadêmico, industrial ou regulatório, a Farmacometria e os cientistas de farmacometria ou "farmacometristas" (do inglês *pharmacometricians*) estão no centro do paradigma da ciência translacional (BARRETT *et al.*, 2008).

Com a progressiva ampliação do escopo de aplicações de ferramentas farmacométricas, Barrett e colaboradores (2008) propuseram uma definição mais abrangente para a Farmacometria, a qual foi descrita como

> [...] o ramo da ciência que se preocupa com modelos matemáticos de biologia, farmacologia, doença e fisiologia utilizados para descrever e quantificar interações entre xenobióticos e pacientes, incluindo efeitos benéficos e efeitos colaterais resultantes de tais interfaces.

Presumivelmente, essa definição molda o escopo da Farmacometria de maneira mais ampla e demonstra a sua conexão com outras áreas de forma mais objetiva (BARRETT *et al.*, 2008). Vale ressaltar que a divisão de Farmacometria da agência reguladora dos Estados Unidos *U.S. Food and Drug Administration* (FDA) define a Farmacometria como "uma ciência emergente que quantifica informações sobre o fármaco, doença e ensaio [trial] para auxiliar decisões eficientes no desenvolvimento de fármacos e medicamentos e no âmbito regulatório" (U.S., 2001).

Há uma certa percepção de que o termo Farmacometria seja mais informativo para analistas e pesquisadores, mas não entre os "tomadores de decisão." Nesse contexto, foi cunhado o termo "Descoberta de fármacos e Desenvolvimento de Medicamentos informados por modelos" (*Model-Informed Drug Discovery and Development*, MID3). Esse termo foi definido pelo grupo de trabalho de MID3 da Federação Europeia de Indústrias Farmacêuticas e Associações Farmacêuticas (*European Federation of Pharmaceutical Industries and Associations*, EFPIA) e é definido como uma

> [...] estrutura quantitativa de predição e extrapolação, centrada no conhecimento e inferência gerada a partir de modelos integrados de dados do composto, mecanismo e doença, objetivando melhorar a qualidade, eficiência e custo-efetividade da tomada de decisões (MARSHALL *et al.*, 2016).

A concepção da tomada de decisão "informada por" ou "baseada em" modelos parece encorajar um aumento da conscientização dos tomadores de decisão de setores de P&D e regulatórios, além de ser mais precisa e ampla (MARSHALL *et al.*, 2016).

Essa movimentação de grupos de trabalho buscando harmonizar conceitos e práticas teve o intuito de prover e fortalecer as bases técnico-científicas e regulatórias quanto a aplicação e documentação de atividades dessa natureza na indústria farmacêutica e agências reguladoras.

O aumento da confiança na tomada de decisões e a maximização de taxas de sucesso na descoberta e desenvolvimento de fármacos deve-se, principalmente, à capacidade da Farmacometria de reunir diferentes estratégias de modelagem e simulação (STONE *et al.*, 2010).

Nesse contexto, os desenvolvedores de medicamentos genéricos têm utilizado ferramentas farmacométricas para balizar as tomadas de decisão, que vão desde definição de características de formulações (ex.: definição do melhor protótipo da formulação teste para o estudo de bioequivalência) até critérios de qualidade mais adequados a cada propósito.

O processo de aprendizagem em estudos farmacométricos, é, em si, um resultado. Isso porque, além do objetivo fim de um estudo, o que se aprende ao longo do seu desenvolvimento permite ampliar o nível de informações sobre o objeto estudado. Por isso, tradicionalmente, afirmamos que, em Farmacometria, o aprendizado é contínuo e cíclico nas etapas de "predizer, aprender, confirmar e aplicar" (do inglês *predict-learn-confirm-apply*).

8.3 Aplicações Gerais da Farmacometria no Desenvolvimento de Medicamentos

A ampla aplicação da Farmacometria envolve a construção de modelos biofarmacêuticos, farmacocinéticos, farmacodinâmicos e de progressão de doenças que podem ser interligados e utilizados para avaliar o impacto de características demográficas anatômicas e fisiológicas na(s) resposta(s) de interesse, como a exposição plasmática. Dentre as aplicações mais tradicionais de modelos farmacocinéticos, pode-se destacar o uso para avaliar estratégias de dosagem em populações específicas, subsidiar o uso *off-label* de medicamentos (utilização que não segue as indicações homologadas), avaliar o impacto de interações medicamentosas no comportamento farmacocinético, entre outras aplicações (WILLIAMS; ETTE, 2007).

Na Figura 8.1 é possível verificar como a Farmacometria permeia todas as fases de descoberta de fármacos e desenvolvimento de medicamentos, iniciando-se em estudos pré-clínicos e chegando até a fase de comercialização (pós-registro).

Figura 8.1 – Esquema indicando que os resultados das atividades envolvidas com a descoberta e desenvolvimento de fármacos são avaliados por aplicação da Farmacometria e os resultados informam sobre o desenvolvimento racional de produtos, informado por modelos

PRÉ-CLÍNICO
- Compreensão do mecanismo de ação
- Identificação de biomarcador(es)
- Ensaios *in vitro* e *in vivo* (eficácia/toxicidade)
- Regimes de dosagem
- Interações medicamentosas
- Decisões *go/no-go*

CLÍNICO
- Extrapolação de dados
- Planejamento de estudos
- Seleção/otimização de dose
- Primeira dose em humanos
- Relações exposição-resposta
- Análise de covariáveis
- Estratégias de monitoramento
- Consideração de populações específicas (p.ex., pediátrica, idosa etc.)
- Avaliação benefício-risco
- Estudos de bioequivalência

PÓS-COMERCIALIZAÇÃO
- Farmacovigilância
- Toxicidade/eficácia não prevista
- Análise de custo-efetividade

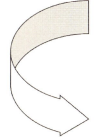
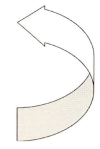

Predizer
Aprender
Confirmar
Aplicar

FARMACOMETRIA

Fonte: adaptado de Lala e Gobburu (2010); Rang e Hill (2013)

Por questões organizacionais deste capítulo, as fases de descoberta de fármacos não serão cobertas, visto que trataremos do racional envolvido com o desenvolvimento de medicamentos.

Os modelos farmacocinéticos podem ser desenvolvidos baseados em três diferentes abordagens: de cima para baixo (do inglês *top-down*), de baixo para cima (do inglês *bottom-up*) e a intermediária (do inglês *middle-out*). Essas direções relacionam-se ao nível de complexidade dos dados iniciais e do direcionamento da questão científica a ser respondida.

A abordagem mais conhecida é a do tipo *top-down,* em que os dados iniciais são os dados mais complexos, ou seja, dados de concentração plasmática em um organismo. Tradicionalmente utiliza-se esses dados plasmáticos medidos em animais, no caso de estudos pré-clínicos, voluntários (indivíduos saudáveis) ou pacientes, no caso de estudos clínicos, para determinar o comportamento farmacocinético no organismo estudado. Esse tipo de avaliação farmacocinética pode seguir uma análise do tipo não compartimental ou compartimental.

No âmbito regulatório brasileiro, as análises não compartimentais são as mais empregadas, visto que todos os estudos de biodisponibilidade relativa e bioequivalência são baseados nesse tipo de análise (tópico abordado nos Capítulos 4 e 5 deste livro).

Ainda dentro da direção *top-down*, a farmacocinética compartimental também necessita de dados plasmáticos para que dados farmacocinéticos sejam obtidos. Os modelos farmacocinéticos compartimentais (tópico abordado no capítulo 4 deste livro) são representações matemáticas simplificadas de aspectos da realidade que permitem a análise de fatores importantes na descrição dos dados observados (DERENDORF *et al.,* 2000).

Essas funções matemáticas simplificadas assumidas na abordagem compartimental não representam a estrutura anatômica e fisiológica, como já apresentado em capítulos anteriores. O interesse em desenvolver modelos orientados para uma abordagem de maior significância fisiológica não é novo. Modelos farmacocinéticos baseados em fisiologia consideram parâmetros anatômicos e fisiológicos como o peso dos órgãos, fluxos sanguíneos e processos metabólicos para proverem perfis de concentração *vs.* tempo de diversos tecidos.

Por possuírem estrutura mais mecanística[11], os modelos farmacocinéticos baseados em fisiologia (PBPK, do inglês *Physiologically based pharmacokinetic*) vêm ganhando notoriedade e sendo utilizados para guiar o desenvolvimento de novos medicamentos.

8.4 Introdução à Modelagem Farmacocinética Baseada em Fisiologia (PBPK)

A modelagem PBPK pode ser definida como a aplicação de modelos matemáticos fundamentados na fisiologia de espécies animais, incluindo o ser humano, a fim de simular perfis de concentração de um dado fármaco ao longo do tempo em diferentes tecidos (EMA, 2018).

A principal diferença entre a estrutura de um modelo PBPK e um modelo compartimental está no número e na forma com que os compartimentos são interligados (Figura 8.2), além dos tipos de dados necessários para construir um modelo farmacocinético.

---

[11] Assume-se como sendo um modelo mecanístico (ou mecanicista) aquele que considera as informações e relações anátomo-fisiológicas no desenho do modelo farmacocinético estrutural. Portanto, modelos mecanísticos possuem maior coerência biológica comparados a modelos empíricos.

Figura 8.2 – Diagrama esquemático de um modelo farmacocinético baseado em fisiologia. (A) Modelo PBPK completo; (B) Modelo PBPK mínimo

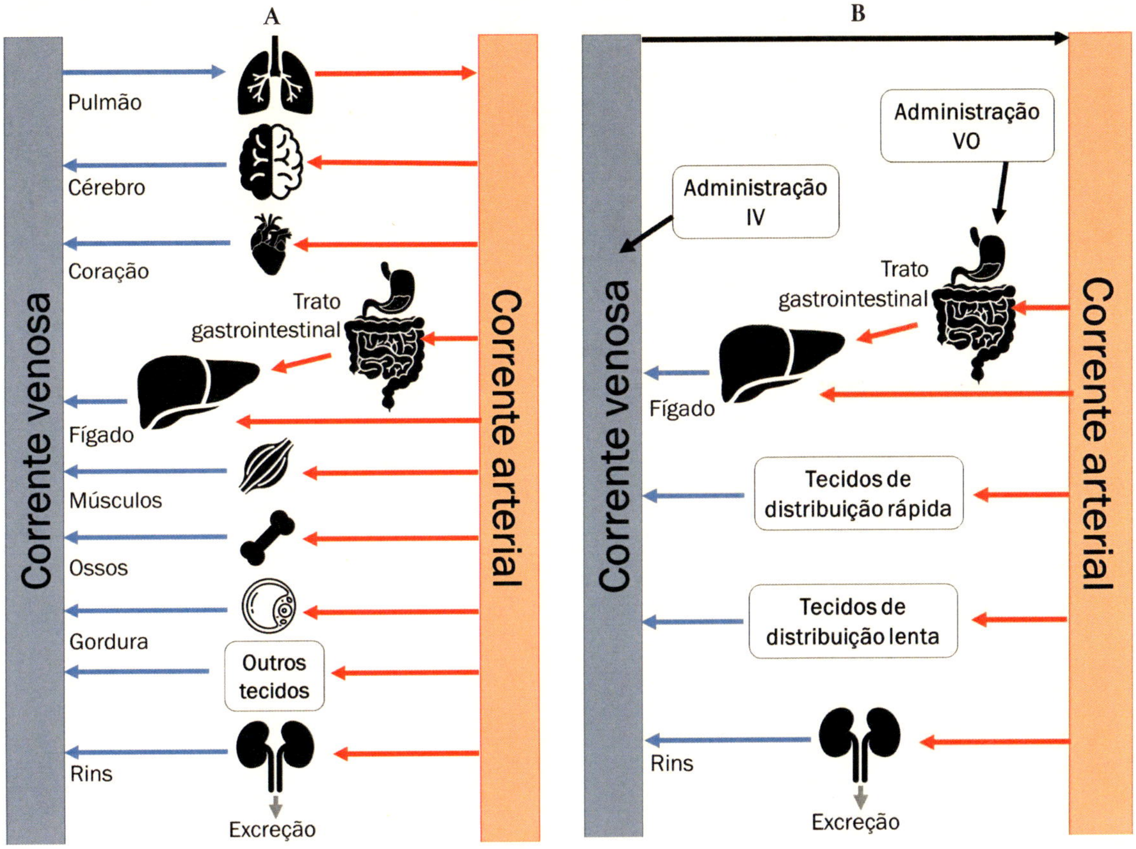

Fonte: adaptado de Reddy *et al.* (2013); Dennison *et al.* (2004); Jeong, Kim e Chung (2022)

Como dito anteriormente, os modelos compartimentais são desenvolvidos usando a abordagem *"top-down"*, em que dados observados de exposição plasmática geram informações sobre o comportamento farmacocinético.

Na modelagem PBPK, as informações para a construção do modelo são provenientes de dados da molécula, de mecanismos fisiológicos e farmacológicos *a priori*. Esta abordagem é identificada como *"bottom-up"*. Portanto, dados físico-químicos do fármaco são incorporados ao conjunto de equações que formam um modelo do sistema anátomo-fisiológico. Sendo assim, os parâmetros de entrada do modelo (dados do fármaco e do sistema fisiológico) geram informações sobre a exposição sistêmica daquele fármaco.

Esse conjunto de equações que formam o modelo PBPK buscam descrever o balanço de massas assumindo todos os compartimentos do modelo. O modelo estrutural visto na Figura 8.2 mostra que cada compartimento é, conceitualmente, conectado ao fluxo sanguíneo. Como esses modelos são baseados em fisiologia, eles buscam fornecer uma estrutura mais mecanística que permita prever perfis de concentração do fármaco no plasma e em diferentes tecidos ao longo do tempo (JONES; ROWLAND-YEO, 2013; UPTON; FOSTER; ABUHELWA, 2016).

O uso de modelos multicompartimentais que incorporem componentes biológicos e fisiológicos para a simulação de dados farmacocinéticos não é algo novo. Atualmente, assume-se que o primeiro modelo farmacocinético com abordagem mais fisiológica tenha sido proposto em 1937 por Torsten Teorell, hoje considerado o "pai" da farmacocinética baseada em fisiologia (PAALZOW, 1995; TEORELL, 1937). Entretanto, levantamento da literatura científica mostra que, já em 1924, o Dr. Howard Haggard, apresentou proposta de modelo farmacocinético baseado em fisiologia do éter etílico (utilizado antigamente como anestésicos em cirurgias) (HAGGARD, 1924).

Apesar de o conceito de PBPK não ser tão novo, foi só recentemente que as aplicações expandiram devido ao desenvolvimento de sistemas computacionais que pudessem simplificar a complexidade matemática desses modelos. Além disso, esses modelos requerem uma grande quantidade de parâmetros e informações de base, o que envolveu e ainda envolve significativo tempo de pesquisa antes da etapa modelagem PBPK em si (JONES; ROWLAND-YEO, 2013).

Para o desenvolvimento e construção de um modelo PBPK são necessários dados de entrada. Esses dados podem ser, qualitativamente, divididos em blocos. Desse modo, teremos blocos que reunirão conjuntos de características relacionadas a) ao sistema fisiológico, b) ao fármaco (descritores moleculares e dados físico-químicos), c) a interação do fármaco no sistema biológico, d) a formulação e, e) ao estudo clínico, como representado na Figura 8.3.

Figura 8.3 – Representação dos blocos e dos tipos de dados de entrada para o desenvolvimento de um modelo PBPK

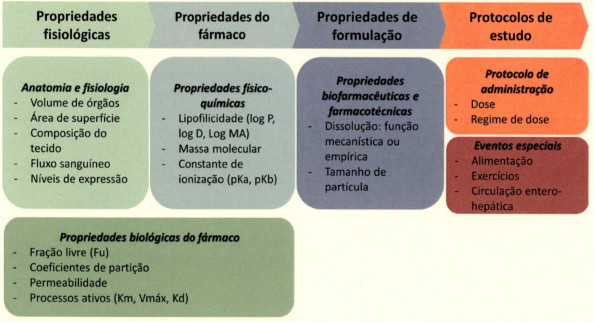

Fonte: adaptado de Kuepfer *et al.* (2016)

Os blocos relativos ao fármaco e à sua interação com o sistema biológico são muitas vezes preenchidos com dados oriundos de literatura quando as informações disponíveis forem suficientemente robustas, caso contrário, existe a real necessidade de se obter informações confiáveis, seja por predições *in sílico*, seja por experimentação pré-clínica e/ou clínica.

Destacaremos que as informações de solubilidade de um fármaco devem ser muito bem exploradas, sendo necessário o levantamento de informações sobre seu comportamento em água e em distintos valores de pH, utilizando soluções-tampão comumente descritas em farmacopeias, bem como em meios biomiméticos (também chamados de biorrelevantes) que simulem condições em presença e ausência de alimentação, entre outras características.

No bloco que agrupa informações sobre a interação da molécula com o sistema biológico, teremos dados como a taxa de ligação às proteínas plasmáticas, permeabilidade através de membranas, cinética metabólica (constante de Michaelis-Menten (km), a velocidade máxima de metabolização (V_{max})) e a relação de partição entre sangue e plasma (S:P).

Note que tanto as informações relativas a descritores moleculares e comportamento físico-químicos quanto as informações de interações biológicas demandam um vasto número de experimentos *in vitro*.

Um ponto essencial para a construção de modelos PBPK é a obtenção desses dados de entrada com a maior qualidade e acurácia possível, visto que a capacidade preditiva do modelo está diretamente relacionada à qualidade desses dados.

É comum observar a vacância de dados experimentais em modelos PBPK publicados na literatura. Nesses casos, são utilizados dados oriundos de predições quimiométricas ou *in silico*. Entretanto, há que se ter em conta que assumir predições para se fazer outras predições, aumentará o grau de incerteza de um modelo farmacocinético. É necessário relembrar que o jargão mais falado em Modelagem & Simulação (M&S), para qualquer área, é "lixo entra, lixo sai", tradução da frase clássica em inglês *"garbage in-garbage out*. Trazendo para o nosso contexto, dados sem significância fisiológica levarão a modelos com pouca confiabilidade.

Sendo assim, uma das mudanças de paradigmas no processo de desenvolvimento de medicamentos relaciona-se a necessidade de uma ampla exploração, investimento de tempo e recursos financeiros em etapas iniciais do desenvolvimento da formulação por meio da realização dos estudos *in vitro* que dão o suporte à construção do modelo PBPK, quer seja um modelo para humanos, quer seja para animais.

Após a obtenção de informações sobre o fármaco, essas deverão ser incorporadas ao conjunto de equações que descrevem o modelo estrutural (Figura 8.2) e que formam o "organismo virtual". Esse organismo é construído por dados anátomo-fisiológicos existentes na literatura para uma determinada população.

Por definição, população é um conjunto de indivíduos que possuam características em comum. No caso dos modelos PBPK, busca-se construir populações de acordo com suas semelhanças e variabilidades fisiológicas, portanto, essas características podem ser agrupadas de acordo com fatores intrínsecos ou extrínsecos. Quanto a fatores intrínsecos, temos a idade, etnia, presença ou ausência de doença, sexo, gravidez, lactação entre outros. Já os fatores extrínsecos, estão relacionados a fatores ambientais que podem alterar, de algum modo, os processos fisiológicos de um indivíduo, como práticas médicas (ex.: cirurgia bariátrica), consumo de álcool, tipos de dieta, tabagismo (Figura 8.3) (ZHAO *et al.*, 2011).

Um modelo farmacocinético é, geralmente, construído para atender a um propósito definido. Sendo assim, não existe "um único modelo PBPK" para uma dada população e/ou fármaco. Em vez disso, existe um modelo capaz de convergir e interagir equações e dados que sejam suficientemente robustos para descrever (modelar) o comportamento farmacocinético. Esse modelo deve ser adequado para o seu propósito e o termo em inglês utilizado para isso é *"fit-for-propose"*.

Considerando a adequação ao propósito, um modelo PBPK pode ter complexidades distintas desse organismo virtual. Para a construção desse organismo virtual, assume-se cada um dos tecidos ou órgãos como sendo um compartimento separado. Nesse caso, ele é considerado como um modelo de corpo inteiro, ou modelo completo (do inglês *whole body* ou *full PBPK)* (Figura 8.2 A). Entretanto, se o objetivo do estudo não necessita avaliar todos os órgãos e tecidos, esses podem ser agrupados, tornando mais simplificado o sistema de equações desse organismo virtual. Esses agrupamentos de tecidos ou órgãos são feitos de acordo com a semelhança de características de volume e fluxo sanguíneo. Com isso, esses organismos virtuais simplificados são nominados de modelo semi-PBPK, ou modelo PBPK agrupado ou mínimo (do inglês *semi-PBPK*, *lumped* ou *minimal*). Destacamos que o fato de o modelo ser mais simples não o faz um modelo simplista, pois ainda possui uma grande complexidade de estruturação (Figura 8.2 B).

A decisão de implementar um modelo mínimo ou completo é orientada pela quantidade de dados disponíveis e pelo objetivo do modelo em desenvolvimento. Por exemplo, modelos que tenham como objetivo principal descrever a cinética de absorção de um fármaco podem assumir um modelo mínimo para os parâmetros de metabolismo e excreção (BERMEJO *et al.*, 2020; DOKI *et al.*, 2017), enquanto modelos que busquem conhecer concentrações desse fármaco em um dado tecido devem, por conceito, preferir modelo completo.

Um dos pontos importantes no desenvolvimento do modelo PBPK é a definição de como ocorre o processo de distribuição. Sabe-se que a distribuição de um fármaco pelos órgãos ou tecidos pode ser limitada pela sua perfusão sanguínea ou pela sua permeabilidade (Figura 8.4).

Figura 8.4 – Esquema representativo dos processos de distribuição de um fármaco que podem ser assumidos em um modelo PBPK: Distribuição limitada pela perfusão (à esquerda) e limitada pela permeabilidade (à direita)

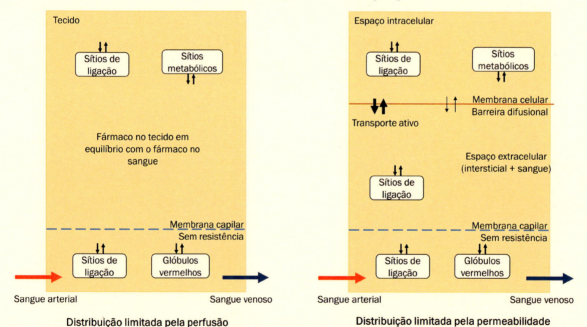

Fonte: adaptado de Jones e Rowland-Yeo (2013)

A distribuição limitada pela perfusão (Figura 8.4 – esquerda) ocorre quando o principal fator responsável pela chegada do fármaco ao tecido é o fluxo sanguíneo, ou seja, tecidos mais irrigados receberiam mais fármaco, comparados a tecidos menos irrigados. A premissa do modelo limitado pela perfusão assume que, no estado de equilíbrio, a concentração livre do fármaco no tecido está em equilíbrio com a concentração livre dele na circulação sistêmica. Esse tipo de distribuição tende a ocorrer com moléculas pequenas e lipossolúveis que não apresentem dificuldades de permeação.

Por outro lado, a distribuição limitada pela permeabilidade ocorre com moléculas que apresentem dificuldade de permeação nos tecidos e/ou que dependam de transportadores de captação ou efluxo. Moléculas grandes e polares são exemplos clássicos desse comportamento. Nesse tipo de distribuição, a representação do tecido mostra uma divisão em, no mínimo, dois compartimentos, os quais representam os espaços intra e extracelular, separados por uma membrana que age como uma barreira de difusão (Figura 8.4 – direita). Nesse modelo, o tempo para atingir o equilíbrio é dependente da permeabilidade específica de cada fármaco (JONES; ROWLAND-YEO, 2013; UPTON; FOSTER; ABUHELWA, 2016; DOKI et al., 2017).

Em função dessas premissas de distribuição, os dados de interação do fármaco com o sangue, com o plasma e com as proteínas plasmáticas têm uma grande importância no desenvolvimento do modelo PBPK. Isso porque a distribuição de um fármaco pelos órgãos ou tecidos ocorre somente com o fármaco livre no plasma (f_{up} – do inglês *unbound fraction in plasma*). Sendo assim, torna-se necessário conhecer a taxa de ligação às proteínas plasmáticas, bem como a razão sangue: plasma. Ambas as informações estão relacionadas a determinação da magnitude de "aprisionamento" do fármaco dentro da circulação sistêmica. Nos dois casos, quanto maiores forem as taxas de ligação do fármaco, menor será a sua disponibilidade para a distribuição aos tecidos (SVENSSON *in*: DUCHARME; SHARGEL, 2022). Esses dados tornam possível a estimação das quantidades de fármaco (massas) que são transferidas a cada tecido por unidade de tempo.

Ainda sobre a caracterização da distribuição, além das massas disponíveis para a transferência, a definição do como essas massas são transferidas, também é parte do desenvolvimento do modelo.

A caracterização da transferência do fármaco do plasma para o tecido é dada por meio de constantes de distribuição plasma: tecido (Kp). O racional por trás dessas constantes é muito semelhante a qualquer constante de partição, como a octanol: água, ou seja, conhecer qual seria a relação de proporcionalidade entre as concentrações do fármaco no plasma e um tecido em um mesmo momento.

Os valores de Kp são utilizados em um modelo PBPK para estimar as taxas de transferências de massas no organismo virtual. Esses dados são comumente obtidos por meio de diferentes métodos de estimação quimiométrica, os quais levam em conta diferentes parâmetros iniciais da molécula. No Quadro 8.1 é possível verificar as principais premissas de cada método de estimação.

Os distintos métodos possuem um modo próprio de considerar as relações entre a composição, pH e volume de cada órgão e tecido, e as relações com os descritores moleculares, físico-químicos e biológicos. A escolha do método que irá compor o sistema de cálculo no algoritmo final do modelo PBPK é caso-dependente. Se houver informações suficientes para que cada uma das premissas possa ser assumida, a seleção será baseada em dados, caso contrário, a decisão será empírica.

Quadro 8.1 – Métodos de estimação de constantes de distribuição plasma: tecido (Kp) mais comumente utilizados

Método de cálculo de distribuição plasma: tecido (kp)	Premissas
Poulin e Theil (2002)	Calcula a lipo-hidrofobicidade dos tecidos com base na fração de lipídios neutros, fosfolipídios e água, são empregados parâmetros específicos do composto como f_{up}, log P e pKa, assumindo que não existem transportadores ativos importantes.
Berezhkovskiy (2004)	Considera que há eliminação periférica do fármaco.
Rodgers e Rowland (2005; 2006)	Considera as interações eletrostáticas em pH fisiológico e classifica as moléculas em dois grupos: bases moderadas a fortes e moléculas anfóteras sem pKa básico (pKa ≥ 7), neutras, bases fracas (pKa < 7) e ácidas.
Lukakova (2008)	Propôs um método modificado a partir de Rodgers e Rowland. O método original exigia equações separadas para diferentes classes de substâncias, em contrapartida, no método proposto por Lukacova as equações foram agrupadas em uma única responsável por todas as interações entre fármaco e componentes teciduais.
Schmitt (2008)	Considera compostos orgânicos.
Wilmann (2005) ou PK-Sim *standard*	Considera adicionalmente as proteínas como componentes dos tecidos.

Fonte: os autores

Assim como para a fase de distribuição, o modelo PBPK também poderá assumir distintos processos para a eliminação. O modo mais mecanístico envolve a caracterização completa de todos os processos envolvidos com a eliminação, como o metabolismo hepático e a excreção renal. No caso do processo metabólico, as enzimas envolvidas com a eliminação (ex.: as do sistema CYP, esterases, glicuronidases, entre outras), juntamente à descrição dos seus parâmetros de cinética metabólica (km e Vmax), são incorporadas ao modelo. Para a excreção renal, incorporam-se as informações sobre os processos de eliminação envolvidos e suas velocidades. Quando dados em humanos são inexistentes, dados oriundos de estudos pré-clínicos *in vitro* (ex.: cinética metabólica) ou *in vivo* (modelos animais) podem ser assumidos como dados iniciais no desenvolvimento de modelos.

Entendendo que o modelo deve ser construído para atender ao seu propósito, a incorporação de todo arsenal metabólico a ele será essencial para estudos que tenham a proposta de avaliação de translação de modelo farmacocinético entre populações, como por exemplo, a pediátrica e a idosa. Isso porque o organismo virtual estruturado deve ter as informações sobre a abundância enzimática em distintos tecidos e suas variabilidades em dada população. A abundância enzimática é um dado que informa a quantidade de enzima expressa por grama de tecido. Com isso, conhecendo também a variabilidade do tamanho de cada órgão na população em diferentes idades, é possível estimar o quanto de enzima total estará envolvida no metabolismo do fármaco em estudo em um determinado indivíduo virtual. Assim, torna-se possível criar subpopulações, como metabolizadores lentos e rápidos para cada enzima de interesse, permitindo o estabelecimento de modelos PBPK que representem cenários fisiológicos distintos.

É importante pontuar também que, além das enzimas envolvidas com a eliminação, a abundância de transportadores envolvidos nos processos de efluxo e influxo do fármaco, como a P-glicoproteína (PgP) e outros, também pode ser incorporada ao modelo e tem grande impacto na caracterização da fase de distribuição. Se houver informações quali e quantitativas sobre a interação do fármaco com esses transportadores, essa incorporação ao organismo virtual aumenta a significância mecanística do modelo e capacidade preditiva das concentrações teciduais.

Quando o modelo tiver um propósito onde não haja a necessidade de uma caracterização detalhada, mecanística, da eliminação, é possível assumir essa etapa como um processo global. Para isso, ao invés de dados enzimáticos e/ou renais explícitos, como dito anteriormente, o dado de *clearance* total é assumido. Esse tipo de abordagem é comum quando o detalhamento de processos de eliminação não é importante para responder à questão científica posta, ou mesmo quando não existem dados suficientes para assumir os processos de eliminação de modo detalhado.

Com os principais conceitos definidos, descreveremos agora algumas das estratégias no processo de modelagem.

8.5 Estratégias na Construção de Modelo PBPK

O desenvolvimento de modelos PBPK pode ser feito utilizando distintas plataformas computacionais e no capítulo 9 deste livro esse tópico está mais amplamente discutido. Algumas dessas plataformas possibilitam a construção do modelo por meio da codificação manual de cada uma das equações que irão compor o sistema anátomo-fisiológico e biofarmacêutico.

Para o uso desse tipo de plataforma, é necessário reunir equipe com profundo conhecimento de modelagem e codificação, além da experiência na área farmacocinética. Entretanto, algumas plataformas comerciais oferecem as codificações relativas ao sistema anátomo-fisiológico já prontas e em interface amigável. Associado a esse bloco de códigos, outros blocos prontos também são oferecidos, tais como os relativos ao comportamento biofarmacêutico onde as características moleculares e físico-químicas são inseridas e usadas para estimar parâmetros farmacocinéticos, como discutidos anteriormente.

As plataformas comerciais diferem entre si quanto às ferramentas disponíveis e ao sistema de códigos assumidos para as estimações, no entanto, o racional estratégico geral é bastante semelhante entre elas.

Considerando a finalidade deste capítulo, seguiremos assumindo o racional do uso de plataformas comerciais e, portanto, discutiremos estratégias e etapas comumente desenvolvidas nesse tipo de plataforma, em que as codificações para a construção de indivíduo ou populações já estão finalizadas.

Anteriormente, foi discutido que a modelagem PBPK assume, conceitualmente, uma abordagem *bottom-up* por utilizar dados iniciais físico-químicos do fármaco e do sistema anátomo-fisiológico para predizer perfis farmacocinéticos plasmáticos e teciduais. Isso é uma realidade em casos de desenvolvimento de fármacos em que não existam ainda dados de exposição sistêmica. Entretanto, para o desenvolvimento de medicamentos, é comum que se tenha acesso a dados plasmáticos de estudos publicados em literatura científica, ou mesmo gerados pelas próprias indústrias farmacêuticas (por exemplo, para o desenvolvimento de medicamentos genéricos, é comum encontrar dados plasmáticos do medicamento de referência na literatura). Nesses casos, um ou mais conjuntos de dados de concentração plasmática são utilizados para orientar o desenvolvimento do modelo e possibilitar a comparação entre os dados plasmáticos reais (observado) com aqueles simulados por meio dos parâmetros físico-químicos e fisiológicos de entrada.

Essa prática torna possível reajustar valores desses parâmetros de entrada para que o perfil plasmático predito se torne compatível com o perfil plasmático observado. Quando essa estratégia é assumida, diz-se que a abordagem é do tipo *middle-out*.

Como este capítulo tem como enfoque o uso de ferramenta farmacométrica para desenvolvimento de medicamentos, prosseguiremos discutindo a abordagem *middle-out*.

8.5.1 Desenvolvimento de Modelo PBPK para um Indivíduo Virtual

Quando um modelo PBPK é construído, ele poderá representar um indivíduo ou uma população virtual. Na primeira etapa do desenvolvimento do modelo, busca-se construir um modelo de indivíduo para que se possa avaliar e ajustar os parâmetros iniciais para determinada molécula.

Quando não existirem informações experimentais de exposição plasmática, é possível assumir o indivíduo virtual típico para uma dada população. Um indivíduo típico é aquele que reúne as características médias de cada um dos parâmetros anátomo-fisiológicos, como por exemplo, idade, peso e altura. Ou seja, é um indivíduo hipotético. Com esses dados antropométricos, o indivíduo virtual médio terá estimada suas características fisiológicas, de tamanho de órgão e tecidos, quantidade total de enzimas e transportadores presentes, bem como fluxo sanguíneo, entre outros parâmetros. Entretanto, quando dados observados estiverem disponíveis, é possível selecionar um indivíduo que represente as características médias de peso e altura dos voluntários (ou pacientes) de um estudo clínico.

Com as características fisiológicas individuais definidas, parte-se para a adição dos dados físico-químicos iniciais do fármaco ao sistema. Para a seleção dos parâmetros de entrada deve-se levar em conta a qualidade dos dados, como já discutido. O Quadro 8.2 representa os passos gerais para construção de modelo PBPK para um indivíduo.

Quadro 8.2 – Passos para a construção de modelo PBPK de um indivíduo

Etapas		Descrição	Finalidade	Comentários
Desenvolvimento do modelo	1	Definição das características do indivíduo virtual (idade, peso, altura, sexo).	Estabelecer os critérios para construir o bloco das características fisiológicas do indivíduo.	Pode-se assumir as características de um indivíduo típico de população geral ou características médias dos indivíduos de um estudo clínico.
	2	Seleção e entrada dos dados moleculares e físico-químicos do fármaco (peso molecular, logP, pKa, solubilidade).	Informar ao sistema as características e o comportamento conhecido do fármaco.	Os dados utilizados podem ser oriundos de bases de dados ou literatura, ou mesmo de predições *in silico* mas sempre deve-se dar preferência àqueles obtidos experimentalmente.
Desenvolvimento do modelo	3	Seleção e entrada dos dados de interação do fármaco com o sistema biológico (f_u, permeabilidade através de membrana, S:P).	Informar ao sistema o comportamento biológico do fármaco.	Os dados utilizados podem ser oriundos de bases de dados ou literatura, ou mesmo de predições *in silico* mas sempre deve-se dar preferência àqueles obtidos experimentalmente.
	4	Simulação do perfil farmacocinético de um fármaco após a administração IV.	Caracterizar as etapas de distribuição e eliminação com maior acurácia e ajustar valores dos parâmetros de entrada.	Essa etapa será realizada somente quando dados plasmáticos observados estiverem disponíveis para a comparação entre os perfis predito e observado.
	5	Simulação do perfil farmacocinético de um fármaco após a administração oral.	Caracterizar a etapa de absorção e ajustar valores dos parâmetros de entrada para essa nova via de administração, se aplicável.	Após a obtenção do perfil farmacocinético predito, este deverá ser comparado a perfis observados para avaliar a performance preditiva do modelo.
	6	Avaliação da performance preditiva do modelo.	Verificar a acurácia do modelo em prever o perfil farmacocinético de um fármaco em uma dada condição.	Existem alguns métodos de comparação do modelo. Em geral, estima-se a diferença entre valores preditos e observados de ASC, C_{max} e t_{max}. Essa etapa é realizada para avaliar a acurácia do modelo para os passos 4, 5 e 8.
Análise de sensibilidade	7	Análise de sensibilidade global do modelo.	Identificar com que magnitude cada parâmetro avaliado impacta na resposta da exposição plasmática.	Compreender como as pequenas alterações nos valores dos parâmetros de entrada podem impactar em respostas como ASC, C_{max}, t_{max}, *clearance* e outros parâmetros. É especialmente importante para identificar os parâmetros críticos do modelo.

	8	Validação do modelo PBPK para um indivíduo.	Desafiar a capacidade preditiva do modelo quando assumidas condições clínicas distintas das utilizadas para desenvolver o modelo.	É necessário o acesso a distintos conjuntos de dados observados, em condições clínicas distintas (dose, via de administração, tipo de formulação, pacientes, voluntários, idade, entre outras).
Validação do modelo				

Fonte: os autores

Com os blocos dos parâmetros anatômicos e fisiológicos do indivíduo virtual definidos e das características da molécula, parte-se para o início das simulações.

Conceitualmente, é sempre preferível iniciar a modelagem buscando explorar o comportamento de distribuição e eliminação com maior profundidade. Para isso, serão necessários dados observados de concentração plasmática após uma administração intravenosa (IV), onde somente essas duas etapas farmacocinéticas são observadas.

Um conjunto de dados de concentração plasmática experimental deve ser selecionado para guiar o desenvolvimento do modelo. Nessa fase, o modelador poderá ajustar os parâmetros iniciais, bem como definir quais os modelos de estimação de distribuição mais adequado ao conjunto de dados observados para o fármaco em estudo (Quadro 8.1).

Seguiremos assumindo a via oral para o desenvolvimento do raciocínio, mas a mesma estratégia poderia ser usada para outras vias, como a transdérmica, bucal, intramuscular, entre outras. Considerando que nessa etapa do desenvolvimento o processo de absorção pode ser muito influenciado pelo desempenho da formulação empregada, a caracterização de seus perfis de dissolução/liberação passa a ser uma etapa muito importante para cada formulação empregada (solução, cápsula, comprimido, suspensão, comprimido de liberação prolongada, entre outros).

Nesse momento do desenvolvimento do modelo, ajustes nos parâmetros de entrada do fármaco e da formulação, que impactam no perfil de absorção, deverão ser ajustados utilizando dados plasmáticos observados após a administração oral.

Nos casos em que dados plasmáticos após administração IV não estejam disponíveis, dados plasmáticos após administração extravascular podem ser utilizados, e as etapas farmacocinéticas de absorção, distribuição e eliminação serão ajustadas conjuntamente.

8.5.2 Checagem da Performance do Modelo PBPK para um Indivíduo Virtual

A definição dos parâmetros de entrada, como, por exemplo, o valor exato de logP ou de solubilidade, e do modelo de estimação, é feita por comparação entre os perfis preditos com um conjunto de parâmetros iniciais em relação ao perfil plasmático efetivamente observado (dados experimentais). Essa avaliação deve ser feita por inspeção visual da comparação gráfica da sobreposição de modelo predito e observado, pela avaliação da semelhança entre os parâmetros farmacocinéticos preditos e os observados, como o volume de distribuição, fração biodisponível e *clearance*, e pela análise da proximidade dos parâmetros predito *vs.* observados de área sob a curva (ASC), concentração máxima (C_{max}) e tempo para atingir a concentração máxima (t_{max}).

Os critérios de aceitação do modelo serão determinados pelos níveis obtidos no erro de predição de cada parâmetro. Os critérios de aceitação podem ser estimados por algumas funções como o cálculo do erro médio (MFE, do inglês *mean fold error* e AFE, *average fold error*, respectivamente as equações 8.1 [BIESDORF *et al.*, 2019] e 8.2 [MAHARAJ; BARRETT; EDGINTON, 2012]) e percentual do erro de predição médio (%PE, do inglês *average absolute percent prediction error*) (equação 8.3 [KUSHWAH, V. *et al.*, 2021]).

$$MFE = \frac{Predito}{Observado}$$ Equação 8.1

$$AFE = 10^{\frac{1}{n}\sum \log\left(\frac{Predito}{Observado}\right)}$$ Equação 8.2

$$\%PE = \frac{Observado - Predito}{Observado} \times 100$$ Equação 8.3

Os parâmetros ASC, C_{max} e t_{max} preditos e observados são submetidos a essas avaliações e valores obtidos indicam se o modelo prediz valores aceitáveis que demonstrem a adequabilidade do modelo. Os limites e aceitação dependerão da finalidade do modelo. Alguns estudos preliminares e de extrapolação de dados entre espécies e entre populações especiais assumem como intervalo de aceitação um MFE entre 0,5 e 2,0 (BIESDORF *et al.*, 2019; POLASEK *et al.*, 2018; MILLER *et al.*, 2019). Outros estudos assumem o intervalo semelhante ao da bioequivalência, com MFE entre 0,80 e 1,25 (VAIDHYANATHAN *et al.*, 2019). Já os estudos cujo enfoque é na fase de dissolução e absorção, bem como aqueles que empregam a metodologia IVIVC/R, assumem um MFE entre 0,90 e 1,10 (%PE < 10%).

Outro ponto importante ainda nessa fase de checagem do modelo é a análise de sensibilidade do parâmetro (PSA – do inglês, *parameter sensitivity analysis*). Essa etapa tem como finalidade conhecer como variações nos parâmetros de entrada ou fisiológicos impactam a exposição plasmática predita (MCALLISTER *et al.*, 2022).

A análise de sensibilidade indica quais parâmetros de entrada podem ser mais críticos para o modelo e, consequentemente, deveriam ter valores assumidos de modo mais conservador e, preferencialmente, relacionado a dados experimentais. Essa etapa auxilia na indicação da incerteza do modelo para o objetivo proposto.

8.5.3 Validação do Modelo PBPK

O termo validação do modelo ainda não é consenso. Alguns autores utilizam o termos verificação do modelo. Entretanto, nesse Capítulo adotaremos os conceitos como descritos no Guia da OECD (*Organization for Economic Co-operation and Development*) intitulado "Guia para caracterização, validação e relatório de modelos cinéticos baseados em fisiologia com finalidade regulatória" (OECD, 2021, tradução livre).

Nesse documento, a etapa de verificação do modelo é descrita como sendo o processo de checagem da correta implementação das equações matemáticas escolhidas para a plataforma computacional (OECD, 2021, tradução livre). Portanto, como dissemos anteriormente, neste capítulo não abordamos a discussão de implementação das equações, mas diretamente a aplicação destas, como ocorre no uso de *software* comerciais para modelagens do tipo PBPK.

O termo validação de modelo, de acordo com esse Guia, é definido como sendo o processo de avaliação da validade científica do modelo matemático, baseado em cinco características principais:

i) base biológica da estrutura e parâmetros do modelo;

ii) fundamentação teórica das equações do modelo;

iii) confiabilidade dos parâmetros de entrada;

iv) sensibilidade da saída do modelo aos parâmetros de entrada; e

v) qualidade do ajuste e preditividade de uma determinada métrica de dose (OECD, 2021, tradução livre).

Sendo assim, a avaliação da validade do modelo em predizer o comportamento farmacocinético será nominado neste capítulo como validação. Esse tipo de avaliação é feito desafiando o modelo, ou seja, simula-se a exposição plasmática do fármaco em distintas condições, utilizando distintos conjunto de dados observados e que não tenham sido utilizados anteriormente nas etapas de desenvolvimento do modelo (passos 4 e 5 do Quadro 8.2). Essas diferentes condições se dão pela variação de dose, de forma farmacêutica, de via de administração, de populações, ou mesmo de diferentes estudos clínicos. Portanto, o modelo deverá atender aos critérios de aceitação adotados para todas as condições selecionadas (THIEL *et al.*, 2015).

8.5.4 Desenvolvimento de Modelo PBPK para um População

Para atender a alguns objetivos de pesquisa pode haver a necessidade de se avaliar o modelo frente a uma população virtual e não somente em um indivíduo. A construção de uma população é feita, inicialmente, pela seleção do número de indivíduos que irão fazer parte da população, bem como o percentual de homens e mulheres nesse grupo.

Se dados observados de vários indivíduos estiverem disponíveis, estes deverão ser usados na sua totalidade, e não mais os valores médios obtidos para essa amostra da população, como foi apresentado anteriormente.

Para a criação de uma população há que se definir a faixa de idade, peso, altura a ser adotada. Busca-se assumir as faixas de parâmetros antropométricos idênticas àquelas descritas nos estudos clínicos de onde provêm os dados observados. Com esses valores definidos, os sistemas computacionais irão criar vários indivíduos com parâmetros anátomo-fisiológicos distintos, atendendo à faixa pré-estabelecida. A seleção dos valores dos parâmetros antropométricos ocorre de modo aleatório, muitas vezes utilizando amostragem de Monte Carlo e Cadeias de Markov. Essa técnica estatística permite a seleção aleatória de uma combinação de características demográficas a cada indivíduo virtual que irá compor a população. Isso porque o sistema computacional integra as relações conhecidas dos parâmetros fisiológicos como sexo, idade, peso corporal (KRAUSS *et al.*, 2015).

A Figura 8.5 apresenta a representação gráfica da construção de indivíduos de uma população.

Figura 8.5 – Representação da construção de indivíduos em uma população por meio da combinação aleatória de parâmetros antropométricos e seus respectivos parâmetros fisiológicos. Os pontos coloridos indicam os valores distintos para os parâmetros, produzindo população com variabilidade fisiológica

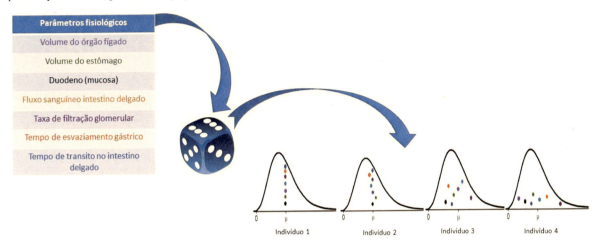

Fonte: os autores

Com a população criada e os parâmetros validados para o modelo individual mantidos, realiza-se a simulação computacional que irá indicar as variáveis exposições plasmáticas (Figura 8.6 A). Sequencialmente, é possível sobrepor os dados preditos com observados (Figura 8.6 B). Nota-se que a dispersão das concentrações plasmáticas observadas segue padrão semelhante à dispersão dos dados simulados, indicando boa concordância do modelo para a população.

Estudos populacionais permitem explorar as variabilidades de exposição de um fármaco/medicamento e por isso tem grande interesse.

Figura 8.6 – (A) Representação gráfica do intervalo de exposição plasmática de um fármaco em uma população. A linha preta indica o perfil médio da população, e a área sombreada em cinza o intervalo de probabilidade de 95%. Os valores das concentrações plasmáticas foram simulados para uma população virtual criada. (B) Representação da sobreposição do perfil predito para uma população virtual visto em (A) e dos dados observados de um estudo clínico (pontos coloridos representam os valores de concentração plasmática de 25 indivíduos). As simulações foram criadas utilizando o *software* PK-Sim® (OPEN SYSTEM PHARMACOLOGY, 2022)

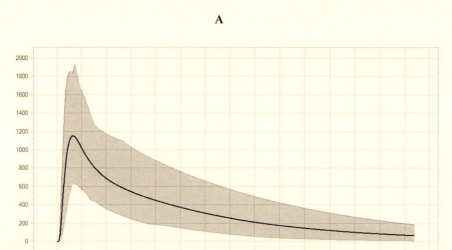

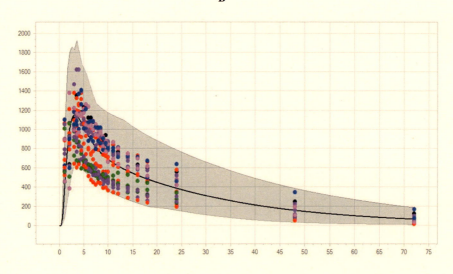

Fonte: os autores

8.6 Aplicação de Modelo PBPK a Estudos Biofarmacêuticos

Um dos muitos objetivos do uso da modelagem e simulação de medicamentos de absorção oral é prever a biodisponibilidade (BD) de um fármaco. Além dos valores da BD em si, também é possível conhecer a fração absorvida no trato gastrointestinal (TGI) (F_a), a fração que resiste ao metabolismo do TGI (F_g) e a fração que resiste ao metabolismo hepático de primeira passagem (F_h) (ZHANG et al., 2017; ZHANG; LIONBERGER, 2014).

O processo de absorção é influenciado por diversos fatores inerentes ao fármaco e a fisiologia. Dessa forma, os modelos mecanísticos concentram-se na predição da absorção oral integrando os processos de trânsito gastrointestinal, dissolução e permeação, e incorporando informações do ingrediente farmacêutico ativo e dos excipientes que compõem o medicamento, em uma estrutura matemática sistêmica de corpo inteiro (ZHANG et al., 2017; ZHANG; LIONBERGER, 2014).

Os modelos mecanísticos de absorção consideram o TGI dividido em vários compartimentos com suas próprias propriedades. A construção desses modelos inclui parâmetros fisiológicos como o pH do lúmen gastrointestinal, tempo de esvaziamento gástrico e tempo de trânsito, geometria do órgão, volume, composição dos fluidos e distribuição regional de transportadores e enzimas (ZHANG; LIONBERGER, 2014; JIANG et al., 2011; THELEN et al., 2012).

Um dos primeiros modelos de absorção proposto integrava ao PBPK os processos de dissolução e permeação em um "tanque de mistura" (do inglês, *mixing tank model*), considerando o TGI como um compartimento bastante agitado (do inglês, *well-stirred compartment*). A quantidade de fármaco que entrava no compartimento era considerada instantaneamente misturada no TGI e o movimento era governado pelo tempo de trânsito intestinal (DRESSMAN; FLEISHER, 1986). Apesar de esse modelo não considerar o metabolismo intestinal, metabolismo de primeira passagem e as instabilidades químicas do fármaco, ele auxiliou como fundamentação na construção de outros modelos de absorção oral (LIN; WONG, 2017).

Seguindo os princípios do *mixing tank*, Yu et al. criaram o modelo de absorção e trânsito compartimental (CAT – do inglês *Compartmental Absorption and Transit model*) (YU; CRISON; AMIDON, 1996). No CAT (Figura 8.7A) o intestino delgado é dividido em sete partes: o primeiro compartimento corresponde ao duodeno, os dois seguintes ao jejuno e os quatro últimos ao íleo. Nesse modelo é assumido transporte passivo, dissolução instantânea, cinética de transferência linear entre os compartimentos e, além disso, tempo de trânsito, permeabilidade e diâmetro do órgão constantes para todos os compartimentos (HUANG; LEE; YU, 2009). Mais tarde, foram adicionados ao modelo compartimentos adicionais representando o fármaco dissolvido e não dissolvido (LIN; WONG, 2017; YU, 1999).

Seguindo os princípios do modelo CAT adveio o modelo de absorção e trânsito compartimental avançado (ACAT – do inglês *Advanced Compartmental Absorption and Transit model*). No ACAT (Figura 8.7 B) são considerados os sete compartimentos do modelo CAT adicionados o estômago e o cólon, formando o total de nove compartimentos, acrescidos dos processos de metabolismo intestinal e hepático (LIN; WONG, 2017). No modelo ACAT são consideradas as cinéticas de transferência lineares e não lineares, seis estados do fármaco: não liberado da forma farmacêutica, não dissolvido, dissolvido, degradado, metabolizado e absorvido, e três estados de material excretado: não liberado da forma farmacêutica, não dissolvido e dissolvido. A vantagem do ACAT é a possibilidade de avaliar e investigar os efeitos relacionados a formulação e propriedades biofarmacêuticas. O software comercial GastroPlus® e PK-Sim foram desenvolvidos com base no modelo ACAT (THELEN et al., 2012; HUANG; LEE; YU, 2009; GOBEAU et al., 2016; THELEN et al., 2011).

Figura 8.7 – Representação gráfica do modelo de absorção e trânsito compartimental **(A)** CAT, em que K_t: Constante de trânsito, K_a: Constante de absorção

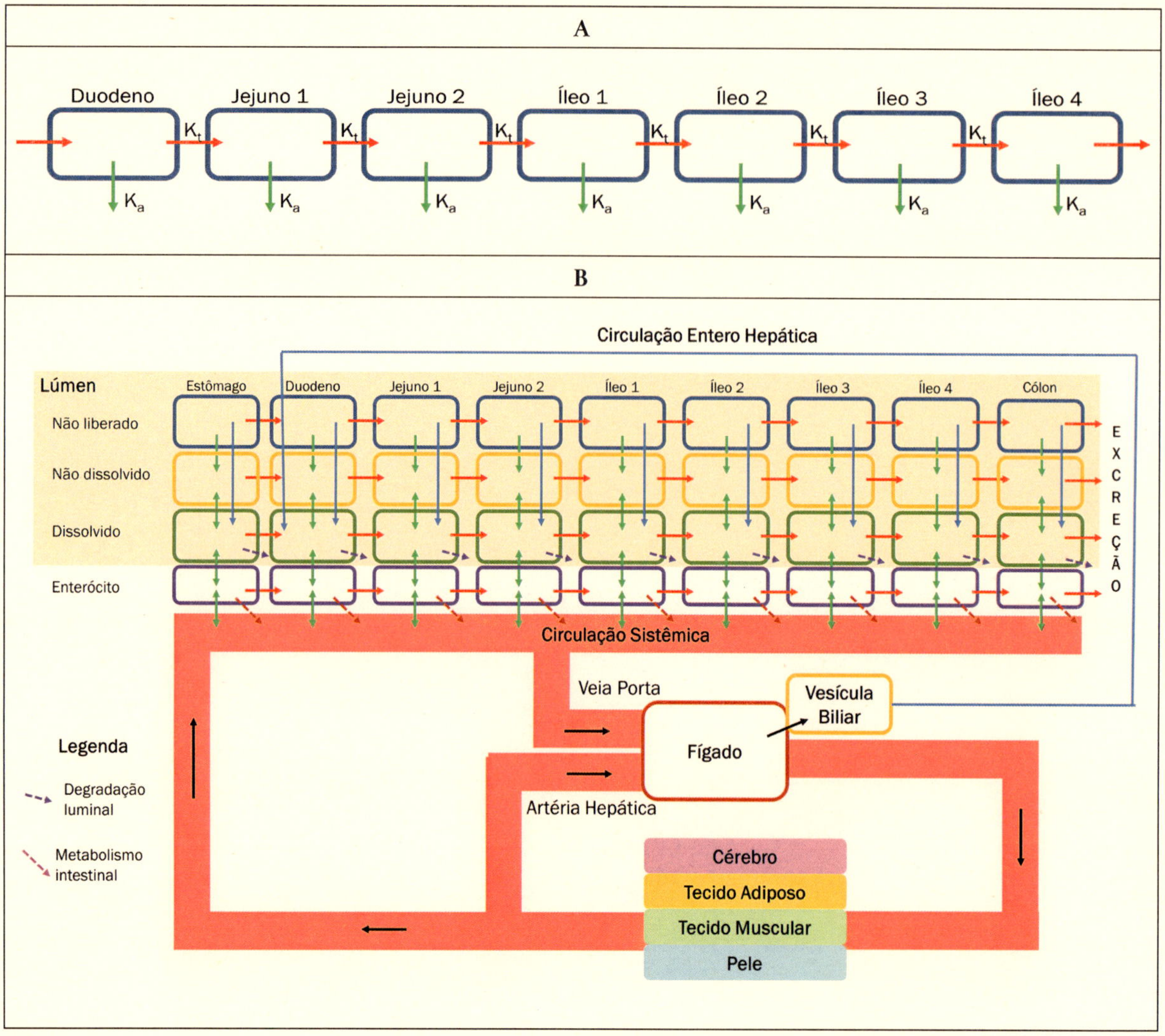

Fonte: adaptado de Lin e Wong (2017); Lukacova e Dibella (2002)

Similar ao ACAT, o modelo de dissolução, absorção e metabolismo avançado (ADAM, do inglês *Advanced Dissolution Absorption Metabolism model*) está presente no software comercial SimCYP® [55]. Esse modelo considera a fisiologia do TGI incluindo tempo de esvaziamento gástrico, tempo de trânsito intestinal além do raio e comprimento do intestino delgado. O modelo ADAM (Figura 8.8) também divide o TGI em nove compartimentos e considera os processos de dissolução, trânsito de fluidos intestinal, permeação, degradação, metabolismo e transporte (HUANG; LEE; YU, 2009). A partir do ADAM adveio o modelo com parede intestinal de multicamadas (M-ADAM – do inglês *multi-layer gut wall within ADAM*) com a introdução do conceito de uma membrana basolateral de permeabilidade limitada entre enterócito e fluído intersticial intestinal e absorção linfática para a circulação sistêmica (DOLTON *et al.*, 2020).

Os modelos mecanísticos descritos, principalmente o ACAT e o ADAM, são atualmente importantes ferramentas para avaliação da cinética de absorção de fármacos. Por meio deles é possível estabelecer um link entre dados de dissolução *in vitro* e dados farmacocinéticos para avaliação da performance de formulações orais (MITRA *et al.*, 2021). À vista disso, várias abordagens e terminologias relacionadas à modelagem PBPK surgiram dando suporte a análise de qualidade de medicamentos e como ferramentas estratégicas de modelagem translacional na pesquisa e desenvolvimento de produtos com foco no paciente (PEPIN *et al.*, 2021; PARROTT *et al.*, 2021).

Figura 8.8 – Representação gráfica do modelo de dissolução, absorção e metabolismo avançado (ADAM)

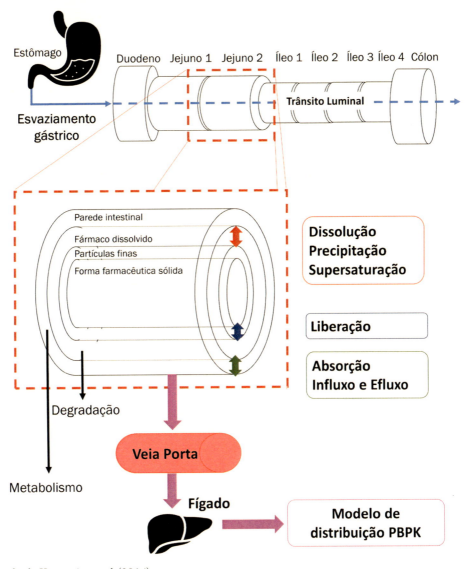

Fonte: adaptado de Kostewicz *et al.* (2014)

Além do termo PBPK, adveio a modelagem de absorção baseada na fisiologia (PBAM – do inglês *Physiologically based absorption model*) e a modelagem biofarmacêutica de base fisiológica (PBBM – do inglês *Physiologically based biopharmaceutics modeling*) (BERMEJO *et al.*, 2020). Seguindo Mitra *et al.* (2021), os conceitos de PBAM e PBBM são:

PBAM: é por essência um modelo de absorção mecanístico. Nele é possível mimetizar as condições fisiológicas e incorporar a dissolução ou outras informações características de formulação. Ao mesmo tempo, leva em consideração fatores físico-químicos e fisiológicos relevantes e fornece uma previsão de exposição sistêmica em função do tempo.

PBBM: concentra-se nas interações formulação-fisiologia para previsões do impacto clínico das variações nos parâmetros e características da formulação. O PBBM é baseado nos mesmos princípios do PBAM, mas tem uma definição mais ampla, abrangendo todas as áreas da biofarmácia. O PBBM pode ser usado para modelar fármacos que são desenvolvidos para não serem absorvidos pelo TGI, ou que são desenvolvidos para exercer uma ação local quando administrados por via parenteral, como para as vias intra-articulares ou intratumorais, por exemplo.

Entretanto, no ano de 2020, o FDA publicou o guia intitulado "O uso de análises farmacocinéticas baseadas em fisiologia – Aplicações biofarmacêuticas para medicamentos de uso oral – desenvolvimento, alterações e controle de produtos" (FDA, 2020, tradução livre). Com isso, postula-se que o uso do termo PBPK aplicado a estudos biofarmacêuticos possa ser mais aceito por aquela agência regulatória. Como ainda não existe consenso de terminologia internacional e nacional, assumiremos o uso dos termos PBAM e PBBM como definidos acima.

Tanto o modelo PBAM quanto o PBBM são potenciais ferramentas de apoio aos processos de desenvolvimento de formulações, para justificativas de bioisenções, alterações pós-registro, desenvolvimento de métodos de dissolução mais biodescritivos, definição de especificações de qualidade de medicamentos clinicamente relevantes e para os estudos de impacto das propriedades biofarmacêuticas na clínica. O PBBM, embora ainda existam algumas lacunas e muitas perguntas a serem respondidas, tem um imenso benefício potencial para reduzir testes desnecessários em animais e humanos, agilizar o desenvolvimento de novos medicamentos e garantir que a qualidade do produto chegue até os pacientes (MITRA *et al.*, 2021; PARROTT *et al.*, 2021).

Uma aplicação do PBBM muito discutida por grupos de pesquisa e agências regulatórias é o conceito de "espaço seguro" (do inglês *safe space*) no desenvolvimento de produtos genéricos/similares. *Safe space* é definido como os limites demarcados por especificações *in vitro* (ou seja, dissolução ou, quando aplicável, outros atributos de qualidade do medicamento relevante), dentro dos quais as variantes do medicamento são consideradas bioequivalentes entre si. Dessa forma, a definição de um *safe space* pode ser útil em todo o ciclo do planejamento e desenvolvimento de um medicamento e para a análise de uma bioequivalência virtual (VBE), ou seja, sem a necessidade de voluntários ou pacientes (MITRA *et al.*, 2021).

A VBE pode ser realizada após a incorporação de perfis de dissolução biopreditivos de medicamentos orais ao modelo PBPK de uma população. Com isso, é possível avaliar as variabilidades de exposições preditas para um produto comparador e outro produto teste que possuam perfis de dissolução não idênticos. Sendo assim, as variações nos perfis de dissolução associadas às variações fisiológicas da população resultarão em exposições plasmáticas dos medicamentos comparador e teste. Os dados plasmáticos preditos para os dois produtos deverão ser comparados pelo mesmo método assumido em estudos de bioequivalência clássicos (como visto no capítulo 5 deste livro). Com isso, avalia-se a possibilidade de dois produtos serem considerados bioequivalentes.

Outro ponto a ser destacado é que estudos de VBE permitem que sejam simulados mais do que um grupo populacional, simulando assim diversas combinações de indivíduos, com suas respectivas variabilidades fisiológicas. Com isso, é possível avaliar a possibilidade de que um estudo de bioequivalência possa falhar em função da combinação das variabilidades. A Figura 8.9 mostra um fluxograma para desenvolvimento de modelo PBPK para a avaliação de VBE.

Figura 8.9 – Fluxograma de desenvolvimento de modelo PBPK aplicado a estudo de bioequivalência virtual (VBE)

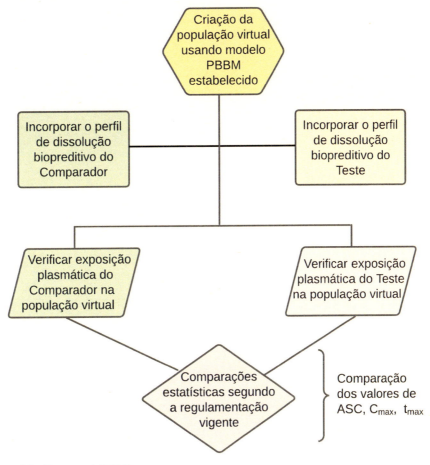

Fonte: baseado em Mcallister *et al.* (2022)

8.7 Considerações Finais

Este capítulo aborda os conceitos fundamentais de modelagem PBPK e indica as bases teóricas que subsidiam a aplicação dessa ferramenta para auxiliar o desenvolvimento de medicamentos, seja por avaliação preditiva do comportamento de um fármaco ou medicamento em populações distintas, seja pela estimação do impacto no desempenho de uma formulação no TGI.

O modelo PBPK assume, de modo mecanístico, cada uma das etapas biofarmacêuticas e farmacocinéticas: a Liberação, a Dissolução, a Absorção, a Distribuição, o Metabolismo e a Excreção. Com isso, passa a ser possível a associação de informações oriundas das etapas do desenvolvimento de formulações com as respostas farmacocinéticas.

A associação de dados das diversas fases de desenvolvimento aumenta o nível de informação sobre o produto. Esse aumento no nível de informação leva à maior assertividade sobre possíveis alterações no processo produtivo ou na formulação de um determinado medicamento. Essas práticas minimizam custos para a indústria e fornecem um conjunto maior de dados às agências regulatórias para a revisão de processos de registro e pós-registro. Todas essas ações têm o paciente como foco central. Portanto, pode-se dizer que a Farmacometria promoverá uma mudança de paradigma no setor farmacêutico, permitindo exercer, em suas diversas abordagens, o conceito do desenvolvimento de medicamentos com foco no paciente (PEPIN *et al.*, 2021).

Referências

BARRETT, J. S. *et al*. Pharmacometrics: A multidisciplinary field to facilitate critical thinking in drug development and translational research settings. **Journal of Clinical Pharmacology,** [s. l.] v. 48, p. 632-649, 2008.

BEREZHKOVSKIY, L. M. Volume of Distribution at Steady State for a Linear Pharmacokinetic System with Peripheral Elimination. **J Pharm Sci,** [s. l.] v. 93, 2004.

BERMEJO, M. *et al.* A mechanistic physiologically-based biopharmaceutics modeling (PBBM) approach to assess the in vivo performance of an orally administered drug product: From IVIVC to IVIVP. **Pharmaceutics**, [s. l.] v. 12, 2020.

BIESDORF, C. *et al.* Physiologically-based pharmacokinetics of ziprasidone in pregnant women. **Br J Clin Pharmacol,** [s. l.] v. 85, p. 914-923, 2019.

DENNISON, J. E. *et al.* Development of a Physiologically Based Pharmacokinetic Model for Volatile Fractions of Gasoline Using Chemical Lumping Analysis. **Environmental Science & amp; Technology,** [s. l.] v. 38, p. 5674-5681, 2004.

DERENDORF, H. *et al.* Pharmacokinetic/pharmacodynamic modeling in drug research and development. **J Clin Pharmacol,** [s. l.] v. 40, p. 1399-1418, 2000.

DIMASI, J. A.; GRABOWSKI, H. G.; HANSEN, R. W. Innovation in the pharmaceutical industry: New estimates of R&D costs. **J Health Econ,** [s. l.] v. 47, p. 20-33, 2016.

DOKI, K. *et al.* Virtual bioequivalence for achlorhydric subjects: The use of PBPK modelling to assess the formulation-dependent effect of achlorhydria. **European Journal of Pharmaceutical Sciences**, [s. l.] v. 109, p. 111-120, 2017.

DOLTON, M. J. *et al.* A Physiologically Based Pharmacokinetic Model of Vismodegib: Deconvoluting the Impact of Saturable Plasma Protein Binding, pH-Dependent Solubility and Nonsink Permeation. **AAPS Journal,** [s. l.] v. 22, 2020.

DRESSMAN, J. B.; FLEISHER, D. Mixing-Tank Model for Predicting Dissolution Rate Control of Oral Absorption Accepted for. **Journal of Pharmceutical Sciences,** [s. l.] v. 75, p. 109-116, 1986.

FDA – Food and Drug Administration. Center for Drug Evaluation and Research (CDER). **The Use of Physiologically Based Pharmacokinetic Analyses-Biopharmaceutics Applications for Oral Drug Product Development, Manufacturing Changes, and Controls Guidance for Industry DRAFT GUIDANCE**. Rockville, USA 2020. Disponível em: https://www.fda.gov/drugs/guidance-compliance-regulatory-information/guidances-drugs. Acesso em: 1 jun. 2022.

GIBSON, M. **Pharmaceutical preformulation and formulation**: a practical guide from candidate drug selection to commercial dosage form. 2. ed. Florida: CRC Press, 2009.

GOBEAU, N. *et al*. Evaluation of the GastroPlus™ Advanced Compartmental and Transit (ACAT) Model in Early Discovery. **Pharm Res,** [s. l.] v. 33, p. 2126-2139, 2016.

GRANGEIA, H. B. *et al*. Quality by design in pharmaceutical manufacturing: A systematic review of current status, challenges and future perspectives. **European Journal of Pharmaceutics and Biopharmaceutics,** [s. l.] v. 147, p. 19-37, 2020.

HAGGARD, H. W. Of the volume of breathing during the induction and termination of ether anesthesia. **Journal of Biological Chemistry,** [s. l.] v. 29, p. 795-802, 1924.

HAY, M. *et al*. Clinical development success rates for investigational drugs. **Nat Biotechnol,** [s. l.] v. 32, p. 32-51, 2014.

HUANG, W.; LEE, S. L.; YU, L. X. Mechanistic approaches to predicting oral drug absorption. **AAPS Journal,** [s. l.] v. 11, p. 217-224, 2009.

JAMEI, M. Where Do PBPK Models Stand in Pharmacometrics and Systems Pharmacology? **CPT Pharmacometrics Syst Pharmacol,** [s. l.] v. 9, p. 75-76, 2020.

JEONG, Y. S.; KIM, M. S.; CHUNG, S. J. Determination of the Number of Tissue Groups of Kinetically Distinct Transit Time in Whole-Body Physiologically Based Pharmacokinetic (PBPK) Models I: Theoretical Consideration of Bottom-Up Approach of Lumping Tissues in Whole-Body PBPK. **AAPS Journal,** [s. l.] v. 24, 2022.

JIANG, W. *et al*. The role of predictive biopharmaceutical modeling and simulation in drug development and regulatory evaluation. **Int J Pharm,** [s. l.] v. 418, p. 151-160, 2011.

JONES, H. M.; ROWLAND-YEO, K. Basic concepts in physiologically based pharmacokinetic modeling in drug discovery and development. **CPT Pharmacometrics Syst Pharmacol,** [s. l.] v. 2, 2013.

KOSTEWICZ, E. S. *et al*. PBPK models for the prediction of in vivo performance of oral dosage forms. **European Journal of Pharmaceutical Sciences,** [s. l.] v. 57, p. 300-321, 2014.

KRAUSS, M. *et al*. Bayesian population physiologically-based pharmacokinetic (PBPK) approach for a physiologically realistic characterization of interindividual variability in clinically relevant populations. **PLoS One,** [s. l.] v. 10, 2015.

KUEPFER, L. *et al*. Applied Concepts in PBPK Modeling: How to Build a PBPK/PD Model. **CPT Pharmacometrics Syst Pharmacol,** [s. l.] v. 5, p. 516-531, 2016.

KUSHWAH, V. *et al*. pharmaceutics On Absorption Modeling and Food Effect Prediction of Rivaroxaban, a BCS II Drug Orally Administered as an Immediate-Release Tablet. **Pharmaceutics,** [s. l.] v. 13, p. 1-22, 2021.

LALA, M.; GOBBURU, J. V. S. Pharmacometrics: Concepts and Applications to Drug Development. **Immunotherapy in Transplantation,** [s. l.] Wiley, p. 114-132, 2010.

LIN, L.; WONG, H. Predicting oral drug absorption: Mini review on physiologically-based pharmacokinetic models. **Pharmaceutics,** [s. l.] v. 9, 2017.

LUKACOVA, V. *et al*. **General approach to calculation of tissue**: plasma partition coefficients for physiologically based pharmacokinetic (PBPK) modeling. Poster Session presented at: 2008 AAPS National Annual Meeting and Exposition, [s. l.] 2008.

LUKACOVA, V.; DIBELLA, J. **Applying GastroPlus for extensions of Biowavers for BCS Class II Compounds**. Lancaster, USA, 2022. Disponível em: https://www.simulations-plus.com/wp-content/uploads/Applying-GastroPlus-for-Extensions-of-Biowaivers-for-BCS-Class-II-Compounds.pdf. Acesso em: 1 jun. 2022.

MAHARAJ, A. R.; BARRETT, J. S.; EDGINTON, A. N. A workflow example of PBPK modeling to support pediatric research and development: case study with lorazepam. **AAPS J,** [s. l.] v. 15, p. 455-64, 2013.

MARSHALL, S. F. *et al.* Good Practices in Model-Informed Drug Discovery and Development: Practice, Application, and Documentation. **CPT Pharmacometrics Syst Pharmacol,** [s. l.] v. 5, p. 93-122, 2016.

MCALLISTER, M. *et al.* Developing Clinically Relevant Dissolution Specifications (CRDSs) for Oral Drug Products: Virtual Webinar Series. **Pharmaceutics,** [s. l.] v. 14, 2022.

EMA - EUROPEAN MEDICINES AGENCY. Committee for Medicinal Products for Human Use (CHMP). **Guideline on the reporting of physiologically based pharmacokinetic (PBPK) modelling and simulation**. London, United Kingdom 2018. Disponível em: https://www.ema.europa.eu/en/documents/scientific-guideline/guideline-reporting-physiologically-based-pharmacokinetic-pbpk-modelling-simulation_en.pdf. Acesso em: 1 jun. 2022.

MILLER, N. A.; REDDY, M. B.; HEIKKINEN, A. T.; LUKACOVA, V.; PARROTT, N. Physiologically Based Pharmacokinetic Modelling for First-In-Human Predictions: An Updated Model Building Strategy Illustrated with Challenging Industry Case Studies. **Clinical Pharmacokinetics,** [s. l.] v. 58, p. 727-746, 2019.

MITRA, A. *et al.* Applications of Physiologically Based Biopharmaceutics Modeling (PBBM) to Support Drug Product Quality: A Workshop Summary Report. **Journal of Pharmaceutical Sciences,** [s. l.] v. 110, p. 594-609, 2021.

OECD. **Guidance document on the characterisation, validation and reporting of Physiologically Based Kinetic (PBK) models for reguratory purpose**. Paris, France 2021. Disponível em: https://www.oecd.org/chemicalsafety/risk-assessment/guidance-document-on-the-characterisation-validation-and-reporting-of-physiologically-based-kinetic-models-for-regulatory-purposes.pdf. Acesso em: 1 jun. 2022.

OPEN SYSTEM PHARMACOLOGY (OPS). **Computational Biology**: PK-Sim® and MoBi®. [s. l.] 2022. Disponível em: http://www.systemsbiology.com/products/pk-sim.html. Acesso em: 1 jun. 2022.

PAALZOW, L. K. Torsten Teorell, the Father of Pharmacokinetics. **Ups J Med Sci,** [s. l.] v. 100, p. 41-46, 1995.

PARROTT, N. *et al.* Best Practices in the Development and Validation of Physiologically Based Biopharmaceutics Modeling. A Workshop Summary Report. **Journal of Pharmaceutical Sciences,** [s. l.] v. 110, p. 584-593, 2021.

PEPIN, X. J. H. *et al.* In Vitro Biopredictive Methods: A Workshop Summary Report. **Journal of Pharmaceutical Sciences,** [s. l.] v. 110, p. 567-583, 2021.

POLASEK, T. M. *et al.* Prediction of olanzapine exposure in individual patients using physiologically based pharmacokinetic modelling and simulation. **Br J Clin Pharmacol,** [s. l.] v. 84, p. 462-476, 2018.

POULIN, P.; THEIL, F.-P. Prediction of Pharmacokinetics Prior to In Vivo Studies. 1. Mechanism-Based Prediction of Volume of Distribution. **J Pharm Sci,** [s. l.] v. 91, p. 129-156, 2002.

RANG, H. P.; HILL, R. G. **Drug development.** Drug Discovery and Development. [s. l.] Elsevier, 2013. p. 203-209.

REDDY, M. B.; CLEWELL III, H. J.; LAVE, T.; MELVIN, A. E. Physiologically Based Pharmacokinetic Modeling: A Tool for Understanding ADMET Properties and Extrapolating to Human. **New Insights into Toxicity and Drug Testing.** [s. l.] InTech, 2013.

RODGERS, T.; LEAHY, D.; ROWLAND, M. Physiologically based pharmacokinetic modeling 1: Predicting the tissue distribution of moderate-to-strong bases. **J Pharm Sci,** [s. l.] v. 94, p. 1259-1276, 2005.

RODGERS, T.; ROWLAND, M. Physiologically based pharmacokinetic modelling 2: Predicting the tissue distribution of acids, very weak bases, neutrals and zwitterions. **J Pharm Sci,** [s. l.] v. 95, p. 1238-1257, 2006.

SALAZAR, D. E.; GORMLEY, G. **Modern Drug Discovery and Development**. Clinical and Translational Science: Principles of Human Research: Second Edition. [s. l.] Elsevier Inc., 2017. p. 719-743.

SCHMITT, W. General approach for the calculation of tissue to plasma partition coefficients. **Toxicology in Vitro,** [s. l.] v. 22, p. 457-467, 2008.

SRINIVASAN, M. *et al.* Incorporating Pharmacometrics into Pharmacoeconomic Models: Applications from Drug Development. **Pharmacoeconomics,** [s. l.] v. 38, p. 1031-1042, 2020.

STONE, J. A. *et al.* Model-based drug development survey finds pharmacometrics impacting decision making in the pharmaceutical industry. **J Clin Pharmacol,** [s. l.] v. 50, 2010.

SVENSSON, C. K. Drug Distribution and Protein Binding. *In:* DUCHARME, M. P.; SHARGEL, L. (ed.). **Sharlges and Yu`s Applied Biopharmaceutics & Pharmacokinetics.** New York, USA McGraw Hill, 2022.

TEORELL, T. Kinetics of distribution of substances administered to the body, I: The extravascular modes of administration. **Arch Int Pharmacodyn Ther,** [s. l.] v. 57, p. 205-225, 1937.

THELEN, K. *et al.* Evolution of a detailed physiological model to simulate the gastrointestinal transit and absorption process in humans, Part 1: Oral solutions. **J Pharm Sci,** [s. l.] v. 100, p. 5324-5345, 2011.

THELEN, K. *et al.* Evolution of a detailed physiological model to simulate the gastrointestinal transit and absorption process in humans, part II: Extension to describe performance of solid dosage forms. **J Pharm Sci,** [s. l.] v. 101, p. 1267-1280, 2012.

THIEL, C. *et al.* A systematic evaluation of the use of physiologically based pharmacokinetic modeling for cross-species extrapolation. **J Pharm Sci,** [s. l.] v. 104, p. 191-206, 2015.

U.S. Food and Drug Administration. **Division of Pharmacometrics**. Rockville, USA 2021. Disponível em: https://www.fda.gov/about-fda/center-drug-evaluation-and-research-cder/division-pharmacometrics. Acesso em: 1 jun. 2022.

UPTON, R. N.; FOSTER, D. J. R.; ABUHELWA, A. Y. An introduction to physiologically-based pharmacokinetic models. **Paediatric Anaesthesia,** [s. l.] v. 26, p. 1036-1046, 2016.

VAIDHYANATHAN, S. *et al.* Bioequivalence Comparison of Pediatric Dasatinib Formulations and Elucidation of Absorption Mechanisms Through Integrated PBPK Modeling. **J Pharm Sci,** [s. l.] v. 108, p. 741-749, 2019.

WILLIAMS, P. J.; ETTE, E. I. **Pharmacometrics**: Impacting Drug Development and Pharmacotherapy. In: _____(org.) Pharmacometrics: The Science of Quantitative Pharmacology. John Wiley & Sons, New Jersey, USA 2007.

WILLIAMS, P. J.; ETTE, E. I. The Role of Population Pharmacokinetics in Drug Development in Light of the Food and Drug Administration's 'Guidance for Industry: Population Pharmacokinetics'. **Clin Pharmacokinet,** [s. l.] v. 39, 2000.

WILLMANN, S.; LIPPERT, J.; SCHMITT, W. From physicochemistry to absorption and distribution: Predictive mechanistic modelling and computational tools. **Expert Opinion on Drug Metabolism and Toxicology,** [s. l.] v. 1, p. 159-168, 2005.

YAMAGUCHI, S.; KANEKO, M.; NARUKAWA, M. Approval success rates of drug candidates based on target, action, modality, application, and their combinations. **Clin Transl Sci,** [s. l.] v. 14, p. 1113-1122, 2021.

YU, L. X. An Integrated Model for determining causes of poor oral drug absorption. **Pharm Res,** [s. l.] v. 16, p. 1883-1887, 1999.

YU, L. X.; CRISON, J. R.; AMIDON, G. L. Compartmental transit and dispersion model analysis of small intestinal transit flow in humans. **International Journal of Pharmaceutics,** [s. l.] v. 140, 1996.

ZHANG, X. *et al.* Mechanistic Oral Absorption Modeling and Simulation for Formulation Development and Bioequivalence evaluation: Report of an FDA public workshop. **CPT**: Pharmacometrics and Systems Pharmacology, [s. l.] v. 6, p. 492-495, 2017.

ZHANG, X.; LIONBERGER, R. A. Modeling and simulation of biopharmaceutical performance. **Clinical Pharmacology and Therapeutics,** [s. l.] v. 95, p. 480-482, 2014.

ZHAO, P. *et al.* Applications of physiologically based pharmacokinetic (PBPK) modeling and simulation during regulatory review. **Clin Pharmacol Ther,** [s. l.] v. 89, p. 259-267, 2011.

CAPÍTULO 9

MODELOS COMPUTACIONAIS UTILIZADOS PARA CORRELAÇÃO IN VITRO – IN VIVO

Marcelo Dutra Duque

9.1 Introdução

Por correlação *in vitro – in vivo* (CIVIV) entende-se a relação estabelecida entre um parâmetro *in vitro* de um medicamento, como o seu perfil de dissolução, e uma propriedade biológica do mesmo, como o seu perfil de concentração plasmática. Uma vez estabelecida essa correlação, é possível prever o comportamento de um medicamento no organismo, como, por exemplo, se alguma alteração na dissolução irá alterar a sua biodisponibilidade, por meio do ensaio de dissolução.

Embora a CIVIV seja bastante interessante no contexto de pós-registro de medicamentos e na definição de um espaço seguro (*safe space*) de dissolução/bioequivalência, o volume de recursos necessários para a sua obtenção é relativamente alto. Dessa forma, uma alternativa poderosa e que vem ganhando destaque é a utilização de modelos computacionais para a construção de uma CIVIV, muitas vezes associada a modelos farmacocinéticos baseados em fisiologia (PBPK) e modelos biofarmacêuticos baseados em fisiologia (PBBM).

Nesse sentido, neste capítulo pretende-se fazer uma abordagem sobre os modelos computacionais utilizados para a construção da CIVIV, explicando como funcionam os principais modelos para predição da absorção de fármacos, os parâmetros considerados no desenvolvimento de modelos, os aspectos mecanísticos, validação de modelos, espaço seguro de bioequivalência e suas aplicações regulatórias.

9.2 Programas de Computador utilizados para Predição da Absorção de Fármacos

Para que um fármaco apresente a ação terapêutica esperada, ele deve ser administrado sob a forma de um medicamento e chegar até o órgão-alvo numa determinada concentração. Quando se trata da administração de medicamentos, excetuando-se a via intravenosa, as demais vias demandam a absorção do fármaco para atingir a circulação sistêmica. A via oral é a mais utilizada devido à sua conveniência no uso por parte do paciente, entre outros fatores, como processos de fabricação robustos e estabilidade (PETERS, 2012; OGA *et al.*, 2021).

A absorção de fármacos a partir do trato gastrointestinal, por meio da administração via oral, envolve diversos mecanismos que dependem de características da substância, como solubilidade, permeabilidade, velocidade de dissolução a partir da forma farmacêutica, metabolismo intestinal, a dependência de transportadores de membrana, entre outros (PETERS, 2012).

Com o passar dos anos, as tecnologias computacionais foram sendo aprimoradas, permitindo a incorporação de dados de parâmetros fisiológicos de seres humanos e animais e, consequentemente, possibilitando a criação de modelos farmacocinéticos baseados em fisiologia (PBPK) capazes de integrar e prever a absorção, distribuição, metabolismo e eliminação de fármacos (KOSTEWICZ *et al.*, 2014).

Atualmente, há diversos programas de computador disponíveis, utilizados para modelagem e simulação da absorção de fármacos, tais como:

- GastroPlus® (Simulations Plus),
- Phoenix™ PK/PD Platform (Certara),
- Simcyp™ PBPK Simulator (Certara),
- PK-Sim® (Open Systems Pharmacology).

Na década de 90, os estudos feitos pelo professor Gordon Amidon, da Universidade de Michigan, e sua equipe, levaram à obtenção do modelo compartimental de absorção e trânsito (CAT), o qual trazia equações matemáticas capazes de estimar a fração da dose absorvida e a velocidade de absorção. Considerava-se a passagem do fármaco pelo trato gastrointestinal, sendo que a fração dissolvida seria absorvida em cada compartimento. Para isso, havia a dependência de fatores físico-químicos (solubilidade e pKa do fármaco), fisiológicos (pH em cada compartimento do trato gastrointestinal e o esvaziamento gástrico), além de características da formulação e tamanho de partícula do fármaco (YU; AMIDON, 1999; ANAND *et al.*, 2022).

No entanto, o modelo CAT não levava em consideração alguns fatores como a velocidade de dissolução, solubilidade pH-dependente, liberação controlada, absorção no estômago e no cólon, metabolismo no intestino e no fígado, degradação no lúmen, superfície de absorção e transportadores (AGORAM; WOLTOSZ; BOLGER, 2001). Dessa forma, foi desenvolvido um modelo de absorção comercialmente disponível, denominado Modelo Compartimental Avançado de Absorção e Trânsito (ACAT™), utilizado no programa de computador GastroPlus®, tendo sido o primeiro a trazer uma descrição matemática de fácil aplicação computacional, o qual foi aprimorado ao longo dos anos (AGORAM; WOLTOSZ; BOLGER, 2001; KOSTEWICZ *et al.*, 2014; ANAND *et al.*, 2022). Outros modelos foram desenvolvidos como o ADAM, modelo avançado de absorção e dissolução (JAMEI *et al.*, 2009).

Serão descritos a seguir os três principais modelos e programas de computador empregados para predição da absorção de fármacos.

9.2.1 Modelo Compartimental Avançado de Absorção e Trânsito (ACAT)

O Modelo Compartimental Avançado de Absorção e Trânsito (ACAT™), representa o trato gastrointestinal dividido em nove compartimentos: estômago, duodeno, jejuno 1, jejuno 2, íleo 1, íleo 2, íleo 3, ceco e cólon ascendente, conforme apresentado na Figura 9.1. Trata-se do modelo de absorção utilizado no programa de computador GastroPlus®.

Figura 9.1 – Representação do modelo ACAT™

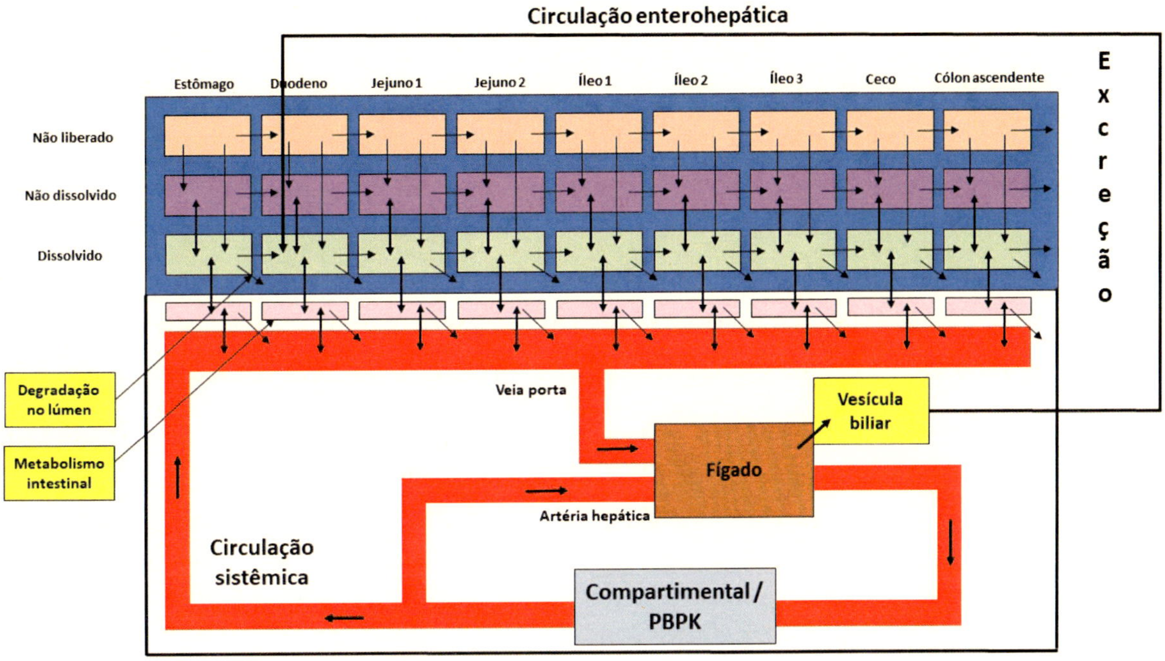

Fonte: adaptado de Simulations Plus (2021)

De acordo com esse modelo, o fármaco, proveniente da forma farmacêutica, é tratado como material "não liberado", "não dissolvido" e "dissolvido", os quais transitam pelos nove compartimentos de acordo com a forma farmacêutica selecionada no programa. No caso, por exemplo, de formas farmacêuticas de liberação controlada, o fármaco pode ser encontrado como não liberado, pode ser liberado como partículas sólidas não dissolvidas e como fármaco já dissolvido. O fármaco dissolvido pode sofrer precipitação, por exemplo, em função do pH de cada compartimento e a sua solubilidade, podendo se redissolver novamente. Uma vez dissolvido, o fármaco está apto a ser absorvido para os enterócitos, seguindo para a veia porta, fígado e circulação sistêmica (SIMULATIONS PLUS, 2021).

Cada um desses compartimentos do trato gastrointestinal, representados no modelo ACAT™, apresenta dados de pH, tempo de trânsito da forma farmacêutica, de acordo com o estado de jejum ou alimentado, dimensões (volume, comprimento e raio) de cada compartimento, além das concentrações de sais biliares e expressão de cada enzima, transportador.

A absorção de um fármaco não ocorre na mesma proporção em todas as regiões (compartimentos) do trato gastrointestinal, uma vez que elas diferem entre si em função do diâmetro, presença das *tight junctions*, quantidade de microvilosidades intestinais, além das características de ionização do fármaco. Nesse sentido, o modelo ACAT™ emprega um fator para cada compartimento, denominado *Absorption Scale Factor* (ASF), sendo este calculado com base em modelos matemáticos disponíveis no GastroPlus®, que utilizam o valor de logD do fármaco. Os valores de ASF, assim como o valor de permeabilidade efetiva (Peff) do fármaco, são utilizados para calcular as constantes de velocidade de absorção da substância (C1, C2, C3 e C4) em cada compartimento do trato gastrointestinal (SIMULATIONS PLUS, 2021).

Ainda, em relação ao modelo ACAT™, quando se trata do estado alimentado, o modelo apresenta diversas opções que consideram diferentes percentuais de gordura e de calorias, as quais influenciam diretamente no pH e em outros parâmetros, como o tempo de trânsito da forma farmacêutica e dimensões dos órgãos.

9.2.2 Modelo Avançado de Dissolução, Absorção e Metabolismo (ADAM)

O Modelo Avançado de Dissolução, Absorção e Metabolismo (ADAM) encontra-se disponível no *software* Simcyp™ (Certara), assim como o modelo de absorção de primeira ordem e o M-ADAM, que é o *multilayer gut wall within ADAM*. No modelo de absorção de primeira ordem, o usuário define a *fa* (fração do fármaco absorvido) e a *ka* (constante de velocidade de absorção) ou eles podem ser preditos pelo *software* a partir da estrutura da molécula. Já os modelos ADAM e M-ADAM são mais completos, trazendo além de *fa* e *ka* preditivos, a distribuição de enzimas e transportadores (EZURUIKE *et al.*, 2022).

O modelo ADAM divide o trato gastrointestinal em nove compartimentos, desde o estômago até o cólon (Figura 9.2). Diversos eventos são considerados ao longo da simulação da passagem da forma farmacêutica e do fármaco pelo trato gastrointestinal, sendo a absorção do fármaco em cada compartimento calculada a partir da dissolução, além de parâmetros como precipitação, metabolismo, tempo de trânsito, entre outros (EZURUIKE *et al.*, 2022; KOSTEWICZ *et al.*, 2014).

Figura 9.2 – Representação do modelo ADAM

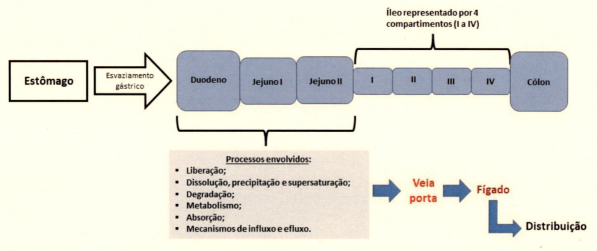

Fonte: o autor

É possível também, nesse tipo de modelo de absorção, realizar simulações considerando o estado alimentado, além de diferentes formas farmacêuticas. Para considerar as características ou efeitos que as formulações podem ter no desempenho do medicamento, são necessários dados que auxiliem a descrever o processo de dissolução no trato gastrointestinal, como dados de solubilidade, pKa, tamanho de partícula, entre outros (EZURUIKE *et al.*, 2022).

9.2.3 Modelo de Absorção do PK-SIM

O *software* PK-Sim® (*Open Systems Pharmacology*) simula a absorção intestinal por meio de um modelo multicompartimental envolvendo o estômago, intestino delgado e intestino grosso, divididos em 12 compartimentos (Figura 9.3). Cada um dos compartimentos contém dados sobre as dimensões, área superficial e pH dos órgãos, além dos volumes de líquidos fisiológicos (EISSING, 2016).

Figura 9.3 – Representação simplificada do modelo de trânsito e absorção utilizando no *software* PK-Sim®

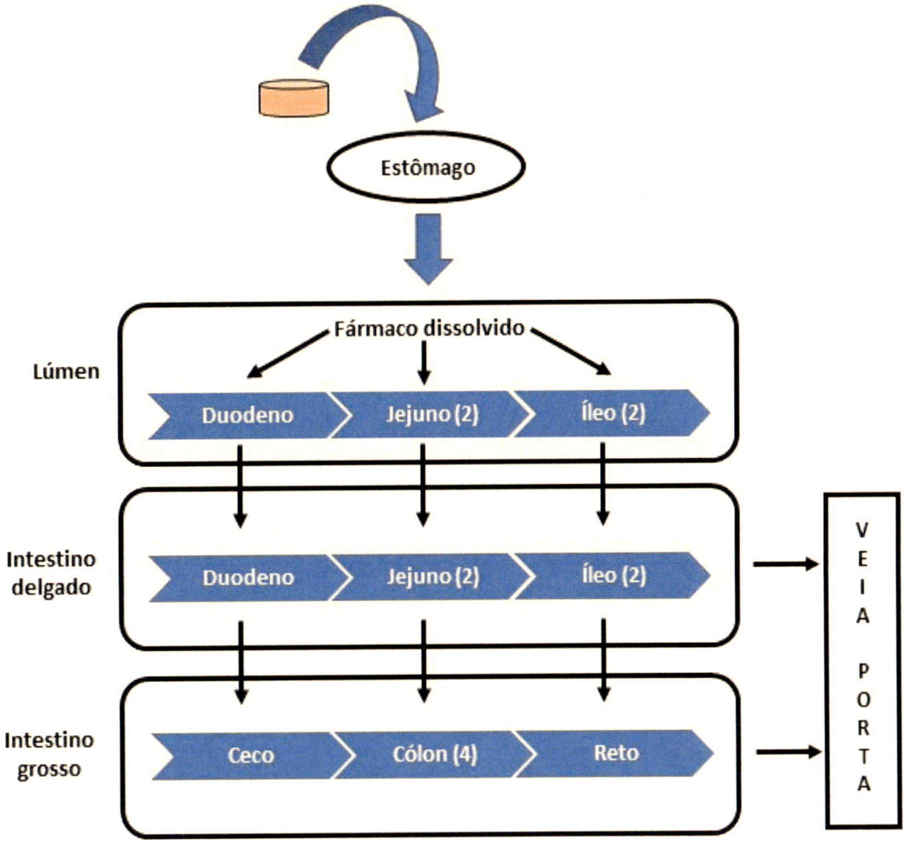

Fonte: o autor

Os compartimentos representam o estômago, duodeno, jejuno e íleo, ceco, cólon e reto. O trânsito das formas farmacêuticas sólidas em cada compartimento é simulado, e o fármaco se dissolve de acordo com funções de dissolução utilizadas, podendo ser absorvido. A mucosa intestinal é ainda representada por subcompartimentos envolvendo os enterócitos, espaço intersticial e espaço vascular (KOSTEWICZ et al., 2014; EISSING, 2016).

Além do estado de jejum, o estado alimentado também pode ser considerado, incluindo conteúdo calórico, o que permite levar em consideração os efeitos que os alimentos podem ter na absorção do fármaco. Metabolismo intestinal e o efeito de transportadores também são considerados no modelo de absorção do *software*, o que permite uma avaliação bem fidedigna do processo como um todo (EISSING, 2016).

9.3 Parâmetros considerados no Desenvolvimento do Modelo

Do ponto de vista de modelagem e simulação, para realizar estudos de CIVIV, é necessário primeiro desenvolver um modelo farmacocinético, fazer a validação do modelo, principalmente, integrando aos mesmos dados de dissolução *in vitro*, para depois aplicá-lo, ou seja, utilizar o modelo desenvolvido para fazer simulações e extrapolações. Para fins de organização deste capítulo, as próximas seções foram centradas no uso do *software* GastroPlus® e seus módulos aplicáveis a cada abordagem.

O fluxograma apresentado na Figura 9.4 traz como exemplo, de forma geral, as etapas necessárias para que se possa utilizar o *software* GastroPlus® para abordagens de CIVIV.

Figura 9.4 – Representação de desenvolvimento de modelo farmacocinético no *software* GastroPlus®

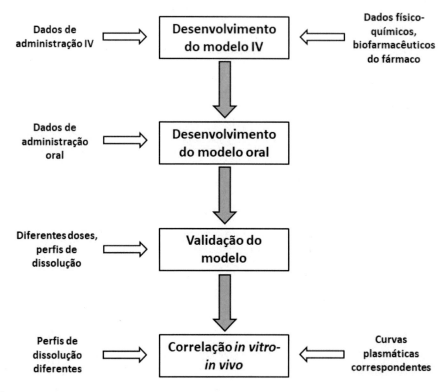

Fonte: o autor

Conforme apresentado na Figura 9.4, dados físico-químicos e biofarmacêuticos do fármaco, tais como pKa, solubilidade em função do pH, solubilidade nos meios biorrelevantes, logP, peso molecular, coeficiente de difusão, permeabilidade intestinal, entre outros, são necessários na etapa de desenvolvimento do modelo para um determinado fármaco. Tais dados podem ser inseridos manualmente no *software*, obtidos a partir de dados experimentais ou da literatura. Há também, no caso do *GastroPlus®*, a possibilidade de estimar esses dados a partir da análise da estrutura química da molécula, empregando o módulo opcional *ADMET Predictor®*. Além disso, é importante adicionar ao *software*, os dados de metabolismo enzimático ou de transportadores, ou estimá-los por meio do *ADMET Predictor®*.

Inicialmente, pode-se desenvolver o modelo farmacocinético utilizando uma abordagem *top-down*, ou seja, utilizando dados de administração intravenosa, provenientes da literatura ou experimentais, para estimar os parâmetros farmacocinéticos de distribuição e eliminação a serem utilizados na simulação. No caso ainda do *GastroPlus®*, isso pode ser feito por meio do módulo *PKPlus™*, o qual irá estimar tais parâmetros, provendo ao usuário parâmetros estatísticos que vão auxiliar na escolha do modelo farmacocinético compartimental mais adequado.

Outra abordagem, ainda no desenvolvimento do modelo farmacocinético, é a *bottom-up*, ou seja, de baixo para cima, desenvolvendo um modelo farmacocinético baseado em fisiologia (PBPK), sem a necessidade de dados experimentais, como uma curva plasmática intravenosa, para estimar os parâmetros farmacocinéticos. Nesse caso, os dados de administração intravenosa auxiliariam na validação do modelo desenvolvido.

Após desenvolver o modelo empregando dados de administração intravenosa, o próximo passo é desenvolver o modelo para estimar administração por via oral. Nesse caso, deve-se inserir informações referentes a esse tipo de administração, como dados de metabolismo enzimático no intestino e fígado e/ou dados de transportadores de influxo e efluxo envolvidos na absorção do fármaco. Nessa etapa, é importante ter um profundo conhecimento sobre o fármaco para o qual o modelo está sendo desenvolvido, que pode ser obtido por meio de uma robusta pesquisa bibliográfica.

Esse modelo traz uma certa complexidade em relação ao modelo para administração por via intravenosa, uma vez que envolve a etapa de absorção e, consequentemente, depende de diversos fatores como a solubilidade do fármaco em função do pH, sua interação com os sais biliares, densidade, distribuição de tamanho de partícula, peso molecular, além da permeabilidade intestinal. Nesse sentido, inicialmente para o modelo de administração por via oral, é fundamental que sejam feitas simulações de administrações mais simples, que envolvam menos parâmetros, como de uma solução oral ou de comprimidos ou cápsulas de liberação imediata. Para isso, é recomendável utilizar os modelos disponíveis no próprio programa para calcular a dissolução *in vivo*, uma vez que são mais mecanísticos.

Uma vez desenvolvido o modelo para administração por via oral, deve-se fazer a sua validação, realizando simulações e comparando com dados da literatura, de forma a estimar o quão robusto é o modelo desenvolvido. Nessas simulações, pode-se variar a dose, a forma farmacêutica, condições de jejum e alimentado, idade, peso corporal, sexo, entre outros. Ainda na etapa de validação, é fundamental inserir perfis de dissolução *in vitro*, para avaliar como o modelo se comporta diante de formulações com diferentes perfis de liberação ou uma mesma formulação avaliada empregando diferentes métodos de dissolução. Um modelo de dissolução bastante empregado para esta finalidade é o *Z-factor*, uma vez que é dependente da formulação (MEDEIROS et al., 2022).

9.4 A Construção da CIVIV por meio de Programas Computacionais

A CIVIV realizada por meio de programas computacionais pode ser feita empregando dados de formulações de liberação imediata ou prolongada. Caso a correlação a ser realizada seja com dados de formulações de liberação prolongada, é necessário, após a etapa de desenvolvimento e validação do modelo de administração oral para sistemas de liberação imediata, avaliar o modelo em relação a sistemas de liberação prolongada.

Nesse caso, o modelo deve ser testado com diferentes doses, perfis de dissolução de liberação prolongada do fármaco em questão, se possível, obtidos empregando meios de dissolução diferentes, dentro de um modelo biofarmacêutico baseado em fisiologia (PBBM), uma vez que, para sistemas de liberação prolongada, a dissolução e a absorção do fármaco são mais dependentes da formulação do que num sistema de liberação imediata (ISSA *et al.*, 2022).

Após as etapas de desenvolvimento e verificação do modelo PBBM, previamente descritas, é possível estabelecer uma relação entre os dados de perfis de dissolução *in vitro* e a resposta *in vivo*. Do ponto de vista regulatório, para se estabelecer uma CIVIV, são necessários perfis de dissolução com diferentes velocidades de liberação, conforme apresentado na Figura 9.5, e as curvas plasmáticas correspondentes (FDA, 1997; DAVANÇO; CAMPOS; CARVALHO, 2020).

Figura 9.5 – Perfis de dissolução hipotéticos com diferentes velocidades de liberação: lento, médio e rápido

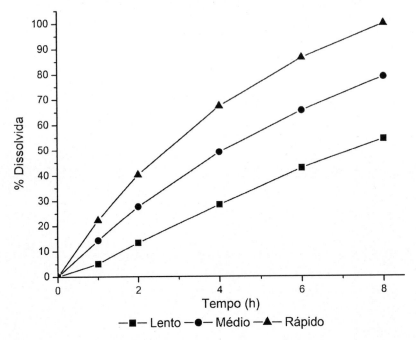

Fonte: o autor

O *software GastroPlus®* traz o módulo opcional IVIVCPlus™, o qual permite conduzir estudos de CIVIV, empregando métodos de deconvolução tradicionais (ex.: Wagner-Nelson e Loo-Riegelman), além do método de deconvolução mecanística (SIMULATIONS PLUS, 2021).

9.5 Deconvolução Mecanística: Conceitos e Aplicação

A deconvolução mecanística é um avanço muito grande no que se refere aos métodos de deconvolução tradicionais, como os métodos de Wagner-Nelson, Loo-Riegelman e a deconvolução numérica. O método de deconvolução mecanístico é uma maneira de se estabelecer correlações *in vitro-in vivo*, sem a limitação de fatores como cinética linear e velocidade de absorção constante (SIMULATIONS PLUS, 2021).

Esse tipo de deconvolução permite integrar de forma mecanística todas as informações utilizadas para a construção do modelo no *software*, modelando, por exemplo, os processos de dissolução *in vivo* e permeação. Além disso, a ausência de linearidade no processo de absorção, decorrente, por exemplo, de absorção em um sítio específico do trato gastrointestinal ou de metabolismo, não é um problema nesse tipo de deconvolução. Pode ser destacada ainda a capacidade desse método de considerar o trânsito da forma farmacêutica no trato gastrointestinal, a solubilidade do fármaco, condições fisiológicas e estados de doença. Assim, por meio da deconvolução mecanística, é possível calcular a dissolução *in vivo* a partir da curva plasmática (STILLHART *et al.*, 2019).

Na Figura 9.6 é representado o processo de absorção por via oral e os fatores envolvidos nele.

Figura 9.6 – Representação do processo de absorção de fármacos pela via oral e fatores envolvidos

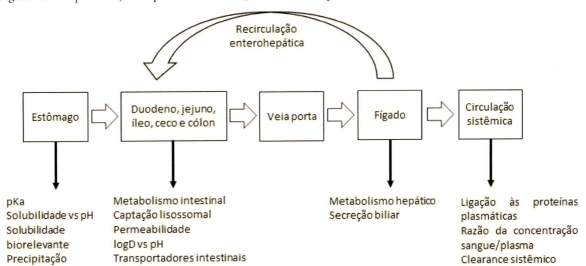

Fonte: o autor

Quando se utiliza um método de deconvolução tradicional, os dados da curva plasmática, que representa o fármaco na circulação sistêmica, passam por um tratamento matemático que permite obter a fração (%) biodisponível, ou seja, o percentual do fármaco que, após ser administrado, chegou à circulação sistêmica.

Por outro lado, quando se utiliza o método de deconvolução mecanístico, devido ao fato de já se ter conhecimento de todo o processo de dissolução, absorção, distribuição, metabolismo e eliminação, por meio de um modelo previamente desenvolvido no *software*, é possível considerar todo o processo de absorção representado na Figura 9.6. Diante dessas informações, é possível realizar a deconvolução mecanística da curva plasmática, obtendo-se a dissolução *in vivo*, demonstrando ser um método que fornece mais informações que os métodos tradicionais (STILLHART *et al.*, 2019).

Em geral, os métodos tradicionais são utilizados para casos em que as curvas plasmáticas empregadas foram obtidas sob condição de jejum, e nos casos de fármacos que exibem absorção linear e não saturável. No caso de fármacos que apresentem absorção dependente tanto da dissolução como da dose empregada, e ainda influenciada por condições que afetam o tempo de trânsito intestinal, como a presença de alimentos, é possível obter uma CIVIV melhor empregando a deconvolução mecanística (STILLHART *et al.*, 2017).

9.6 Validação do Modelo

Os modelos de CIVIV realizados em *software* de simulação permitem realizar a validação interna e externa, conforme preconizado pela agência regulatória americana, (FDA), *Food and Drug Administration* (FDA, 1997).

De forma bastante simples, é possível, por exemplo, no caso do uso do módulo IVIVCPlus™ do GastroPlus®, após a deconvolução e estabelecimento da equação da CIVIV, selecionar os perfis de dissolução das formulações empregados para obter a correlação e avaliar os parâmetros estatísticos gerados pelo *software*, fazendo a validação interna. É possível, em seguida, selecionar outros perfis de dissolução previamente inseridos no *software* e realizar a validação externa.

9.7 Bioequivalence Safe Space: Como Estabelecer?

No contexto dos estudos de bioequivalência, o espaço seguro de bioequivalência, do inglês *bioequivalence safe space*, é definido como um espaço demarcado por limites de especificações *in vitro* do medicamento, como o perfil de dissolução ou outros atributos críticos de qualidade, conforme apresentado na Figura 9.7. Dentro desse espaço, é possível prever, de acordo com essas especificações *in vitro*, se um produto será bioequivalente ou não a um produto comparador (FDA, 2020).

Figura 9.7 – Limite inferior (LI) e superior (LS) de dissolução delimitando o *bioequivalence safe space* (área cinza), dentro do qual o perfil de dissolução do medicamento teste pode variar, mantendo-se bioequivalente ao medicamento referência

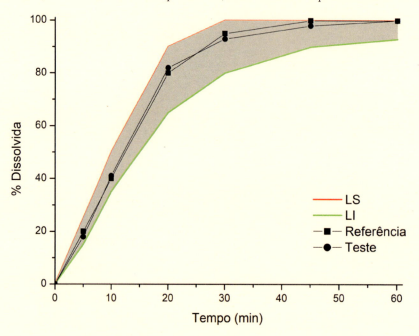

Fonte: o autor

O uso do espaço seguro de bioequivalência permite uma compreensão mais mecanística sobre a influência que os atributos críticos de biodisponibilidade, do inglês *critical bioavailability attributes* (CBA), do produto podem ter na velocidade e extensão de absorção e, consequentemente, no estudo de bioequivalência (WU *et al.*, 2022).

Além da CIVIV clássica, que deve seguir requerimentos regulatórios previstos nos guias das agências reguladoras, existe a denominada relação *in vitro – in vivo* (RIVIV), que corresponde a uma relação entre a dissolução *in vitro* e o desempenho *in vivo* do medicamento, mas que não cumpre necessariamente com os critérios de validação interna e externa de uma CIVIV (NGUYEN *et al.*, 2017).

Nesse sentido, ao se definir um espaço seguro de bioequivalência, empregando PBBM, tem-se a variação entre os perfis de dissolução que não passam e os que passam na bioequivalência, o que permite estabelecer RIVIV mecanísticas, empregando *software* de modelagem e simulação. Tal definição auxilia a compreender todo o processo de absorção do fármaco a partir da forma farmacêutica estudada e seus CBA (WU *et al.*, 2022).

Uma estratégia para se estabelecer um espaço seguro de bioequivalência é utilizar dados de dissolução *in vitro* e curvas plasmáticas provenientes de lotes aprovados e de lotes não aprovados em estudos de bioequivalência, tanto da formulação teste quanto da formulação referência (WU *et al.*, 2022).

Um exemplo de como estabelecer um espaço seguro de bioequivalência é o reportado por Laisney *et al.* (2022). Os autores desenvolveram um modelo PBBM para o fármaco ribociclibe, pertencente à classe 4 do Sistema de Classificação Biofarmacêutica, empregando o *software* GastroPlus®. Foram utilizados dados de estudos de bioequivalência entre cápsulas e comprimidos e de perfis de dissolução avaliados em pH 1,2; 4,5 e 6,8. Em todos os valores de pH, o valor de *f2* foi menor que 50 entre cápsulas e comprimidos, mostrando a falta de similaridade de liberação. Foram realizados estudos de bioequivalência virtual no GastroPlus®, e o lote de comprimidos foi utilizado como referência, tendo sido testadas variações no perfil de dissolução obtido em pH 2 para construir o espaço seguro de bioequivalência. Foi verificado que, para o fármaco em questão, mesmo reprovando em *f2*, as cápsulas passariam no estudo de bioequivalência.

9.8 Aplicação Regulatória

A CIVIV tradicional possui aplicação regulatória desde 1997, quando foi publicado o guia sobre aplicação da CIVIV para formas farmacêuticas de liberação prolongada (FDA, 1997). Desde então, a CIVIV tem sido utilizada e avaliada sob diferentes perspectivas, sendo aplicada para formulações de liberação imediata, para propósito de bioisenção e, principalmente, auxiliando a utilizar o ensaio de dissolução para outras finalidades que não somente a de um teste de controle de qualidade (QIU; DUAN, 2009).

Com o desenvolvimento e aplicações dos modelos PBPK, dos modelos PBBM e do espaço seguro de bioequivalência, as CIVIVs mecanísticas se tornaram de grande importância para dar suporte na definição dos aspectos de qualidade dos produtos (ANAND *et al.*, 2022).

Utilizando os métodos de deconvolução tradicionais, a CIVIV é estabelecida entre o desempenho *in vitro* do medicamento, por meio do ensaio de dissolução e *in vivo*, por meio da sua curva de concentração plasmática. No entanto, é descrito na literatura uma baixa aceitação regulatória desses tipos de modelo, estando em torno de 40% (ANAND *et al.*, 2022).

Por outro lado, a integração entre CIVIV mecanística, associada a modelos PBBM, permite um conhecimento mais profundo do produto, integrando características como tamanho de partícula, solubilidade pH-dependente, entre outros, com o desempenho *in vivo*. Nesse sentido, é interessante o uso de meios de dissolução biopreditivos, além de perfis de dissolução que variem em função dos atributos críticos de biodisponibilidade (CBA) (ANAND *et al.*, 2022).

Atualmente, o guia do FDA que trata do uso de PBBM para formulações de uso oral (FDA, 2020) traz que o desenvolvimento de CIVIV para uso regulatório continua desafiador. Sendo assim, nesse guia, o FDA estimula o desenvolvimento e uso de novas ferramentas para estabelecer essa relação entre as propriedades da formulação e o seu desempenho *in vivo*, como os modelos PBBM.

9.9 Considerações Finais

A CIVIV, para fins regulatórios, pode ser utilizada de forma mais mecanística associada a modelos PBPK, PBBM e criando-se um espaço seguro de bioequivalência. Essas abordagens visam trazer informações mais profundas sobre a formulação, auxiliando a estimar cenários sem a necessidade de conduzir muitos estudos *in vivo* e possibilitando maior assertividade no processo de desenvolvimento de produtos farmacêuticos.

Apesar de no Brasil não haver, até a presente data, uma legislação sobre o uso de modelagem PBPK, PBBM, CIVIV mecanística, espaço seguro de bioequivalência e estudos de bioequivalência virtuais, recentemente foi criado um Grupo de Trabalho na Anvisa (Portaria n.º 627 de 10 de agosto de 2022, alterada pela Portaria n.º 774 de 6 de setembro de 2022) como uma iniciativa para se discutir as melhores práticas para avaliação das aplicações de PBBM, o que irá auxiliar na capacitação dos servidores da Agência e a propor diretrizes de avaliação regulatória (BRASIL, 2022a; BRASIL, 2022b).

Nesse sentido, num futuro próximo, os modelos computacionais para predição de CIVIV serão utilizados para tal finalidade, permitindo a uma empresa ter um conhecimento mais completo sobre os medicamentos do seu portfólio. Isso poderá também a auxiliar as indústrias farmacêuticas no contexto de *Quality by Design (QbD)*.

Referências

AGORAM, B.; WOLTOSZ, W. S.; BOLGER, M. B. Predicting the impact of physiological and biochemical processes on oral drug bioavailability. **Advanced Drug Delivery Reviews**, [s. l.] v. 50, p. 541-567, 2001.

ANAND, O. *et al*. The use of physiologically based pharmacokinetic analyses – in biopharmaceutics applications – regulatory and industry perspectives. **Pharmaceutical Research**, [s. l.] v. 39, p. 1681-1700, 2022.

BRASIL. Agência Nacional de Vigilância Sanitária (ANVISA). **Portaria nº 627, de 10 de agosto de 2022**. Diário Oficial da União, Seção 2, nº 154, Brasília, de 15 de agosto de 2022a.

BRASIL. Agência Nacional de Vigilância Sanitária (ANVISA). **Portaria nº 774, de 06 de setembro de 2022**. Diário Oficial da União, Seção 2, nº 171, Brasília, de 08 de setembro de 2022b.

DAVANÇO, M. G.; CAMPOS, D. R.; CARVALHO, P. O. In vitro-in vivo correlation in the development of oral drug formulation: a screenshot of the last two decades. **International Journal of Pharmaceutics**, [s. l.] v. 580, p. 119-210, 2020.

EISSING, T. PK-Sim for mechanistic oral absorption modeling and simulation and more. **FDA Workshop**, [s. l.] White Oak, may 19, 2016. Disponível em: https://www.fda.gov/media/98242/download. Acesso em: 4 out. 2022.

EZURUIKE, U. *et al*. Guide to development of compound files for PBPK modeling in the Simcyp population-based simulator. CTP Pharmacometrics Syst. **Pharmacol.**, [s. l.] v. 11, p. 805-821, 2022.

FDA, The Food and Drug Administration. **Guidance for industry**: Extended-release oral dosage forms: development, evaluation, and application of in vitro/in vivo correlations. U.S. Department of Health and Human Services, Food and Drug Administration, Center for Drug Evaluation and Research (CDER). U.S., 1997.

FDA, The Food and Drug Administration. **Draft Guidance for industry**. The use of physiologically based pharmacokinetic analyses – biopharmaceutics applications for oral drug product development, manufacturing changes, and controls. U.S. Department of Health and Human Services, Food and Drug Administration, Center for Drug Evaluation and Research (CDER). U.S., 2020.

ISSA, M. G. *et al*. Development of extended-release mini-tablets containing metoprolol supported by design of experiments and physiologically based biopharmaceutics modeling. **Pharmaceutics**, [*s. l.*] v. 14, p. 892, 2022.

JAMEI, M. *et al*. Population-based mechanistic prediction of oral drug absorption. **The AAPS Journal**, [*s. l.*] v. 11, n. 2, p. 225-237, 2009.

KOSTEWICZ, E. S. *et al*. PBPK models for the prediction of in vivo performance of oral dosage forms. **European Journal of Pharmaceutical Sciences**, [*s. l.*] v. 57, p. 300-321, 2014.

LAISNEY, M. *et al*. Physiologically based biopharmaceutics modeling to demonstrate virtual bioequivalence and bioequivalence safe-space for ribociclib which has permeation rate-controlled absorption. **Journal of Pharmaceutical Sciences**, [*s. l.*] v. 111, p. 274-284, 2022.

MEDEIROS, J. S. *et al*. Efficient drug development of oseltamivir capsules based on process control, bioequivalence and PBPK modeling. **Drug Development and Industrial Pharmacy**, [*s. l.*] v. 48, n. 4, p. 146-157, 2022.

NGUYEN, M. A. *et al*. An survey on IVIVC/IVIVR development in the pharmaceutical industry – past experience and current perspectives. **European Journal of Pharmaceutical Sciences**, [*s. l.*] v. 102, p. 1-13, 2017.

OGA, S. *et al*. Absorção e vias de administração. *In*: DE MATTA, V. O. C.; BATISTUZZO, J. A. O. **Helou, Cimino e Daffre**: Farmacotécnica. 2. ed. Rio de Janeiro: Atheneu, 2021. p. 25-34.

QIU, Y.; DUAN, J. Z. In vitro/in vivo correlations: fundamentals, development considerations, and applications. *In*: QIU, Y. *et al*. **Developing solid oral dosage forms, pharmaceutical theory & practice**. 2. ed. San Diego: Academic Press, 2009. p. 415-452.

PETERS, S. A. **Physiologically-based pharmacokinetic (PBPK) modeling and simulations.** Principles, methods, and applications in the pharmaceutical industry. New Jersey: John Wiley & Sons, 2012. 430p.

SIMULATIONS PLUS. **GastroPlus® Manual**, version 9.8.2, Lancaster, USA oct. 2021.

STILLHART, C. *et al*. Characterizing drug release from immediate-release formulations of a poorly soluble compound, basmisamil, through absorption modelling and dissolution testing. **The AAPS Journal**, [*s. l.*] v. 19, n. 3, p. 3256-3269, 2017.

STILLHART, C. *et al*. PBPK absorption modeling: establishing the in vitro-in vivo link – industry perspective. **The AAPS Journal**, [*s. l.*] v. 21, n. 19, p. 1-13, 2019.

WU, D. *et al*. Physiologically based pharmacokinetics modeling in biopharmaceutics: case studies for establishing the bioequivalence safe space for innovator and generic drugs. **Pharm Res**, [*s. l.*] v. 40, n.2, p. 337-357, 2022.

YU, L. X.; AMIDON, G. L. A compartmental absorption and transit model for estimating oral drug absorption. **International Journal of Pharmaceutics**, [*s. l.*] v. 186, p. 119-125, 1999.

CAPÍTULO 10

CORRELAÇÃO *IN VITRO* – *IN VIVO* APLICADA A FORMULAÇÕES COMPLEXAS

Paula Muñiz Piniella & Jean Michel Cardot

10.1 Introdução

Como regra geral, a correlação *in vitro* – *in vivo* (CIVIV) pode ser estabelecida quando a etapa limitante do processo de absorção *in vivo* pode ser representada *in vitro*. Isso requer um entendimento das propriedades de liberação da formulação e como elas interagem com fatores fisiológicos. Em formulações convencionais, por exemplo, formas farmacêuticas de liberação imediata contendo fármacos classe II do sistema de classificação biofarmacêutica (SCB), o comportamento em um determinado meio de dissolução pode representar a taxa de liberação que direciona a absorção *in vivo* em condições de jejum. Para as mesmas formulações, a CIVIV não é tão facilmente estabelecida quando os dados *in vivo* são obtidos no estado pós-prandial (alimentado), pois, nesse caso, o esvaziamento gástrico, alterações nos tempos de trânsito e interações dos alimentos com a formulação e/ou insumo farmacêutico ativo (IFA) influenciam na estimativa da taxa de liberação do fármaco da formulação *in vivo*. Formulações orais complexas também podem ser desafiadoras em condições de jejum devido a vários fatores, como a liberação multifásica, presença de *lag time* e grandes diferenças nas escalas de tempo *in vitro* – *in vivo*. As formulações complexas não orais têm desafios adicionais ao mimetizar o ambiente de liberação *in vivo* por meio de um método *in vitro* confiável e reprodutível. Além disso, a suposição de que a liberação e a absorção completas são independentes da taxa de liberação nem sempre pode ser aceita.

Os subtópicos a seguir fornecem alguns destaques, exemplos e pontos a serem considerados para o estabelecimento da CIVIV para formulações complexas. Entretanto, o capítulo não é uma revisão abrangente devido à amplitude do tema e à evolução contínua dos temas referentes as formulações complexas e as abordagens de CIVIV.

10.2 CIVIV e formulações orais complexas

10.2.1 Formulações com Revestimento Entérico

Alguns fármacos não são estáveis em ambiente ácido ou podem causar irritação local no estômago. Assim, eles podem ser formulados para serem liberados no intestino delgado utilizando polímeros que dissolvem apenas em pHs altos, como pH maior que 5, 6 ou mesmo 7. A eficiência da liberação controlada também é influenciada pelo processo de fabricação, tendo em vista que a etapa de revestimento é crítica para a liberação do IFA. As propriedades de liberação dessas formulações são testadas de modo a garantir que uma baixa porcentagem do IFA seja liberada em tampão ácido (por exemplo, menos de 10% em duas horas em pH 1 ou 1,2 em HCl 0,1 M e/ou em tampão de acetato em pH 4,5) e a liberação imediata ocorra em tampões representativos do pH intestinal (por exemplo, tampão de fosfato em pH 6,8). Uma abordagem de dissolução em dois estágios (*two-stage dissolution approach*), em que a formulação é exposta a um tampão ácido e depois a um tampão de pH mais alto, também deve ser adotada. Em alguns casos, o impacto que a fração da dose liberada no estômago causa no perfil de concentração plasmática não deve ser desprezada, pois é rapidamente absorvida e age "farmacocineticamente" como uma dose de ataque que resulta em uma Cmáx mais alta. Se isso não for levado em consideração na CIVIV, os erros de predição para Cmáx provavelmente ficarão fora dos limites de aceitação. Portanto, os métodos de dissolução em dois estágios podem fornecer dados mais próximos da condição *in vivo*. Outro ponto importante a ser levado em consideração é a natureza da formulação, se é monolítica ou multiparticulada. Sistemas multiparticulados podem sofrer ação do esvaziamento gástrico como um processo contínuo, enquanto os monolíticos não. Além disso, os métodos de dois estágios permitem avaliar se a liberação e a dissolução no pH intestinal são impactadas pela pré-exposição ao ácido. Assim, pelo menos dois testes de dissolução em duas etapas são exigidos. Primeiro, uma comparação em condições farmacopeicas: 2 h em pH 1,2, seguidas por 45 min em pH 6,8; depois, um segundo teste de dissolução separado por um pH inicial mais alto mimetizando o estado pós-prandial (por exemplo, 2 h em pH 4,5, seguidas por 45 min em pH 6,8). Dependendo das características do revestimento, a pré-exposição pode atrasar a velocidade de dissolução, conforme apresentado por Kambayashi (2013), para comprimidos monolíticos de diclofenaco com revestimento entérico (Voltaren®), ou acelerá-la, conforme apresentada na Figura 10.1.

Figura 10.1 – Perfis de dissolução de uma formulação de liberação retardada em tampão pH 6,8 com e sem pré-exposição em condição ácida

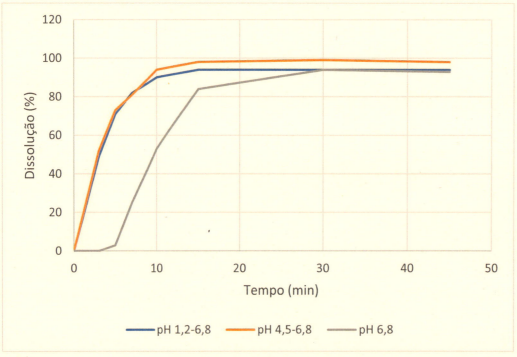

Fonte: os autores

O impacto do tempo de exposição ácida na velocidade de dissolução em tampão intestinal também explica parte da variabilidade *in vivo* observada para os perfis de concentração plasmática. Kambayashi e colaboradores (2013) puderam relacionar os dados *in vitro* e *in vivo* levando em consideração a variabilidade no tempo de esvaziamento gástrico (ou seja, no tempo de pré-exposição gástrica), para explicar não apenas o *lag time* (tempo de atraso para iniciar a liberação), mas também a variabilidade na taxa de liberação (KAMBAYASHI *et al.*, 2013).

Os valores de *lag time* observados em formulações monolíticas com revestimento entérico proporcionam vários desafios para o estabelecimento da CIVIV. Para se ter uma CIVIV comum para todas as formulações, as dimensões dos comprimidos devem ser semelhantes, de modo que os tempos de esvaziamento gástrico e a variabilidade relacionada sejam comuns às formulações envolvidas na construção da CIVIV. Isso permite tratar matematicamente o *lag time* para todas elas, o que é um requisito para poder utilizar o mesmo modelo de CIVIV e, consequentemente, melhorar as predições geradas. Em alguns casos, o *lag time* é observado apenas *in vitro* e não *in vivo*. Nesses casos (Figura 10.2), o método de dissolução deve ser adaptado para refletir o comportamento *in vivo* (CARDOT *et al.*, 2012).

Figura 10.2 – Diferentes situações em que as correções de lag time precisam ser consideradas para a CIVIV

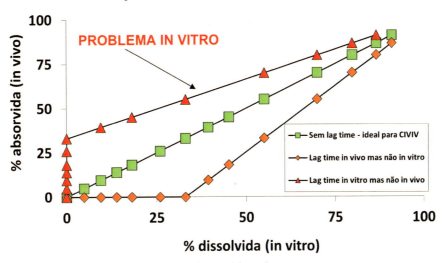

Fonte: adaptado e reimpresso com permissão de Cardot *et al.* (2012)

Nos casos em que o *lag time* é observado *in vivo*, por exemplo, quando o fármaco não é liberado no estômago, isso pode ser levado em consideração no modelo da CIVIV se for semelhante para todas as formulações avaliadas (CARDOT *et al.*, 2012). Uma abordagem possível pode ser subtrair o *lag time* para cada perfil de concentração plasmática individual, a fim de atribuir o início da liberação *in vivo* como zero. Essa abordagem envolve a necessidade de simular pontos comuns para todos os participantes de pesquisa (por exemplo, por interpolação), de modo a ser possível estabelecer uma CIVIV confiável (CARDOT, 2019). Essa abordagem nada mais é do que um caso específico de *time scaling*. Nessa abordagem, um único estágio de dissolução em pH neutro pode ser usado ou um método de dissolução bifásico (ácido seguido por pH 6,8), utilizando somente a segunda fase. Ao predizer os perfis *in vivo* com base no *in vitro*, um valor mediano de *lag time* poderá ser aplicado para todos os participantes de pesquisa se um modelo clássico de CIVIV (*two stage IVIVC average based model*) for adotado. Para que a predição de ASC e Cmáx não seja impactada pela correção do *lag time*, o valor mediano (ou da média) de *lag time* pode ser reintroduzido nos valores preditos para exibir um perfil farmacocinético mais realista. Deve ser levando em consideração que trabalhar com o *lag time* tem o desafio adicional da alta variabilidade intra e interindividual no tempo de esvaziamento gástrico. Essa variabilidade pode resultar em deslocamentos do perfil de concentração plasmática para tempos tardios, em que a amostragem é mais esparsa. Consequentemente, tempos de amostragem mais esparsos pode gerar viés na análise não compartimental para o cálculo da Cmáx e ASC. Isso impacta nos erros de predição, uma vez que as predições *in vivo* não são confiáveis e podem levar a desconsiderar os métodos de dissolução que estão realmente refletindo a liberação *in vivo*. Nesses casos, pode ser interessante um investimento na adoção de modelos de farmacocinética baseada em fisiologia (PBPK) e/ou métodos de farmacocinética populacional (popPK), em que a taxa de dissolução *in vitro* é introduzida como o compartimento de entrada para os modelos farmacocinéticos, uma vez que esses métodos permitem parametrizar o tempo de esvaziamento gástrico e, portanto, estimar uma média populacional e a variabilidade. Um exemplo de um modelo farmacocinético *in vitro* – *in vivo* em que os tempos de esvaziamento gástrico são estimados como um parâmetro do modelo foi publicado por Otsuka e colaboradores (OTSUKA *et al.*, 2015). Lee e colaboradores apresentaram, em um artigo recente, uma abordagem de modelagem da dissolução no estômago dependente da posição da forma farmacêutica ou da patologia gástrica (LEE *et al.*, 2022). Levar em consideração a variabilidade dos tempos de esvaziamento gástrico pode melhorar os erros de predição dos modelos de CIVIV para as formulações monolíticas com revestimento entérico.

10.2.2 Janelas de absorção e formulações gastrorretentivas

Os fármacos que têm janelas de absorção estreita podem necessitar de administração por meio de sistemas gastrorretentivos. Esse conceito de veiculação de fármacos pode ser baseado em sistemas com propriedades flutuantes, bioadesivas ou intumescentes. Portanto, além de desenvolver um método de dissolução que reflita a taxa de liberação no meio gástrico, o tempo de retenção gástrica também deve ser levado em consideração. Provavelmente, o tempo de retenção gástrica impactará na biodisponibilidade, assumindo que aquilo que não é liberado no estômago não é absorvido. Isso pode ser introduzido no modelo de CIVIV como um *cut off time* para absorção *in vivo*.

Existem outros casos em que a taxa de liberação também impacta a biodisponibilidade devido à presença de uma janela de absorção, como por exemplo quando a quantidade que é liberada no local do trato gastrointestinal em que o fármaco não é mais absorvido. Uma possibilidade de resolver esse desafio é modular a taxa de absorção por um fator dependente do tempo para representar a absorção dependente do - local. Em essência, um modelo populacional pode ser usado onde a dissolução é a taxa na qual o fármaco se torna disponível para absorção. Em um exemplo publicado, a regressão linear foi realizada para determinar a relação entre as taxas de dissolução *in vitro* e *in vivo* estimadas. Foi permitido que a constante de absorção (ka) variasse ao longo do tempo incorporando uma mudança fracionária dependente do tempo da taxa de absorção para a constante de taxa de absorção inicial (ka_0). Os dados de dissolução de três diferentes formulações de comprimidos de liberação prolongada de aciclovir foram gerados e modelados em tampões em pH 1,2, pH 4,0 e pH 6,8, bem como em água destilada. As taxas de dissolução em água destilada mostraram a melhor correlação com a taxa de dissolução *in vivo* (SHIN, 2020).

Os desafios no estabelecimento da CIVIV para sistemas gastrorretentivos são variados. Por exemplo, polímeros que produzem forças bioadesivas fortes *in vitro* podem não alcançar retenção gástrica prolongada *in vivo* devido a diferenças entre as condições de *screening in vitro* e o ambiente bioadesivo *in vivo* (LAULICHT, 2009). Os sistemas flutuantes podem ter que levar em consideração a densidade e/ou a flutuabilidade (PARIKH; AMIN, 2008) no modelo de CIVIV. Os sistemas intumescíveis, como o sistema de liberação prolongada de pregabalina em matriz de hidroxipropilmetilcelulose (HPMC), podem ter que levar em consideração a flutuabilidade (PARIKH; AMIN, 2008) para representar o tempo de gastrorretenção. Um exemplo adicional para sistemas intumescíveis é que os mecanismos de erosão podem impactar o tempo em que a formulação tem as dimensões intumescidas para garantir a retenção gástrica (NEUMAN *et al.*, 2021) e representá-las *in vitro* pode não ser algo simples.

Os modelos de CIVIV nesse contexto são bastante simplificados se os fatores que influenciam o tempo de gastrorretenção e, portanto, os tempos de esvaziamento gástrico, forem fixos e a CIVIV for apenas destinada a vincular a taxa de dissolução *in vitro* com a liberação *in vivo*. Nessas situações, a abordagem de CIVIV pode seguir o modelo padrão, em que três taxas de liberação diferentes em tampões que representam o estômago alimentado são correlacionadas com perfis *in vivo* deconvoluídos (CIVIV clássica de nível A) ou usadas como entrada em uma abordagem baseada no modelo de equação diferencial. Um exemplo de tampão que representa o estômago alimentado é o FeSSGF (*Fed State Simulated Gastric Fluid*), que contém 50% de leite integral, pH 5 e osmolaridade de 400 mOsm/kg (JANTRATID *et al.*, 2009). A adequação do meio para representar a condição *in vivo* teria que ser testada caso a caso.

10.2.3 Sistemas de Liberação baseados em Difusão e Erosão

Os sistemas matriciais de liberação prolongada abrangem vários mecanismos de liberação que podem coexistir, ou um pode preponderar em relação ao outro durante um determinado período de tempo, dependendo da posição no sistema gastrointestinal. Esses potenciais mecanismos que podem impactar as taxas de liberação incluem difusão do fármaco, intumescimento da matriz, erosão da matriz, dissolução do fármaco com possível recristalização (por exemplo, como no caso de fármacos amorfos e nanocristalinos), distribuição inicial do fármaco dentro da matriz, geometria da matriz, distribuição do tamanho da matriz (no caso de matrizes esféricas de diâmetro diferente) e pressão osmótica. Dependendo das características da matriz, os mecanismos podem cumprir uma função diferente na liberação do fármaco. Por exemplo, no caso de sistemas baseados em polímeros hidrofílicos, o intumescimento e a erosão podem ser os mecanismos mais importantes; por outro lado, no caso de matrizes hidrofóbicas porosas, a dissolução do fármaco pode cumprir a função predominante (GRASSI; GRASSI, 2014).

Ao avaliar as possibilidades para se estabelecer uma CIVIV para sistemas matriciais, é fundamental entender o principal direcionador da liberação *in vivo* para garantir que seja representado *in vitro*. A difusão e a dissolução como principais direcionadores da liberação podem ser representadas nos métodos de dissolução convencionais. Os mecanismos de erosão podem necessitar de representação, por exemplo, aplicando rotações mais altas que o convencional (por exemplo, 150 rpm) ou introduzindo microesferas de vidro (*glass beads*) nas cubas de dissolução com o aparato USP II. Pode até ser necessário recorrer a configurações de dissolução específicas, como o dispositivo de teste de estresse de dissolução (GARBACZ *et al.*, 2008; 2012), em que a forma farmacêutica fica em uma câmara que gira para dentro e para fora do tampão e é exposta à mudança de pressão por um balão inflável para representar os mecanismos de erosão e difusão em um único método. Outra abordagem é o uso da mini-pá (KLEIN; SHAH, 2008; SCHEUBEL *et al.*, 2010); esse método associado ou não à dissolução clássica pode ajudar a caracterizar o mecanismo de liberação de formulações auxiliando na hidrodinâmica da cuba de dissolução. No entanto, esses métodos apresentam a desvantagem de não ser possível de implementá-los como uma ferramenta de controle de qualidade (CQ).

Frequentemente, no caso de sistemas baseados em erosão, um *time scaling* não linear será necessário se o teste de dissolução *in vitro* for definido com parâmetros constantes (como taxa de rotação), uma vez que a erosão é orientada principalmente pela superfície e volume da formulação, diferente do *in vivo*, em que existe modificação das condições hidrodinâmicas ao longo de todo o trato gastrointestinal. Por exemplo, um *time scaling* diferente entre *in vitro* e *in vivo* pode ser evidente quando a forma farmacêutica alcança o cólon, conforme observado para comprimidos de liberação prolongada de hidrocodona (HEMMINGSEN *et al.*, 2011). Em alguns casos, um único método *in vitro* pode representar uma liberação *in vivo* suficiente para estabelecer uma CIVIV clássica de nível A. Nos casos em que vários mecanismos de liberação não constantes interagem *in vivo*, vários fatores precisam ser considerados para o estabelecimento da CIVIV. Um exemplo de comprimidos com matriz de HPMC, em que o impacto da erosão nos diferentes pHs do trato gastrointestinal teve que ser considerado para relacionar o comportamento *in vitro* e *in vivo*, foi publicado por Guiastrennec e colaboradores (2017). Perfis de dissolução em pH 1,2 e 6,8 foram gerados para diferentes rotações (intervalos de 25 a 150 rpm) e em duas diferentes forças iônicas. A cinética de erosão (representando o modelo de liberação da matriz de HPMC) foi modelada em NONMEM (*non-linear mixed-effects modeling*) testando as diferentes condições experimentais e comprimidos como covariáveis. Os modelos *in vitro* resultantes foram usados como pontos de partida para o desenvolvimento de um modelo farmacocinético completo, incluindo a cinética de erosão *in vivo*. A erosão *in vivo* em diferentes compartimentos (estômago, intestino delgado e cólon) foi determinada pela localização do comprimido com os tempos registrados por meio da monitorização de marcadores magnéticos (GUIASTRENNEC *et al.*, 2017). A complexidade dessas abordagens de CIVIV, a quantidade de dados e conhecimento necessário para estabelecê-las as exclui da aplicação na rotina. No entanto, são bastante informativas para definir aspectos críticos para o desenvolvimento das formulações e representatividade das configurações de dissolução.

Existe também a possibilidade de que uma característica *in vitro* esteja relacionada à quantidade absorvida e a taxa de dissolução relacionada à fração absorvida *vs.* tempo. Por exemplo, dimensões maiores de comprimidos de matriz de HPMC podem resultar em um núcleo seco proporcionalmente maior, uma vez que o comprimido não é completamente hidratado na parte superior do trato gastrointestinal, onde há mais água disponível. Isso reflete em menor capacidade da matriz em liberar a dose total antes de alcançar o reto, mesmo que a taxa de difusão seja compatível e gere perfis de fração absorvida *vs.* tempo comparáveis para comprimidos menores. Nessa situação, algo tão simples quanto o peso do comprimido, como um substituto para as dimensões, pode se correlacionar com a ASC (como representativo da biodisponibilidade). Essa CIVIV do tipo C teria que ser aplicada para corrigir as predições baseadas na CIVIV de nível A.

Um exemplo específico de sistemas erosivos são as pastilhas. Uma CIVIV é possível para pastilhas, seja avaliando diretamente as quantidades liberadas *in vivo* e *in vitro* ou, mais facilmente, utilizando a perda de massa como uma substituta das quantidades liberadas. Essa última opção requer a demonstração de que o princípio ativo está uniformemente dissolvido na massa da pastilha (TIETZ *et al.*, 2018, CARDOT *et al.*, 2022).

10.2.4 Formulações lipídicas

As formulações lipídicas facilitam a absorção *in vivo* de fármacos pouco solúveis e lipofílicos. Um aspecto crítico a considerar, ao explorar as relações ou CIVIV para esse tipo de formulação, é que a taxa de dissolução *in vitro* em meio aquoso pode não ser o principal direcionador das taxas de absorção. À medida que os lipídios são esvaziados do estômago, eles são emulsionados pela ação de sais biliares, lipases gástricas e pancreáticas, colipases e fosfolipases A2 (KOLIPARA, 2014) e passam a fazer parte de micelas mistas que envolvem o fármaco lipofílico. Essas micelas entram nos enterócitos, onde podem ser associadas aos quilomícrons (CMs), lipoproteínas do intestino grosso que são produzidas nos enterócitos na presença de triglicerídeos de cadeia longa ou ácidos graxos de cadeia longa. Os CMs são absorvidos pelo sistema linfático. A absorção por essa via evita o metabolismo de primeira passagem. Isso implica que, quanto mais alta a taxa de extração hepática do fármaco, maior é o potencial para aumentar sua biodisponibilidade oral por meio de uma potencialização, dependente da formulação, da absorção linfática. Esse fenômeno pode gerar situações contraintuitivas, em que formulações que conseguem aumentar a solubilidade aquosa ou têm rápida taxa de dissolução resultam em menor biodisponibilidade do que formulações clássicas de base oleosa. O maior impacto da formulação está na biodisponibilidade e não na velocidade de absorção.

Os lipídios de cadeia longa (como os encontrados no óleo de gergelim, azeite de oliva, óleo de soja, gordura animal *etc.*), mas não os lipídios de cadeia curta ou média (como os encontrados em concentração mais alta no óleo de coco), são reunidos em CMs e transportados do intestino *via* linfa (TREVASKIS, 2010). Diferenças na saturação lipídica também podem influenciar o transporte linfático de lipídios e fármacos. Os lipídios mono e poli-insaturados promovem maior aumento na formação de CM e no transporte linfático de lipídios, em comparação com lipídios saturados de comprimento de cadeia equivalente; portanto, pode-se esperar que promovam o transporte linfático de fármaco mais eficientemente (HOLM *et al.*, 2001). Nesses casos, o aspecto que impactaria a quantidade de fármaco absorvido é a capacidade da formulação lipídica de fazer parte, ou facilitar que o fármaco faça parte, de micelas mistas *in vivo*. É necessário representar *in vitro* a associação de lipoproteínas/micelas mistas como necessária para a captação linfática. As limitações relacionadas às condições *sink* (*in vitro*) são um desafio, uma vez que *in vivo*, o fármaco é removido dos fluidos intestinais por meio da absorção. Os métodos que podem representar isso *in vitro* são o de particionamento em fase orgânica (por exemplo, tampão aquoso contendo sais biliares com uma camada de octanol) ou modelos de digestão *in vitro* para explorar como os lipídios são capazes de formar micelas mistas após a atividade das lipases. Deve-se notar que alguns excipientes, como surfactantes, podem inibir a atividade das lipases. Existe também a possibilidade de alguns fármacos precipitarem após a digestão lipídica (KOLLIPARA; GANDHI, 2014). Tudo isso adiciona complexidade ao desenvolvimento da CIVIV para formulações lipídicas.

Em um exemplo do uso de uma camada aquosa e outra com octanol, Pestieau e colaboradores (2017) propuseram um sistema de dissolução bifásico modificado; um aparato USP tipo II ligeiramente modificado, atuando como um reservatório para um meio contendo 2 fases (meios orgânicos e hidrofílicos) combinado com um aparato USP IV contendo a formulação. Dois perfis de dissolução foram gerados (um para a fase aquosa e outro para a fase orgânica). Pestieau e colaboradores avaliaram formulações lipídicas autoemulsificantes de fenofibrato contendo uma mistura de fenofibrato e Gelucire® 50/13; essa abordagem permitiu uma CIVIV de nível A para as formulações preparadas por meio do processo *Particles from gas saturated solutions (PGSS)*. A abordagem da CIVIV levou em consideração o ciclo entero-hepático, focando na absorção em até 6,5 h. A soma da dissolução na fase orgânica mais a aquosa gerou erros de predição aceitáveis para Cmáx e ASC (PESTIEAU *et al.*, 2017).

Na lipólise *in vitro*, a formulação é adicionada à uma solução tampão contendo vários componentes, como sais biliares, para mimetizar as condições de jejum ou pós-prandial. Enzimas, como a lipase pancreática, são adicionadas e o processo de lipólise é iniciado. As amostras são coletadas em vários momentos e centrifugadas para separar a fase aquosa, que é analisada. CIVIV entre a quantidade de fármaco presente na fase aquosa em diferentes tempos *vs.* o perfil de concentração plasmática (*in vivo*); e também a porcentagem de fármaco solubilizada no final da digestão *vs.* parâmetros farmacocinéticos (como ASC ou Cmáx), podem ser usadas para desenvolver uma CIVIV de nível C para formulações lipídicas (KOLLIPARA; GANDHI, 2014). Há um exemplo publicado na literatura de uma CIVIV entre a porcentagem de fármaco na fase aquosa do meio de lipólise *in vitro* e a ASC para formulações lipídicas de griseofulvina, usando ácidos graxos de cadeia longa, média e curta (DAHAN, 2007). A griseofulvina não é absorvida pelo sistema linfático e a CIVIV é estabelecida em uma situação que gera grandes diferenças *in vitro* e *in vivo*. Portanto, a possibilidade de que essa abordagem experimental produza correlações relevantes em outros casos de formulações lipídicas nem sempre é clara.

A lipólise com pancreatina pode demonstrar informações sobre a capacidade direta dos ácidos graxos de cadeia longa para formar micelas, porém outros fatores cumprem uma função *in vivo*. Por exemplo, a capacidade de dispersão de uma formulação autoemulsionante é crítica para se ter uma adequada biodisponibilidade, no entanto a presença de grandes quantidades de excipientes miscíveis em água pode resultar na precipitação do fármaco, uma vez que o poder de solubilização é reduzido na diluição. Nesse contexto, é interessante analisar a fase aquosa após a diluição, bem como após a digestão. A fase oleosa e o precipitado formado após a centrifugação em ambas as situações podem ser comparados, caso possam ser informativos sobre a fração da dose que não é absorvida devido à precipitação. As amostras devem ser coletadas em momentos diferentes, após a diluição e após a digestão, e é fundamental adicionar um inibidor de lipólise, como ácido bromofenil borônico, à amostra assim que for coletada (MCEVOY *et al.*, 2017).

A CIVIV de nível C pode ter que ser estabelecida usando métricas calculadas *in vitro*. Por exemplo, formulações à base de óleo de soja contendo diferentes cossolventes e surfactantes apresentam diferentes concentrações do fármaco na fase aquosa após digestão *in vitro*. A razão entre essas concentrações em 30 min de digestão e a concentração de equilíbrio (obtida após 24 h de dissolução do excesso de fármaco isolado após 30 min de digestão *in vitro* de cada formulação livre do fármaco) foi denominada a razão de supersaturação. A taxa de supersaturação foi bem correlacionada com a ASC de formulações contendo Kolliphor® RH 40 como surfactante, porém não representou a situação *in vivo* para todas as formulações testadas que continham diferentes surfactantes (MCEVOY *et al.*, 2017).

Em outros casos, pode ser necessário separar o fármaco livre disponível para absorção para representar a situação *in vivo*. Por exemplo, uma condição experimental em que uma câmara doadora com a formulação e tampões biorrelevantes é enriquecida com lipase imobilizada para simular o efeito da digestão. Essa lipase é usada para minimizar os danos à camada de células Caco-2 que separa o doador do compartimento receptor (ALVEBRATT, 2020). Em alguns casos, uma camada de muco e uma camada de membrana PVPA são adicionadas à configuração *in vitro* para aproximar os mecanismos de absorção *in vivo*. Foi demonstrado que o muco afeta a absorção de fármacos, lipídios e nutrientes, e os produtos da digestão lipídica podem modular as propriedades dessa barreira. Apenas o fármaco livre está disponível para absorção e, portanto, pode ser interessante quantificar isso, adicionando uma etapa de permeação à lipólise *in vitro* (FALAVIGNA, 2020). A complexidade e os custos dessas configurações as tornam métodos improváveis para apoiar o desenvolvimento de formulações na rotina.

Pode haver casos em que, devido às propriedades de solubilização da formulação, uma fração da dose pode ser absorvida pelo sistema linfático e outra pode ser solubilizada e absorvida pela circulação portal. A complexidade de qualquer abordagem *in vivo – in vitro* aumenta exponencialmente, pois vários aspectos precisariam ser refletidos *in vitro*. Primeiramente, deve ser desenvolvido um método que represente a fração da dose que passa a fazer parte das micelas mistas. Em segundo lugar, uma taxa de dissolução em meio aquoso teria que ser gerada, o que seria desafiador de vincular ao perfil de concentração plasmática *in vivo* devido ao efeito da fração da dose absorvida pelo sistema linfático. Para adicionar ainda mais complexidade, algumas formulações têm uma capacidade de solubilização tão efetiva que pode ocorrer uma saturação *in vivo*, gerando uma fração de dose perdida, ou absorvida em uma taxa diferente, devido à precipitação.

Em geral, as CIVIVs são testadas inicialmente em condições de jejum para evitar os efeitos da interação com os alimentos e a resposta fisiológica aos alimentos. Isso é ainda mais crítico nas formulações lipídicas, nas quais é teoricamente possível que, em condição pós-prandial, a liberação da formulação seja completamente influenciada pelo efeito dos alimentos. Um exemplo foi publicado para CRA13 (*cannabinoid receptor agonist 13*) em experimentos paralelos em humanos e em cães com linfa canulada, nos quais Trevaskis e colaboradores (2010) demonstraram que o aumento da biodisponibilidade oral de CRA13, quando administrado com uma refeição rica em gordura, não resulta no aumento da absorção propriamente dita, mas do aumento significativo do seu transporte para o sistema linfático e da consequente redução do seu metabolismo de primeira passagem no fígado (FRANCO, 2020). O transporte linfático intestinal de fármacos altamente lipofílicos pode variar dependendo do tipo e quantidade de lipídios nos alimentos ingeridos, e será particularmente aumentado quando o fármaco for administrado juntamente a uma refeição rica em lipídios de cadeia longa (WHITE, 2009). A resposta pós-prandial é estimulada, pelo menos em parte, por apenas 7 g de lipídios (CHARMAN, 1997). Isso implica que a quantidade de lipídios em uma formulação pode estimular uma resposta ao efeito dos alimentos *in vivo*, mesmo se administrada em condições de jejum. Se for esse o caso, será crítico considerar esse aspecto na configuração das condições *in vitro* que reflitam a etapa limitante para a absorção *in vivo*.

Para concluir, está claro que a etapa limitante da absorção de formulações lipídicas pode não ser identificável. Para esse tipo de abordagem, a formulação pode impactar a biodisponibilidade, influenciando a capacidade de formação de emulsão, a atividade das lipases e o equilíbrio entre supersaturação e precipitação *in vivo*. Alguns desses aspectos podem ser representados *in vitro* para produzir uma CIVIV de nível C com as ASCs para alguns tipos específicos de formulação.

10.3 CIVIV e vias de administração não oral

Em geral, existe uma grande experiência coletiva no desenvolvimento de medicamentos e métodos analíticos relevantes para avaliação do comportamento *in vivo* de formas farmacêuticas orais. Outras vias de administração não são tão comuns, e o conhecimento publicado sobre os aspectos críticos que influenciam a absorção no local de administração não é tão amplo. Além disso, as vias de administração extravasculares e não orais são variadas, contemplando formas farmacêuticas de soluções a diferentes sistemas de liberação. Assim como no caso dos produtos orais, para ter o potencial de se estabelecer uma CIVIV, os aspectos que impactam a taxa de absorção *in vivo* devem ser representados *in vitro*. Além disso, a taxa de absorção deve ser uma etapa limitante que impacta o perfil farmacocinético.

10.3.1 Anel vaginal

Os anéis vaginais foram desenvolvidos, inicialmente, como um anel de polímero colocado dentro da vagina para a liberação contínua de fármacos. Os mais comuns contêm hormônios contraceptivos (progestina ou mistura de estradiol e progestina) com ação terapêutica controlada pelas concentrações plasmáticas. Conforme mencionado por Boyd e colaboradores (BOYD *et al.*, 2019), além da contracepção, cada vez mais formulações são dedicadas à prevenção ou tratamento de doenças sexualmente transmissíveis. Nesse último caso, as concentrações locais são tão importantes quanto qualquer concentração plasmática para a eficácia. Tosca e colaboradores (2021) publicaram, recentemente, uma CIVIV de nível A bem-sucedida baseada em uma equação diferencial direta e uma abordagem populacional não linear de efeitos mistos (*nonlinear mixed-effect approach*), e a possibilidade de usar esse modelo CIVIV populacional como um simulador de estudos virtuais de bioequivalência para uma formulação de liberação prolongada de progesterona (TOSCA *et al.*, 2021). Kay e colaboradores (2018) desenvolveram, para um anel vaginal não hormonal (dapivirina), um modelo de PBPK que leva a uma CIVIV que permite prever as concentrações locais do fármaco (KAY *et al.*, 2018).

Frequentemente, no caso do anel vaginal, o desafio de definir os testes de dissolução adequados é o principal obstáculo. Existem duas classes de métodos de dissolução, métodos compendiais e os não oficiais. Tietz e colaboradores (2018) descreveram quase 50 métodos diferentes para avaliar a liberação *in vitro* de anéis vaginais (TIETZ *et al.*, 2018). O método usado deve refletir a liberação *in vivo*, deve ser simples de usar e, idealmente, possível de ser implementado como um método de controle de qualidade. No entanto, se a taxa de liberação e o mecanismo do anel vaginal não forem influenciados pelos meios circundantes, a configuração do teste de dissolução poderá não ser tão crítica. Esse pode ser o caso de anéis de reservatório, que apresentam uma baixa taxa de liberação (microgramas por dia). Um exemplo é o NuvaRing® (Organon Inc.), em que a taxa de liberação *in vitro* foi correlacionada com a taxa de absorção (Nuvaring® FDA *Clinical Pharmacology and Biopharmaceutics Review*, 2001). Os desenvolvedores da versão genérica (Perlinring) estabeleceram uma abordagem baseada em equação diferencial de um estágio (*one-stage differential equation-base*), utilizando um modelo farmacocinético compartimental tradicional para vincular as taxas de liberação *in vitro* com o perfil farmacocinético completo até 21 dias da aplicação, e o utilizaram para extrapolação ao tempo de aplicação de 28 dias (EMA *assessment report* – EMA/H/A-29(4)/1473).

10.3.2 Injetáveis de ação prolongada

A área de superfície limitada no local de aplicação de injetáveis de ação prolongada, bem como as possíveis respostas inflamatórias a um corpo estranho, mesmo que assépticas, podem influenciar o microambiente local, bem como a área de superfície disponível para liberação e a absorção. No início, ocorre adsorção instantânea de muitas proteínas hospedeiras (por exemplo, fibrinogênio) à superfície dos materiais injetados ou implantados, seguida por rápida infiltração e ativação celular. Como o corpo estranho não pode ser removido por fagocitose, as células se fundem para gerar células gigantes de corpo estranho na superfície do material. A secreção inflamatória de citocinas induz à transformação de fibroblastos quiescentes em miofibroblastos que sintetizam pró-colágeno, o qual é reticulado para facilitar a formação de uma cápsula densa e hipocelular. Várias semanas são necessárias para formar gradualmente uma cápsula distinta e colagenosa ao redor do material. A magnitude dessa resposta de corpo estranho é influenciada pela composição, tamanho e forma da substância injetada (CHEN *et al.*, 2018). A resposta resulta em um ambiente não constante e uma barreira que pode influenciar a taxa de absorção. Esses aspectos podem influenciar as relações *in vitro* – *in vivo* e o estabelecimento da CIVIV pode ocorrer apenas para formulações de liberação muito lenta.

Normalmente, é mais complexo estabelecer uma CIVIV preditiva para formulações injetáveis de ação prolongada do que para produtos orais de liberação prolongada. Um dos desafios são as diferenças de escala de tempo muito maiores entre *in vitro* (horas) e *in vivo* (semanas ou meses). A amostragem deve ser com tempos prolongados para poder caracterizar adequadamente a liberação e a absorção, e isso nem sempre é totalmente viável, até que seja estabelecido um entendimento completo do comportamento de liberação *in vivo*. Estudos farmacocinéticos para estabelecer a CIVIV nesse contexto são geralmente muito caros ou eticamente desafiadores, pois pode ser necessário realizá-los em pacientes por motivos de segurança. Frequentemente, as abordagens iniciais de CIVIV são realizadas em modelos animais, que podem ou não representar os principais parâmetros da absorção em humanos.

Outro desafio é que as formulações de depósito geralmente mostram perfis multifásicos de concentração plasmática que podem corresponder a diferentes fases de liberação *in vivo* (ANDHARIYA *et al.*, 2017; SHEN *et al.*, 2015; HU *et al.*, 2018; PARK *et al.*, 2018; PU *et al.*, 2017; TOMIC *et al.*, 2018). Em algumas situações, pesquisadores estabeleceram uma CIVIV de nível A comum aplicando um único fator de *time scaling* para o perfil completo (ANDHARIYA *et al.*, 2017; SHEN *et al.*, 2015). No entanto, essa abordagem geralmente não é capaz de refletir ou predizer adequadamente todas as fases observadas do perfil farmacocinético, talvez porque um *time scaling* comum para todas as fases não seja adequado.

Os mecanismos envolvidos na liberação da formulação são distintos e não podem ser avaliados com base apenas nos resultados da deconvolução. No caso de formulações injetáveis de liberação lenta, como microesferas, a liberação inicial (*burst*) está associada à liberação do fármaco, por exemplo, da superfície da microesfera e/ou intumescimento do polímero (TOMIC *et al.*, 2018); a segunda fase está associada à difusão predominante através dos poros hidratados das microesferas. Em alguns casos, uma terceira fase claramente distinta está associada à erosão predominante do sistema polimérico. Existe um certo grau de coexistência temporal dos três mecanismos, uma vez que a taxa de transição de fase não será idêntica, por exemplo, para microesferas com tamanhos diferentes, os mecanismos podem se sobrepor. Idealmente, um único método *in vitro* capaz de refletir as diferentes fases de liberação deve ser desenvolvido. No entanto, uma vez que os mecanismos de liberação não são os mesmos para todas as fases, isso pode não ser viável e métodos separados podem ter que ser usados para representar o comportamento *in vivo*. O uso de métodos separados envolve o desafio de trabalhar com suposições de qual fração da dose é liberada por qual mecanismo.

Um desafio adicional inerente à CIVIV para injetáveis de ação prolongada é que a área de superfície da estrutura de depósito formada *in vivo* pode impactar a taxa de dissolução *in vivo*. Abordagens como o uso de tecido de fantoma de hidrogel para representar a rigidez no local da injeção, conforme usado para implantes formadores *in situ*, podem melhorar a vinculação ao comportamento *in vivo* (HERNANDEZ, 2016). Outros aspectos *in vivo* que podem influenciar a taxa de absorção são o local da injeção e o índice de massa corporal (IMC) do participante de pesquisa. Portanto, uma CIVIV pode ter que ser explorada apenas para populações e situações específicas (por exemplo, somente um local de injeção, dentro de um intervalo específico de IMC) para limitar os efeitos dessas variáveis na taxa de absorção.

10.3.2.1 Exemplos de administração subcutânea

Suspensões injetáveis e microesferas para uso subcutâneo serão discutidas como exemplos nesta seção. A liberação do fármaco das suspensões é geralmente direcionada pela solubilidade do princípio ativo e pela distribuição do tamanho de partícula. As microesferas, por exemplo, de ácido poli(láctico-co-glicólico) (PLGA), podem ter perfis de liberação dupla ou tripla, com níveis iniciais (*burst*) de uma pequena fração da dose, seguida por cinética de liberação prolongada.

As suspensões injetáveis são geralmente desenvolvidas quando o princípio ativo apresenta baixa solubilidade e podem ser formuladas como uma suspensão estabilizada por surfactantes. Os testes de dissolução para suspensões são desafiadores, uma vez que as partículas do medicamento devem ser filtradas da amostra rapidamente para evitar viés pela dissolução contínua (superestimando a porcentagem dissolvida em um determinado tempo de coleta), e, consequentemente, quantificando uma fração que ainda não foi dissolvida. Além disso, *in vivo*, o produto é exposto a um baixo volume de líquido e essas situações são difíceis de representar *in vitro*. O aparato USP IV pode ser considerado nessa situação. Além disso, o tampão deve representar o ambiente *in vivo*, a menos que a taxa de liberação seja totalmente controlada pelo fármaco ou pelas características da forma farmacêutica e seja independente do meio circundante. Os meios testados para representar o ambiente subcutâneo *in vivo* incluem solução de albumina sérica, soro bovino fetal e solução de sais balanceados de *Hanks* (HBSS, *Hanks' Buffered Saline Solution*) (GAO et al., 2020).

Um tampão intersticial subcutâneo (SIB, *subcutaneous interstitial buffer*), em que as concentrações de íons foram ajustadas para mimetizar as concentrações no tecido humano, foi avaliado quanto à representatividade *in vivo* da taxa de liberação de acetato de medroxiprogesterona. A adsorção de proteínas séricas à superfície das micropartículas foi assumida como tendo influência significativa na liberação do fármaco. Portanto, o fluido intersticial subcutâneo simulado obtido pela adição de SIB com 55% ou 10% de soro fetal bovino foi usado para avaliar a influência das concentrações de proteína na liberação. Foi empregada a tecnologia *Dipersion Releaser* (DR) acoplado a um aparato USP II, em que a agitação contínua da câmara interna evita que as micropartículas sedimentem, resultando em uma medição altamente reprodutível. A concentração de 55% de soro fetal bovino forneceu a capacidade discriminatória suficiente para refletir entre as micropartículas antes e depois do armazenamento. A dissolução em diferentes meios foi usada como *input* para prever os perfis de concentração plasmática usando dados da administração intravenosa (GAO et al., 2020). As predições dos perfis de concentração plasmática usando esses tampões biorrelevantes foram razoáveis, mas não exatas. Além disso, os resultados não refletiram uma capacidade preditiva aprimorada entre os três meios biorrelevantes testados. A construção da CIVIV foi prejudicada pela falta de dados *in vitro* e *in vivo* de suspensões com diferentes taxas de liberação, portanto, a abordagem não permitiu excluir a representatividade *in vivo* dos meios testados e o método de dissolução.

Duas diferentes microesferas de PLGA de tacrolimo com diferentes taxas de liberação para administração subcutânea foram testadas em condições semelhantes. Nesse caso, o direcionador da liberação *in vivo* foi a degradação de materiais poliméricos. Uma membrana de diálise foi adicionada ao DR. A liberação biorrelevante de tacrolimo das microesferas foi testada em SIB com teor de proteína total de 1% (v/v) de soro fetal bovino. O desafio adicional da degradação de tacrolimo foi abordado modelando a liberação e degradação do fármaco. Não foi possível estabelecer adequadamente uma CIVIV clássica de nível A devido a vários fatores, que incluem o *lag time in vivo* e a cinética de *burst* inicial. *In vivo*, as microesferas de grande diâmetro permanecem no local da injeção e liberam o tacrolimo no líquido intersticial, e pequenas partículas são captadas pelos capilares linfáticos, os quais entram na circulação sanguínea. A fração livre de tacrolimo liberado no local da injeção sofre um processo de degradação e também se difunde para os capilares sanguíneos. Um modelo PBBM, levando em consideração todos esses fatores, permitiu concluir que o ensaio *in vitro* gerou uma predição significativa do desempenho *in vivo* (GAO et al., 2021).

Uma abordagem diferente foi adotada para avaliar a CIVIV de microesferas de leuprorrelina considerando as complexidades da liberação *in vivo* desse tipo de formulação. Nesse caso, as diferenças nos perfis farmacocinéticos das formulações foram avaliadas pela adição de um compartimento de liberação para refletir as três diferentes cinéticas de liberação. O interior da microesfera foi dividido em três seções virtuais: a "seção de liberação não encapsulada (NS)", que não é incluída ou contida na superfície da microesfera e exibe um perfil farmacocinético semelhante ao do grupo que recebeu a solução de leuprorrelina; a "seção de liberação erosiva (ES)", que está localizada na parte mais profunda da formulação e libera o fármaco em uma taxa lenta; e a "seção de liberação difusa (DS)", que é liberada a uma taxa moderada entre as duas seções. Esse modelo semimecanicista, baseado em uma equação diferencial, foi incluído em um modelo de farmacocinética populacional, em que ka, Cl e Vd foram todos estimados por análise monocompartimental da solução de leuprorrelina e ajustados com dados de concentração plasmática de Lucrin depot®. Essa taxa de liberação *in vivo* predita pode ser tratada como a taxa de entrada que é absorvida no compartimento central. A correlação entre a dissolução *in vitro* e a dissolução *in vivo* predita foi identificada por meio de regressão não linear e verificada por meio de *Levy plot*. Os dados de dissolução foram gerados usando tampão fosfato contendo 0,02% de Tween 80 (encubado em *heating dry bath*) a 300 rpm por 28 dias usando um tubo de polietileno. O modelo desenvolvido para Lucrin depot® resultou em predições razoáveis para uma formulação externa, com erros de predição dentro dos critérios de aceitação regulatória (LEE et al., 2020). É importante notar que a formulação externa teve uma liberação muito semelhante ao Lucrin depot®, portanto, a aplicabilidade dessa correlação a um intervalo mais amplo de taxas de liberação é desconhecida.

10.3.2.2 Administração intramuscular

Os desafios rotineiros associados ao estabelecimento de uma CIVIV para injetáveis de longa duração também são aplicáveis quando o local da aplicação é intramuscular. Alguns desses desafios podem ser resolvidos concentrando-se em um único local de aplicação, administrando doses baixas para permitir estudos comparativos de biodisponibilidade em voluntários saudáveis e utilizando três formulações com diferentes taxas de liberação para aumentar as chances de se identificar um *safe space*, dentro do qual uma CIVIV convencional possa ser estabelecida.

A CIVIV estabelecida pela Janssen para Invega Sustenna® (Xeplion®, marca comercial na Europa) (palmitato de paliperidona) é resumida no documento *Clinical Pharmacology and Biopharmaceutic Review* do FDA. O mecanismo de liberação da suspensão intramuscular é orientado pelo tamanho de partícula do IFA de solubilidade muito baixa. A empresa realizou um estudo comparativo de biodisponibilidade em voluntários saudáveis que receberam, no período 1, solução de paliperidona

1 mg via intramuscular, para usar o perfil como função de resposta ao impulso unitário (UIR) para fins de deconvolução. No período 2, os participantes de pesquisa foram randomizados para receber uma das cinco diferentes formulações com diferentes tamanhos de partícula (d50) que influenciaram a taxa de dissolução. Eles foram classificados como *extra slow* (B), *slow* (C), *intermediate* (D, representativo da fase III), *fast* (E), *intermediate* (F). A dissolução foi gerada para todos as formulações no aparato USP II (pá) a 50 rpm, 25°C em 900 mL de HCl 0,001 M, contendo 0,489% de polissorbato 20 (Tween®20). Uma abordagem baseada no modelo de equação diferencial foi usada para estabelecer uma CVIVI de nível A, incluindo estimativas de variabilidade. Em resumo, os dados de dissolução de cada formulação foram modelados e ajustados pela função Weibull, em que o parâmetro de inclinação foi usado para o *time scaling*. Os dados de concentração plasmática individual da solução intramuscular foram ajustados a um modelo bicompartimental, com absorção de primeira ordem, e as estimativas de parâmetros individuais usadas como UIR. Os perfis farmacocinéticos para as formulações B a E foram usados para derivar a porcentagem aparente dissolvida *in vivo vs.* tempo e para corrigir as diferenças de biodisponibilidade *vs.* a solução. A correlação entre os dados *in vitro* e *in vivo* foi baseada em uma função de *time scaling* não linear com três parâmetros estimados (tetas) e o parâmetro da inclinação de Weibull para expressar a dependência do *time scaling* na fração dissolvida *in vitro* em um determinado momento. O modelo gerou capacidade preditiva adequada para as formulações *slow*, *intermediate* e *fast*, utilizando a média ou mediana dos dados de perfis de concentração plasmática. A formulação *extra slow* não se enquadrou na mesma CIVIV (Invega sustenna®FDA *Clinical Pharmacology and Biopharmaceutics Review*, 2009). Esse é um exemplo de que uma CIVIV não deve ser aplicada para produtos com liberação fora do modelo avaliado, pois um produto com liberação muito lenta (tamanho de partícula maior) não se enquadra no mesmo modelo de CIVIV. O mesmo vale para situações de liberação muito rápida (tamanho de partícula muito menor), por exemplo, nano/microssuspensões de palmitato de paliperidona. Estudos em que essas formulações foram administradas em ratos mostraram que a infiltração de macrófagos, com subsequente fagocitose de uma fração importante da dose administrada, contribuiu ativamente para as exposições plasmáticas observadas, promovendo a dissolução do pró-fármaco e a sua conversão ao ativo. Uma rápida dissolução inicial de nano/microcristais individuais presentes no interstício foi seguida por um segundo processo de entrada, mais lento, porém dominante, que foi direcionado pela taxa de formação de paliperidona nas porções infiltradas do depósito intramuscular (DARVILLE *et al.*, 2016). A angiogênese radial (CD31+) foi observada em toda a borda inflamatória a partir de 72 h após a administração e presumivelmente contribuiu para as concentrações sistêmicas sustentadas de paliperidona, mantendo uma capacidade de absorção suficiente (DARVILLE *et al.*, 2014). Esses processos *in vivo* podem influenciar as relações *in vitro* – *in vivo* ao avaliar produtos de tamanho de partícula muito diferentes, uma vez que a resposta inflamatória *in vivo* e a suscetibilidade à fagocitose podem ser diferentes.

10.3.2.3 *Time scaling para injetáveis de ação prolongada*

As ferramentas padrão para determinar o *time scaling* incluem o chamado *Levy plot* (CARDOT *et al.*, 2012; EMAMI, 2006, LEVY *et al.*, 1967) e a função de liberação inversa (IRF, *inverse release function*) para melhorar a capacidade preditiva da CIVIV (CARDOT *et al.*, 2018). No entanto, esses métodos não foram projetados para levar em consideração os perfis de liberação multifásica, conforme observado para alguns injetáveis de ação prolongada. A seguir, um método de *time scaling* para perfis de liberação multifásica é apresentado por meio de um exemplo de implante baseado em dados reais, que gerou um perfil de dissolução-alvo para orientar o desenvolvimento do método analítico e a avaliação dos perfis de dissolução de dois métodos analíticos.

Os dados *in vivo* de 3 coortes de cães que receberam um implante *fast* e *slow*, bem como os dados da administração i.v. bolus, foram usados para deconvolução, ajuste do modelo e aplicação de uma abordagem de *time scaling* com a função VRF (*in vivo Release Function*) para definir os perfis de dissolução-alvo para o desenvolvimento do método. A biodisponibilidade das formulações subcutâneas foi calculada *vs.* a administração i.v., como razão de ASC corrigida pelas respectivas doses, e então usada como fator correspondente ao desempenho *in vivo* da formulação.

Os dados de concentração plasmática obtidos após a administração subcutânea dos implantes em cães foram deconvoluídos. Os perfis de absorção *in vivo* resultantes (%FDAbs) foram então modelados. Uma função tripla de Weibull refletindo a(s) fase(s) de absorção foi usada para ajustar os dados de absorção (Equação 10.1, denominada VRF).

$$\%FDAbs = f_1 \times \left(1 - e^{\left(\frac{-t}{MDT1}\right)^{b1}}\right) + f_2 \times \left(1 - e^{\left(\frac{-t}{MDT2}\right)^{b2}}\right) + f_3 \times \left(1 - e^{\left(\frac{-t}{MDT3}\right)^{b3}}\right) \dots \text{VRF} \quad \text{Equação 10.1}$$

Em que "*f*" é a quantidade absorvida por fase. "MDT" é o tempo médio de absorção (ou liberação), "t" é o tempo e "b" é o parâmetro de *shape*. Os índices 1, 2 e 3 correspondem a cada fase: 1 para a fase correspondente ao primeiro processo *in vivo* de liberação e absorção, 2 para o segundo e 3 para o terceiro. A soma de todos os *f* deve ser igual a FDAbs (%) e, sob essa suposição, o último *f* é calculado como FDAbs% menos os outros, pois corresponde à parte restante a ser absorvida (por exemplo, *f3 = FDAbs - f1 - f2*). O melhor ajuste é avaliado pela soma dos quadrados como estatística associada, mas também pela inspeção visual do ajuste aos dados observados, sua capacidade de representar a entrada correta na convolução e a adequação do modelo para predizer as métricas *in vivo*. O tempo médio de absorção (MDT) foi estimado ajustando a VRF para cada formulação. De acordo com a justificativa do método IRF descrito previamente (CARDOT *et al.*, 2018), o *time scaling* foi aplicado ao MDT em vez de usar um *Levy plot* clássico ou uma simples compressão do *time scaling* para vincular os tempos de liberação teóricos *in vitro* aos *in vivo*. A abordagem *Deconvolution Through Convolution* (publicada por LANGENBUCHER, 2003) foi aplicada para calcular as concentrações plasmáticas correspondentes com base em simulações das curvas de fração absorvida *vs.* tempo, sob a suposição padrão da mesma biodisponibilidade para todas as formulações com base nas concentrações preditas. Essa convolução permite avaliar a adequação da função de Weibull aos processos de absorção e, também, a validade de seu uso para a configuração da dissolução.

Uma vez definido o modelo e comparados os parâmetros preditos com os observados, ele será usado para a definição do método de dissolução-alvo. F e b devem ser definidos como constantes, MDT_{vitro} será adaptado para fornecer um período razoável para a dissolução. Isso será feito ajustando o MDT para ter uma relação entre MDT *in vivo* e MDT *in vitro* constante por fase e comum para ambas as formulações. A abordagem permite uma flexibilidade da relação de MDT diferente por taxa de liberação, dependendo dos requisitos das diferentes fases para caracterizar cada fase com exatidão. Nesse exemplo, MDT_2 e/ou MDT_3 *in vitro* serão definidos como MDT *in vivo* dividido por x_2 e x_3 (200 e 400, por exemplo) para fornecer um perfil de dissolução teórico que pode ser concluído em um dia. A fim de facilitar os tempos de amostragem de dissolução para registrar a primeira taxa de liberação rápida, MDT_1 *in vitro* será definido como MDT_1 *in vivo* dividido por x_1 (50, por exemplo). A duração-alvo do teste de dissolução depende das características físico-químicas do princípio ativo, das fases de liberação do medicamento e da capacidade analítica do laboratório que realizará os ensaios. Sendo assim, a proposta deve ser baseada em contribuições multidisciplinares. As concentrações plasmáticas do estudo de biodisponibilidade comparativa após a administração subcutânea das duas formulações são apresentadas na Figura 10.3.

Figura 10.3 – Perfil de concentração plasmática em escala logarítmica de dois implantes subcutâneos por 420 dias, em comparação com a administração i.v. A formulação B mostra níveis plasmáticos mais altos e queda mais precoce nas concentrações do que a formulação C

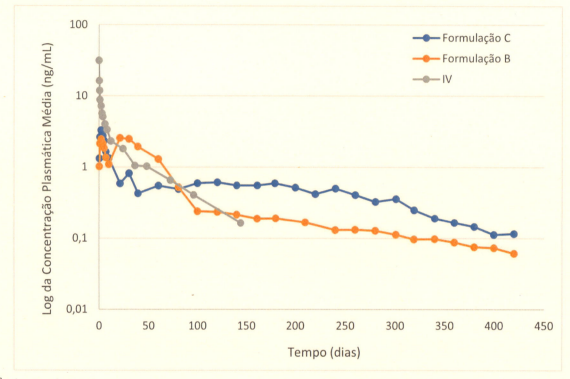

Fonte: os autores

O perfil farmacocinético da administração i.v. apresentado na Figura 10.3 foi ajustado a um modelo cinético tricompartimental aparente e foi usado como UIR (*unit impulse rate*) para a deconvolução numérica. O FDAbs% *vs.* tempo para as formulações subcutâneas (B e C) é mostrado na Figura 10.4.

Figura 10.4 – Curvas da porcentagem de FD absorvida *vs.* tempo obtidas por deconvolução numérica das concentrações plasmáticas. A formulação B (círculos azuis) mostra uma absorção claramente mais rápida do que a formulação C (círculos laranjas). Ambas as formulações exibem absorção multifásica

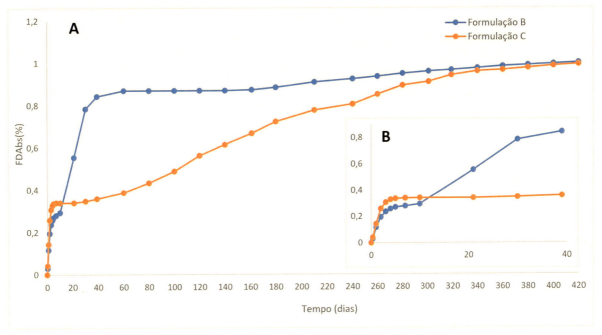

Fonte: os autores

A curva de fração absorvida *vs.* tempo (Figura 10.4) mostra que as formulações B e C têm perfis de absorção semelhantes na fase inicial da curva de absorção, mas são bastante diferentes na segunda fase de absorção, a formulação B corresponde a um implante rápido e a formulação C a um implante lento, que poderia sustentar concentrações plasmáticas por mais tempo.

A abordagem da função tripla de Weibull foi selecionada para a definição de um perfil-alvo para dissolução. Perfis *in vitro* representativos devem ter os mesmos parâmetros f e b (fixos) que as estimativas de parâmetros *in vivo* apresentadas na Tabela 10.2. O MDT será diferente *in vitro* e a razão dos MDTs *in vivo* e *in vitro* fornecerá a escala de tempo. Nesse exemplo, a abordagem é usada para definir perfis teóricos de dissolução como alvo para o desenvolvimento analítico. Para esse propósito, a escala de tempo foi fixada por motivos práticos, a fim de alcançar a dissolução completa dentro de um dia e ter tempo suficiente para amostrar adequadamente a fase inicial de liberação rápida. A função tripla de Weibull foi usada para estimar a melhor dissolução devido ao ajuste com ambas as formulações. Parâmetros-alvo de MDT *in vitro* escalonados- conforme estimativas de MDT *in vivo* são apresentados na Tabela 10.3.

Tabela 10.2 – Erros de predição (EP) para C_{max} e ASC_{0-t} com base no modelo de ajuste triplo de Weibull

Formulação	Métrica	Observado	Predito	EP (%)
B	Cmáx	2,56	2,72	-6,06
	Tmáx	21	30	-
	ASC_{0-t}	184,51	193,05	4,63
	ASC_{0-21}	37,06	36,32	2,00
	$ASC_{120-420}$	40,11	41,91	-4,48
C	Cmáx	3,28	3,41	-3,93
	Tmáx	2	2	-
	ASC_{0-t}	196,41	197,23	0,41
	ASC_{0-21}	32,00	32,94	-2,93
	$ASC_{120-420}$	109,05	108,72	0,31

Fonte: os autores

Tabela 10.3 – Parâmetros-alvo de MDT in vitro conforme estimativas de MDT in vivo

Formulação	B			C		
Parâmetro de Weibull	MDT1	MDT2	MDT3	MDT1	MDT2	MDT3
in vivo (dias)	1,576	23,980	286,305	1,539	110,258	226,391
Tempo aplicado no fator de escala:	50	200	400	50	200	400
in vitro (dias)	0,03	0,12	0,72	0,03	0,55	0,57
in vitro (horas)	0,76	2,88	17,18	0,74	13,23	13,58
in vitro (minutos)	45,40	172,8	1030,8	44,32	793,8	814,8

Fonte: os autores

Os parâmetros *in vitro* fixos e escalonados no tempo permitiram simular o perfil de dissolução-alvo por formulação, conforme apresentado na Figura 10.5.

Figura 10.5 – Perfil de dissolução-alvo com base no ajuste do modelo triplo de Weibull da deconvolução in vivo e time scaling separados por fase. As porcentagens da especificação-alvo são marcadas com linhas tracejadas e pontilhadas

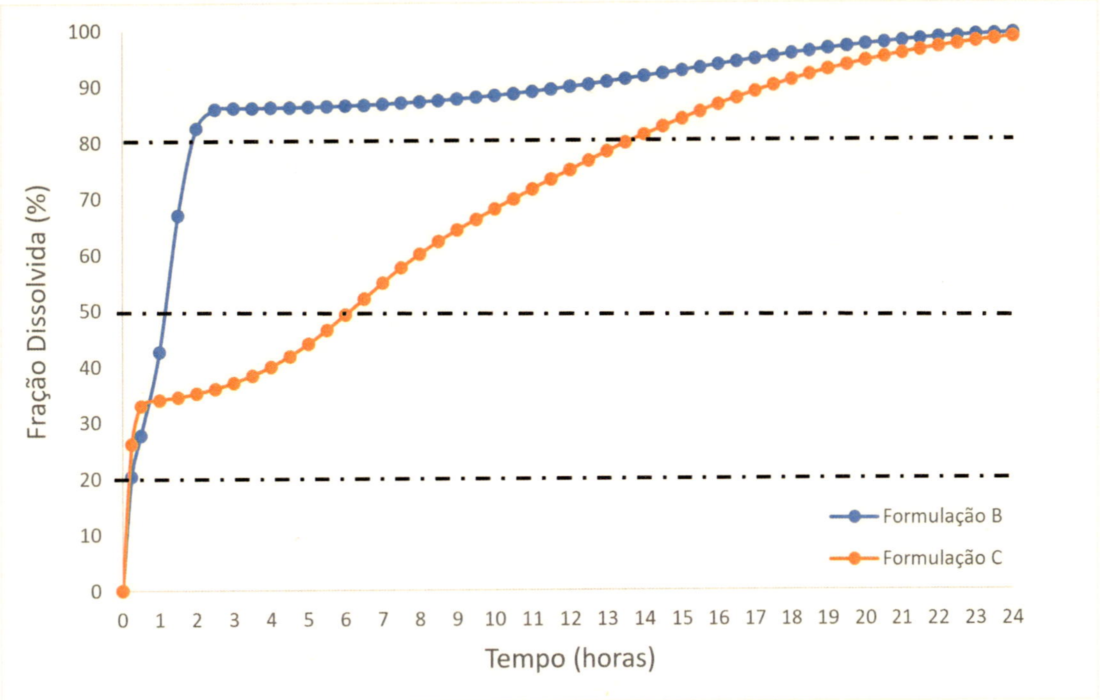

Fonte: os autores

Várias abordagens podem ser usadas para acelerar a dissolução *in vitro*, como composição do meio, fluxo ou rotação, temperatura (TOMIC *et al.*, 2016) para refletir o perfil de dissolução-alvo. O perfil-alvo também pode ser usado para definir os tempos de coleta críticos para refletir todas as fases do triplo de Weibull *in vitro*. Os perfis de dissolução teóricos apresentados na Figura 10.5 foram usados por equipes de desenvolvimento analítico para explorar e definir um método de dissolução capaz de gerar tais perfis para as formulações B e C. A abordagem aqui apresentada pode ser útil para outras formulações de depósito com perfis multifásicos. Por exemplo, em uma CIVIV de nível A para microesferas poliméricas de naltrexona, foi reportado que a fase inicial (*burst*) da absorção não foi capturada, embora uma capacidade preditiva aceitável para Cmáx e ASC tenha sido alcançada (ANDHARIYA *et al.*, 2017). Ajustar os dados deconvoluídos a uma função múltipla e aplicar a VRF por fase de liberação permitiria identificar métricas de dissolução *in vitro* que refletem esse *burst* inicial e ajudar na definição das especificações. Isso é particularmente relevante para produtos em que os níveis plasmáticos iniciais de *burst* podem levar a eventos adversos, mesmo que representem uma fração praticamente insignificante da dose administrada. Esse seria o caso dos antipsicóticos de depósito de ação prolongada, como risperidona. Foi publicada uma CIVIV de nível A envolvendo microesferas de risperidona fabricadas por diferentes processos (SHEN *et al.*, 2015). A correlação ponto-a-ponto padrão não reflete bem a fase inicial de *burst* e a CIVIV poderia ser melhorada pela abordagem apresentada nesta seção. A abordagem também permitiria definir os perfis de dissolução-alvo para que as configurações de dissolução possam ser ajustadas para refletir melhor a liberação inicial. A razão de MDT *in vitro* e *in vivo* pode ser comparada por fase de liberação e por formulação para determinar se uma razão comum pode ser estabelecida para todas as formulações e para todas as fases. O potencial para se estabelecer uma CIVIV não mereceria considerações adicionais se as razões fossem muito diferentes entre as formulações. No entanto, a maioria dos casos não é tão simples e razões semelhantes, mas não estritamente idênticas, são observadas para todas as formulações. É necessária uma avaliação para determinar qual expansão das razões de MDT ainda recai na mesma escala de tempo da CIVIV (isto é, qual desvio pode ser considerado para a variabilidade em relação a um valor de escala de tempo único). Por exemplo, para enfrentar esse desafio, as razões médias e medianas de MDT podem ser avaliadas para determinar qual resulta nos menores erros preditivos. A inspeção visual dos perfis preditos *vs.* observado deve ser feita como uma checagem da predição. Além disso, como uma avaliação formal, erros de predição do uso de uma razão de MDT comum e do uso de métricas *in vivo* adicionais, como ASCs parciais e picos iniciais (além das métricas padrão, $C_{máx}$ e ASC_{0-t}), para determinar os erros de predição podem ser empregados no caso de mecanismos de liberação complexos que levam a perfis multifásicos. Essas métricas adicionais podem ser definidas com base na importância clínica (por exemplo, picos associados a eventos adversos, limiares de concentração ligados ao início do efeito terapêutico etc.) ou por critérios biofarmacêuticos como o tempo em que uma mudança no mecanismo de liberação é esperada (por exemplo, ASCs parciais da fase de absorção inicial, fase de manutenção e fase terminal). Isso permite a identificação das fases de liberação que não se enquadram em uma razão de MDT semelhante para todos os processos de fabricação e fornece informações sobre o impacto vinculado a mudanças no processo. Esses aspectos podem não ser facilmente identificados pela avaliação comparativa padrão de perfis de dissolução ou curvas de concentração plasmática. Outra vantagem importante da abordagem de modelagem proposta é que todos os dados *in vivo* disponíveis podem ser vinculados à dissolução com maior precisão do que quando uma abordagem de ajuste de modelo não é aplicada. O IRF, definido como o inverso da função de liberação de dissolução (nesse caso, por exemplo, o triplo de Weibull), é uma maneira direta e eficiente de estabelecer a vinculação de tempo capturando todas as informações relevantes com precisão.

Uma limitação da abordagem de VRF múltipla para o desenvolvimento da CIVIV de nível A é que a quantidade total absorvida é semelhante para todas as taxas de liberação sob avaliação (isto é, biodisponibilidade relativa semelhante entre as formulações), conforme apresentado por Cardot e Davit (2012).

Para concluir, o uso da VRF multifuncional fornece a flexibilidade de permitir uma escala de tempo diferente por fase de absorção (isto é, um MDT por fase de liberação). Isso constitui uma abordagem promissora para fornecer perfis de dissolução-alvo a fim de orientar o desenvolvimento de métodos analíticos e para otimizar a capacidade preditiva das CIVIVs para os perfis completos de concentração plasmática considerando formulações com múltiplas fases de liberação.

10.3.3 Inalatórios

Existem vários desafios conceituais para o estabelecimento da CIVIV para formulações inalatórias. Uma delas é que as partículas inaladas se depositam na garganta, traqueia, estruturas brônquicas e alvéolos dependendo de sua massa e do fluxo inspiratório. Partículas maiores se depositam nas vias aéreas superiores e podem ser eliminadas por mecanismos mucociliares para serem deglutidas e absorvidas pelo trato gastrointestinal. Os mecanismos envolvidos na absorção e as taxas e magnitudes resultantes podem ser completamente diferentes se as partículas forem absorvidas pelos pulmões ou pelo intestino delgado. Esse desafio pode ser resolvido gerando dados *in vivo* com a administração concomitante de carvão ativado, que pode excluir a absorção oral e, consequentemente, apenas gerar perfis de concentração plasmática relacionados à absorção pulmonar. É uma boa prática verificar *in vitro* se o princípio ativo em questão se adere eficientemente ao carvão ativado, para garantir interpretações adequadas das observações *in vivo*. No melhor dos casos, essa abordagem permitirá apenas caracterizar como a parte pulmonar do comportamento *in vivo* se relaciona com as características *in vitro*, e não o perfil completo de concentração plasmática observado após a inalação. Na maioria dos casos, a menos que haja uma preocupação de segurança relacionada à fração absorvida via oral, isso é suficiente, pois as CIVIVs devem ter como objetivo qualificar aspectos críticos que impactam o comportamento *in vivo*.

Outro desafio é que, geralmente, uma grande variabilidade é observada nos perfis de concentração plasmática na administração de formulações inalatórias. Nesse contexto, as concentrações plasmáticas médias podem ser extremamente influenciadas pela variabilidade e pelo tamanho da amostra do estudo, o que as torna pouco confiáveis para a exploração da CIVIV. Isso leva a uma avaliação da biodisponibilidade relativa pelas abordagens de desenho replicado e com escalonamento (*reference scaling approaches*). Devido ao desenho replicado e à necessidade de amostragem muito frequente para caracterizar a etapa de absorção das curvas de concentração plasmática, a introdução de várias formulações teste no mesmo estudo comparativo de biodisponibilidade pode não ser possível devido às limitações do volume total de sangue extraído. A integração de informações de diferentes estudos também é complicada pela variabilidade e pode exigir a aplicação de fatores de correção de estudo cruzado com base no medicamento referência (desde que o lote seja o mesmo em todos os estudos). A fim de integrar e interpretar todos os dados altamente variáveis, pode ser necessário adotar abordagens baseadas em equações diferenciais para gerar um tipo de perfil de população para vincular aos dados *in vitro* por métodos de convolução.

Talvez a maior limitação para o estabelecimento da CIVIV para formulações inalatórias seja que, em muitos casos, a taxa de absorção não é limitada por um fator do medicamento. A forma como o medicamento influencia o perfil farmacocinético é, nesses casos, a quantidade absorvida. Se um limitante estiver presente, ela pode estar mais relacionada ao local de deposição de partículas e à dissolução e permeabilidade locais, do que à taxa geral de dissolução da distribuição completa de tamanho de partícula. Representar isso *in vitro* é desafiador, pois diferentes aglomerados de partículas podem ser formados, o que não ocorreria *in vivo*. A separação de partículas com massas diferentes pode ser realizada com *cascade impactors* (por exemplo, *Andersen cascade impactor, next generation impactor, Marple cascade impactor*). Os *cascade impactors* são essenciais para separar as partículas maiores e mais prováveis de serem depositadas na garganta e do pré-separador da massa do estágio do impactador (ISM), em que as frações de partículas finas são separadas dependendo do tamanho. Os resultados são apresentados como frações da massa total da dose. Por exemplo, a fração de partículas finas (FPF), que são consideradas para serem depositadas nos pulmões, representa a porcentagem da massa de partículas de fármacos com diâmetro aerodinâmico menor que 5 μm. A FPF superestima a deposição pulmonar total e pode não prever corretamente as deposições pulmonares relativas para dois inaladores de tipos diferentes, porém é uma ferramenta confiável para avaliar a qualidade do produto (NEWMAN, 2022). Infelizmente, a densidade de deposição em um sistema de teste de dissolução pulmonar *in vitro* influencia o tempo de residência impulsionado pela dissolução e isso não é observado em pulmão de ratos *ex vivo* (MALMOF, 2019), o que implica que é improvável que ocorra em um pulmão humano. Além disso, há uma complexidade adicional porque partículas menores, embora se dissolvam mais rapidamente, também penetram mais profundamente no pulmão, alcançando barreiras mais finas que facilitam uma absorção mais rápida (MALMOF, 2019). Esse ponto é ainda mais complexo pela influência dos fluxos inspiratórios individuais sobre o local em que as partículas finas são depositadas.

Considerações de estabilidade também devem ser incluídas ao explorar uma CIVIV para inaladores de pó seco (*dry poder inhalers*, DPI). A maioria dos DPIs é sensível à umidade, por isso pode ser importante que os testes *in vitro* correspondam ao tempo desde a remoção de uma cápsula do *blister* protetor ou ao tempo desde a remoção da tampa do dispositivo até que o paciente inale, conforme identificado por Sandell (SANDELL, 2021). O autor também identifica a variabilidade dos lotes comercializados, usados como referência para produtos genéricos ou de gerenciamento do ciclo de vida, como aspecto a ser considerado ao avaliar o comportamento relativo *in vitro* e *in vivo*. Dados aos desafios apresentados, na rotina, as tentativas de CIVIV no campo de formulações inalatórias são mais prováveis de serem de nível C, relacionando a FPF com Cmáx ou ASCs parciais, do que uma CIVIV de nível A completa. Exemplos dessas CIVIV de nível C múltiplo podem ser encontrados no *assessment report* do produto Tavulus® 18 microgramas (brometo de tiotrópio pó para inalação em cápsulas duras), que afirma que uma correlação pode ser demonstrada entre Cmáx e FPD, indicando que o método *in vitro* de perfis de respiração humana e anatomia da garganta provou ser uma ferramenta de predição melhor do que o método *Next Generation Impactor* para esse caso (Tavulus PAR). Outro exemplo que está disponível publicamente é para fluticasona, em que foi demonstrada uma correlação entre FPD e ASC e também entre FPD e Cmáx, tanto para o produto de teste quanto para o referência (Fluticasona/salmeterol Sandoz, PAR).

Para fármaco com solubilidade muito baixa, a dissolução da interfase ar-líquido pode fazer parte dos fatores limitantes da taxa que influenciam a absorção. O desafio é representar *in vitro* essa dissolução que ocorre em baixíssimo volume de líquido. Para enfrentar esse desafio, foi desenvolvido um sistema de coleta de dose de aerossol (ADC) acoplado a um aparato USP V (Pá sobre Disco adaptado). A dose de ISM coletada pelo ADC e a distribuição uniforme da dose em aerossol através de um filtro de alta área de superfície foram usadas para aumentar a robustez e a capacidade discriminatória dos resultados de dissolução. O suporte de membrana do conjunto do disco USP para adesivos transdérmicos foi adaptado para permitir o alojamento de um filtro de fibra de vidro de 47 mm. Para fluticasona, a meia-vida de dissolução por esse método foi correlacionada com a média de MAT publicado para três produtos diferentes. Todas as medições de dissolução foram realizadas a 37°C em 300 mL de PBS e meio de dissolução SDS 0,2% p/v com rotação de 75 rpm (PRICE, 2020).

Resultados promissores de CIVIV, que representam vários desafios específicos de formulações inalatórias, foram publicados para o DPI de budesonida com diferentes dispositivos (RUZYCKI, 2020). Uma configuração *in vitro*, considerando a *Alberta Idealized Throat* (AIT), um pré-separador e o *Next geneation impactor*, foi usada para aproximar a fração da dose que seria depositada na garganta e nas vias aéreas superiores e liberada para a via gastrointestinal. Além disso, a distribuição de massa de partículas finas foi usada como entrada para um modelo que simula a deposição pulmonar regional. As concentrações líquidas de deposição e de superfície das vias aéreas calculadas pelo modelo de deposição pulmonar foram usadas como entrada para um modelo farmacocinético. Essa abordagem baseada em equações diferenciais permitiu prever perfis farmacocinéticos completos, contabilizando a cinética de entrada dos diferentes locais de deposição e a fração estimada das doses por taxa de entrada. As previsões foram comparadas com perfis de concentração plasmática publicados por Turbohaler, Easyhaler e Novolizer, demonstrando predições razoáveis. A abordagem também tem a vantagem de poder ser adaptada para prever perfis com administrações concomitantes de carvão, definindo como zero a entrada gastrointestinal. A capacidade preditiva dessa abordagem de diferentes formulações dentro dos mesmos dispositivos de administração ainda deve ser explorada.

Em geral, as abordagens de CIVIV para formulações inalatórias ainda são limitadas pelos múltiplos fatores que influenciam o comportamento *in vivo* e pelas limitações dos métodos *in vitro*, que ainda não são capazes de caracterizá-los completamente de maneira reprodutível e exata.

10.4 Considerações finais

Há inúmeros modelos *in vitro*, bem como modelagens matemáticas que tentam vincular os perfis *in vitro* e *in vivo* para as formulações complexas. Entretanto, as abordagens devem considerar as especificidades para cada tipo de formulação e as suas respectivas vias de administração. O ponto de partida para o estabelecimento da CIVIV é o mesmo em todos os casos: a etapa limitante da absorção *in vivo* deve ser identificada e uma condição experimental *in vitro* deve ser desenvolvida para representá-la. Para as formulações complexas, várias cinéticas e mecanismos de liberação podem coexistir, os quais devem ser considerados analiticamente e/ou no modelo matemático que vincula os dados *in vitro* com os dados *in vivo*, por exemplo, utilizando a abordagem de *time scaling*. Em alguns casos, os fatores fisiológicos que impactam o local de liberação ou a taxa de liberação (por exemplo, tempos de esvaziamento gástrico e/ou taxas de fluxo inspiratório) devem ser levados em consideração para construção das CIVIVs.

O campo da CIVIV está em constante evolução, juntamente ao desenvolvimento farmacêutico, ao desenvolvimento analítico e à modelagem farmacocinética. A sinergia dessas três principais áreas envolvidas na construção da CIVIV permite o desenvolvimento exponencial dessa ferramenta também no cenário das formulações complexas.

Agradecimentos

Às contribuições de Ivana Tómic (*VRF modeling discussion*) e Fatima Zahra Agrad (*lipidic absorption review*).

Referências

ALVEBRATT, C. *et al*. An in vitro dissolution-digestion-permeation assay for the study of advanced drug delivery systems. **Eur J Pharm Biopharm,** [*s. l.*] v. 149, p. 21-29, apr. 2020.

ANDHARIYA, J. V. *et al*. Development of in vitro-in vivo correlation of parenteral naltrexone loaded polymeric microspheres. **J Control Release**, [*s. l.*] v. 10, v. 255, p. 27-35, jun. 2017.

BOYD, P. *et al*. In vitro release testing methods for drug-releasing vaginal rings. **J Control Release**, [*s. l.*] v. 10, v. 313, p. 54-69, 2019.

CARDOT, J. M.; DAVIT, B. M. In vitro-in vivo correlations: tricks and traps. **AAPS J,** [*s. l.*] v. 14, n. 3, p. 491-9, 2012.

CARDOT, J. M.; LUKAS, J. C.; MUNIZ, P. Time Scaling for In Vitro-In Vivo Correlation: the Inverse Release Function (IRF) Approach. **AAPS J,** [*s. l.*] v. 20, n. 6, p. 95, 2018.

CARDOT, J. M. **On-Demand Webinar for Certara**. How to Perform IVIVC for Delayed Release Drug Formulations. [s. l.] 2019. Disponível em: https://www.certara.com/on-demand-webinar/how-to-perform-ivivc-for-delayed-release-drug-formulations/. Acesso em: 10 jan. 2023.

CARDOT, J. M. et al. Validated correlation of mass loss and drug release in vitro and in healthy subjects for sugared and sugar-free cetylpyridinium chloride (CPC) and benzocaine (1.4 mg/10 mg) lozenges supports in vitro mass loss and corresponding drug release as a surrogate for local bioequivalence. **Journal of Drug Delivery Science and Technology**, [s. l.] v. 77, 2022.

CHARMAN, W. N. et al. Physiochemical and physiological mechanisms for the effects of food on drug absorption: the role of lipids and pH. **J Pharm Sci**, [s. l.] v. 86, p. 269-82, 1997.

CHEN, W. et al. Improving long-term subcutaneous drug delivery by regulating material-bioenvironment interaction. **Adv Drug Deliv Rev**, [s. l.] v. 127, p. 20-34, 2018.

DAHAN, A.; HOFFMAN, A. The effect of different lipid based formulations on the oral absorption of lipophilic drugs: the ability of in vitro lipolysis and consecutive ex vivo intestinal permeability data to predict in vivo bioavailability in rats. **Eur J Pharm Biopharm**, [s. l.] v. 67, n. 1, p. 96-105, 2007.

DARVILLE, N. et al. The effect of macrophage and angiogenesis inhibition on the drug release and absorption from an intramuscular sustained-release paliperidone palmitate suspension. **J Control Release**, [s. l.] v. 230, p. 95-108, 2016.

DARVILLE, N. et al. Intramuscular administration of paliperidone palmitate extended-release injectable microsuspension induces a subclinical inflammatory reaction modulating the pharmacokinetics in rats. **J Pharm Sci**, [s. l.] v. 103, n. 7, p. 2072-2087, 2014.

EMAMI, J. In vitro-In vivo correlation: From theory to application. **J Pharm Pharmaceut Sci**, [s. l.] v. 9, n. 2, p. 169-189, 2006.

FALAVIGNA, M. et al. Predicting Oral Absorption of fenofibrate in Lipid-Based Drug Delivery Systems by Combining In Vitro Lipolysis with the Mucus-PVPA Permeability Model. **J Pharm Sci**, [s. l.] v. 110, n. 1, p. 208-216, 2021.

FRANCO, V. et al. The Interplay between Liver First-Pass Effect and Lymphatic Absorption of Cannabidiol and its Implications for Cannabidiol Oral Formulations. **Clin Pharmacokin**, [s. l.] v. 59, p. 1493-1500, 2020.

GARBACZ, G. et al. Irregular absorption profiles observed from diclofenac extended release tablets can be predicted using a dissolution test apparatus that mimics in vivo physical stresses. **Eur J Pharm Biopharm**, [s. l.] v. 70, n. 2, p. 421-8, 2008.

GARBACZ, G.; KLEIN, S. Dissolution testing of oral modified-release dosage forms. **J Pharm Pharmacol**, [s. l.] v. 64, n. 7, p. 944-68, 2012.

GAO, G. F. et al. A sensitive in vitro performance assay reveals the in vivo drug release mechanisms of long-acting medroxyprogesterone acetate microparticles. **Int J Pharm**, [s. l.] v. 30, n. 586, p. 119-540, 2020.

GAO, G. F. et al. Predicting drug release and degradation kinetics of long-acting microsphere formulations of tacrolimus for subcutaneous injection. **J Control Release**, [s. l.] v. 10, n. 329, p. 372-384, 2021.

GRASSI, M.; GRASSI, G. Application of mathematical modeling in sustained release delivery systems. **Expert Opin Drug Deliv**, [s. l.] v. 11, n. 8, p. 1299-321, 2014.

GUIASTRENNEC, B. *et al*. In Vitro and In Vivo Modeling of Hydroxypropyl Methylcellulose (HPMC) Matrix Tablet Erosion Under Fasting and Postprandial Status. **Pharm Res**, [s. l.] v. 34, n. 4, p. 847-859, 2017.

HEMMINGSEN, P. H. *et al*. Development of a New Type of Prolonged Release Hydrocodone Formulation Based on Egalet® ADPREM Technology Using In Vivo-In Vitro Correlation. **Pharmaceutics,** [s. l.] v. 3, n. 1, p. 73-87, 2011.

HERNANDEZ, C. *et al*. Macroporous acrylamide phantoms improve prediction of in vivo performance of in situ forming implants. **J Control Release,** [s. l.] v. 243, p. 225-231, 2016.

HOLM, R., *et al*. Comparison of the lymphatic transport of halofantrine administered in disperse systems containing three different unsaturated fatty acids. **Pharm. Res**., [s. l.] v. 18, p. 1299-1304, 2001.

HU, X. *et al*. An Accelerated Release Method of Risperidone Loaded PLGA Microspheres with Good IVIVC. **Curr Drug Deliv**, [s. l.] v. 15, n. 1, p. 87-96, 2018.

JANTRATID, E. *et al*. Application of biorelevant dissolution tests to the prediction of in vivo performance of diclofenac sodium from an oral modified-release pellet dosage form. **Eur J Pharm Sci**., [s. l.] v. 37, n. 3-4, p. 434-41, 2009.

KAY, K. *et al*. Physiologically-based pharmacokinetic model of vaginally administered dapivirine ring and film formulations. **Br J Clin Pharmacol**., [s. l.] v. 84, n. 9, p. 1950-1969, 2018.

KAMBAYASHI, A.; BLUME, H.; DRESSMAN, J. Understanding the in vivo performance of enteric coated tablets using an in vitro-in silico-in vivo approach: case example diclofenac. **Eur J Pharm Biopharm**, [s. l.] v. 85, n. 3, p. 1337-47, 2013.

KLEIN, S.; SHAH, V. P. A standardized mini paddle apparatus as an alternative to the standard paddle. **AAPS PharmSciTech**, [s. l.] v. 9, n. 4, p. 1179-84, 2008.

KOLLIPARA, S.; GANDHI, R. K. Pharmacokinetic aspects and in vitro-in vivo correlation potential for lipid-based formulations. **Acta Pharm Sin B,** [s. l.] v. 4, n. 5, p. 333-49, 2014.

LAULICHT, B. *et al*. Are in vivo gastric bioadhesive forces accurately reflected by in vitro experiments? **J Control Release**, [s. l.] v. 134, n. 2, p. 103-10, 2009.

LANGENBUCHER, F. Handling of computational in vitro/in vivo correlation problems by Microsoft Excel: III. Convolution and deconvolution. **Eur J Pharm Biopharm,** [s. l.] v. 56, n. 3, p. 429-37, 2003.

LAULICHT, B. *et al*. Are in vivo gastric bioadhesive forces accurately reflected by in vitro experiments? **J Control Release**, [s. l.] v. 134, n. 2, p. 103-10, 2009.

LEE, D. S. *et al*. Development of Level A In Vitro-Vivo Correlation for Electrosprayed Microspheres Containing Leuprolide: Physicochemical, Pharmacokinetic, and Pharmacodynamic Evaluation. **Pharmaceutics,** [s. l.] v. 12, n. 1, p. 36, 2020.

LEE, J. H. *et al*. Computational modeling of drug dissolution in the human stomach: Effects of posture and gastroparesis on drug bioavailability. **Phys Fluids**, [s. l.] v. 34, n. 8, p. 081-904, 1994.

LEVY, G.; LEONARDS, J. R.; PROCKNAL, J. A. Interpretation of in vitro dissolution data relative to the gastrointestinal absorption characteristics of drugs in tablets. **J Pharm Sci,** [s. l.] v. 56, n. 10, p. 1365-7, 1967.

MALMLÖF, M. *et al.* Effect of particle deposition density of dry powders on the results produced by an in vitro test system simulating dissolution- and absorption rates in the lungs. **Eur J Pharm Biopharm**, [s. l.] v. 139, p. 213-223, 2019.

MCEVOY, C. L. *et al.* Correlating in Vitro Solubilization and Supersaturation Profiles with in Vivo Exposure for Lipid Based Formulations of the CETP Inhibitor CP-532,623. **Mol Pharm,** [s. l.] v. 14, n. 12, p. 4525-4538, 2017.

NEUMANN, M. *et al.* Development of a furosemide-containing expandable system for gastric retention. **J Control Release,** [s. l.] v. 338, p. 105-118, 2021.

NEWMAN, S. P. Fine Particle Fraction: The Good and the Bad. **J Aerosol Med Pulm Drug Deliv,** [s. l.] v. 35, n. 1, p. 2-10, 2022.

OTSUKA, K. *et al.* Prediction of in-vivo pharmacokinetic profile for immediate and modified release oral dosage forms of furosemide using an in-vitro-in-silico-in-vivo approach. **J Pharm Pharmacol,** [s. l.] v. 67, n. 5, p. 651-65, 2015.

PARIKH, D. C.; AMIN, A. F. In vitro and in vivo techniques to assess the performance of gastro-retentive drug delivery systems: a review. **Expert Opin Drug Deliv,** [s. l.] v. 5, n. 9, p. 951-65, 2008.

PARK, C. W. *et al.* Preparation and in vitro/in vivo evaluation of PLGA microspheres containing norquetiapine for long-acting injection. **Drug Des Devel Ther,** [s. l.] v. 12, p. 711-719, 2018.

PESTIEAU, A. *et al.* Evaluation of different in vitro dissolution tests based on level A in vitro-in vivo correlations for fenofibrate self-emulsifying lipid-based formulations. **Eur J Pharm Biopharm,** [s. l.] v. 112, p. 18-29, 2017.

PRICE, R. *et al.* Development of an Aerosol Dose Collection Apparatus for In Vitro Dissolution Measurements of Orally Inhaled Drug Products. **AAPS J,** [s. l.] v. 22, n. 2, p. 47, 2020.

PU, C. *et al.* In Vitro-In Vivo Relationship of Amorphous Insoluble API (Progesterone) in PLGA Microspheres. **Pharm Res.,** [s. l.] v. 34, n. 12, p. 2787-2797, 2017.

RUZYCKI, C. A. *et al.* Combined in Vitro-in Silico Approach to Predict Deposition and Pharmacokinetics of Budesonide Dry Powder Inhalers. **Pharm Res.,** [s. l.] v. 37, n. 10, p. 209, 2020.

SANDELL, D. Bioequivalence assessment of pharmaceutical aerosol products through IVIVC. **Adv Drug Deliv Rev,** [s. l.] v. 176, p. 113-895, 2021.

SCHEUBEL, E. *et al.* Small Volume Dissolution Testing as a Powerful Method during Pharmaceutical Development. **Pharmaceutics,** [s. l.] v. 2, n. 4, p. 351-363, 2010.

SHEN, J. *et al.* In vitro-in vivo correlation of parenteral risperidone polymeric microspheres. **J Control Release,** [s. l.] v. 218, p. 2-12, 2015.

SHIN, S. *et al.* Development of a Population Pharmacokinetics-Based in vitro-in vivo Correlation Model for Drugs with Site-Dependent Absorption: the Acyclovir Case Study. **AAPS J,** [s. l.] v. 22, n. 2, p. 27, 2020.

TIETZ, K.; GUTKNECHT, S. I.; KLEIN, S. Predicting local drug availability of locally acting lozenges: From method design to a linear level A IVIVC. **Eur J Pharm Biopharm,** [s. l.] v. 133, p. 269-276, 2018

TOMIC, I. *et al*. In vivo release of peptide-loaded PLGA microspheres assessed through deconvolution coupled with mechanistic approach. **Eur J Pharm Biopharm,** [s. l.] v. 125, p. 21-27, 2018.

TOMIC, I. *et al*. Setting accelerated dissolution test for PLGA microspheres containing peptide, investigation of critical parameters affecting drug release rate and mechanism. **Int J Pharm,** [s. l.] v. 505, n. 1-2, p. 42-51, 2016.

TOSCA, E. M. *et al*. In Vitro–In Vivo Correlation (IVIVC) Population Modeling for the In Silico Bioequivalence of a Long-Acting Release Formulation of Progesterone. **Pharmaceutics,** [s. l.] v. 13, p. 255, 2021.

TREVASKIS, N. L. *et al*. The mechanism of lymphatic access of two cholesteryl ester transfer protein inhibitors (CP524,515 and CP532,623) and evaluation of their impact on lymph lipoprotein profiles. **Pharm. Res.**, [s. l.] v. 27, p. 1949-64, 2010.

WHITE, K. L. *et al*. Lymphatic transport of methylnortestosterone undecanoate (MU) and the bioavailability of methylnortestosterone are highly sensitive to the mass of coadministered lipid after oral administration of MU. **J. Pharmacol. Exp. Ther.**, [s. l.] v. 331, p. 700-709, 2009.